浙江省"十一五"重点建设教材

中药药理学

主　编	俞丽霞	阮叶萍		
副主编	周大兴	葛卫红	陆　红	姚　立
	张信岳	金圣煊	张冰冰	
主　审	李昌煜			
编　委	张丽英	王一奇	张水娟	杨元宵
	胡秀敏	宋利斌	冯　健	鲁科达
	常中飞	程巧鸳		

ZHEJIANG UNIVERSITY PRESS
浙江大学出版社

图书在版编目(CIP)数据

中药药理学/俞丽霞,阮叶萍主编. —杭州:浙江大学
出版社,2012.12
ISBN 978-7-308-10733-4

Ⅰ.①中… Ⅱ.①俞…②阮… Ⅲ.①中药学—药理
学—中医学院—教材 Ⅳ.①R285

中国版本图书馆 CIP 数据核字(2012)第 243186 号

中药药理学

俞丽霞 阮叶萍 主编

丛书策划	阮海潮(ruanhc@zju.edu.cn)
责任编辑	冯其华
封面设计	刘依群
出版发行	浙江大学出版社
	(杭州市天目山路 148 号 邮政编码 310007)
	(网址:http://www.zjupress.com)
排　　版	杭州大漠照排印刷有限公司
印　　刷	德清县第二印刷厂
开　　本	787mm×1092mm 1/16
印　　张	14.25
字　　数	360 千
版 印 次	2012 年 12 月第 1 版 2012 年 12 月第 1 次印刷
书　　号	ISBN 978-7-308-10733-4
定　　价	29.00 元

编写说明

国家"十二五"规划中明确指出,"大力支持中医药事业发展和加快培育优秀的中医药人才",为中医药的发展提供了良好的环境。同时国内外关于中药有效成分及其中药药理和作用机理研究方面已取得了显著的成果,也为今后高等中医药教育事业的发展和中药现代化的研究提供了新的思路,故本教材在编写内容上有以下的特点:

(1)本教材除了参照近几年兄弟院校的经典代表中药品种外,还着重吸收了近年来最新中药有效成分的研究和中药药理及作用机理的研究资料。

(2)在编写人员中,除了有在中药药理一线教学的资深教师外,还有从事中医药研究的专家和在临床一线工作的中医药博士,教学与科研、临床专家的共同努力,更新了本课程的教学内容和思路。

(3)全书在中医药理论指导下,紧扣教学大纲,重点突出,简洁明了,并适当配合图表解析,利于学生学习和记忆。

(4)编写内容上既保存了传统的中药理论,又总结了最新临床实践中有特色与疗效确定的镇痛中药与抗癌中药编写在附录中,开拓了新篇章。

本教材是浙江省"十一五"重点教材建设项目。由于经验与时间有限,书中难免有错漏、不足之处,尚请广大读者批评指正。

目　录

总　论

各　论

总　论

第一章

绪　　论

第一节　中药药理学的研究对象和任务

一、中药药理学的概念和研究内容

中药药理学(Pharmacology of Traditional Chinese Medicine，PTCM)是在中医药理论指导下，运用现代科学方法研究中药与机体相互作用及其作用规律的学科。中药是指在中医药理论指导下，用于预防、治疗疾病的各种物质(植物、动物和矿物等)。

中药药理学研究的内容有两方面，即中药药效学(Pharmacodynamics of TCM)和中药药动学(Pharmacokinetics of TCM)。前者研究中药对机体的作用、作用机制、物质基础和不良反应；后者研究中药在机体内的吸收、分布、代谢和排泄的规律。

二、学科地位

中药药理学是连接传统医学和现代医学的纽带，是沟通基础医学和临床医学的桥梁，是中药现代化发展的必然，因此，它是中医药学的重要组成部分。

1. **与传统医药学的关系**　中药药理学是建立在传统医药学基础上的一门新兴学科。中医学、中药学、方剂学等可为中药药理学的研究提供理论指导，而中药药理的研究成果反过来又可以验证传统中医药理论的科学性，甚至还可以修正和完善中医药理论之不足。如《千金方》中载有"甘草能解百毒"之说，试验研究表明，甘草制剂的确对多种药物中毒、动物毒素中毒、细菌毒素中毒以及机体代谢产物中毒都有一定的缓解作用。研究证实其解毒机制与以下因素有关：甘草的主要有效成分是甘草甜素，甘草甜素水解生成甘草次酸和葡萄糖醛酸，葡萄糖醛酸可与体内含羧基(—COOH)和羟基(—OH)的毒物结合形成无毒物质排出体外；甘草甜素和甘草次酸具有皮质激素样作用，能提高机体对毒素的耐受力；甘草还能提高细胞内细胞色素 P_{450} 的含量，可增强肝脏的解毒功能。这一系列的研究阐释了"甘草解百毒"的现代科学道理。又如"常山截疟"，实验证明，常山全碱(甲碱、乙碱和丙碱)抗疟的效价为奎宁的数十倍。而常山治疟常与槟榔配伍，如截疟常山饮、截疟七宝饮等，但现代药理研究发现，槟榔并无抗疟作用,相反可以使常山的毒性增加。因此,常山与槟榔配伍作为抗疟药并非很恰当,说明某些中药的传统配伍存在一定的不合理性。

此外,中药药理的研究成果对深入认识和发展中药的功效也具有积极的推动作用。如葛根的益智、扩冠,雷公藤的免疫抑制和抗肿瘤,生脉散的抗休克,补中益气汤的抗男性不育等,都是对中药和方剂功效的深化和发展。可见中药药理学与中医学、中药学和方剂学的关系是非常密切的,同时与中药炮制学、中药制剂学、中药鉴定学以及中药化学等的关系也是相互依存、相互促进、协同发展的。

2. 与现代医药学的关系 中药药理学主要是应用基础药理学和临床药理学的知识以及现代科学的方法来研究中药和方剂,并用现代科学术语阐释其作用和机制,因此这两门学科也是中药药理学的重要基础。

3. 与中药新药开发的关系 中药新药的开发是一项复杂的系统工程,涉及面广。一个中药新药制剂要推向临床,必须通过中药药理研究,评价其有效性和安全性。因此,中药药理与中药新药的开发关系密切,是其不可缺少的组成部分。

三、学科任务和学习目的

中药药理学的学科任务和学习目的主要有以下几方面:

1. 用现代科学术语阐释中药防治疾病的作用及作用机制 如麻黄的平喘、川芎的活血、人参的补虚等功效,用现代科学术语阐释其药理作用、作用机制,以及发挥药理作用的主要物质基础等,无疑推动了中药学的发展。

2. 指导临床合理用药,提高疗效,减少不良反应 如含有马兜铃酸的中药(如细辛、青木香等)应用时,应注意用量及患者的肝肾功能;如有致畸作用的中药(如朱砂、雄黄等),孕妇应忌服。

3. 参与中药新药的研发 目前世界上仍有很多疑难、危重病症威胁着人类的健康,缺乏有针对性的特效药,中药药理是新药研发的重要组成部分,因此开发新药也是我们肩负的学科任务。

4. 促进中药现代化 中药药理学既是中药学的现代发展,也是中西医结合的产物,是中药现代化研究的重要学科。中药药理学的发展,必将会促进中药的现代化和国际化。

第二节 中药药理学发展简史

运用现代科学的方法研究中药的作用始于 20 世纪 20 年代,距今仅有 80 多年的历史。从 1923 年开始,我国学者陈克恢等率先对麻黄、当归进行了系统的化学成分和药理作用研究,发现从麻黄中提取的有效成分麻黄碱具有类似肾上腺素作用,作用较温和持久,并于 1924 年发表了有关麻黄的有效成分药理作用研究的论文《麻黄有效成分——麻黄碱的作用》。论文发表后,不仅震动了国内医药界,而且在世界上也引起了巨大的反响,此举揭开了中药药理学史无前例的新篇章,形成了中药麻黄研究的高潮,推动了中药药理学的研究。当时在世界上发表有关麻黄碱的研究论文每年有百篇以上。除此之外,还开展了草乌、延胡索、莽草、五倍子、海藻、闹羊花等几味中药的研究。

到 30 年代初,中药药理研究规模有所扩大,国内相继建立了几所研究机构,如中央研究院、北京研究院、卫生实验处等;研究的药味也较前增多,主要集中在防己、浙贝母、川贝母、延胡索及强心中药蟾蜍、黄花夹竹桃等,此外还有三七、川芎、山茱萸、车前草、瓦松、牛膝、玄参、陈皮、何首乌、地龙、半夏、黄芩、藏红花等 50 多味中药的药理与化学成分的研究,参加人员由几人发展到了十几人。

此后二十多年,由于社会动荡、战乱不安、设备简陋、资金短缺、人员稀少,主要进行了一些单味药的初步药理研究。如抗日战争期间,由于西南地区化学药来源断绝,迫切需要在中药中寻求新药源,以解决军需民用的燃眉之急,加上西南各省疟疾、阿米巴痢疾流行,因此当时曾以抗疟药、抗阿米巴中药为研究重点进行了工作,发掘了抗疟中药常山、抗阿米巴中药鸦胆子、驱蛔虫中药使君子等。此外也对大戟、大蒜、丹参、防风、杏仁、远志、冬虫夏草、五加皮等四十多味中药进行了某些药理作用研究。这些研究成果为以后中药药理研究的大力开展奠定了基础。总的来说,这二十多年,中药研究进展缓慢,成果有限,且存在着一些不足,首先是中药的研究脱离中医药理论,如贝母不作止咳,延胡索不作止痛,大戟不作逐水等的研究;其次是中药研究很少结合临床和生产实际,所研究的中药制成中成药上市的屈指可数;再次是不重视与相关学科的结合,所研究的很多中药未做品种鉴定就做实验,结果难免张冠李戴,影响论文的价值与水平。

20 世纪 50 年代以来,由于党和政府的高度重视,中药药理研究工作进入了一个崭新的阶段。中医中药的研究机构已遍布全国各省、市、县,这为中医药研究工作的迅速开展创造了良好的条件。中药研究的品种丰富,内容广泛,20 世纪 50 年代和 60 年代主要在强心、降压、镇痛、驱虫、抗菌、消炎、利尿等方面进行了大量的药物筛选;70 年代主要从防治老年慢性支气管炎、冠心病、肿瘤、中药麻醉、肌松、肝炎、止血、寄生虫病、计划生育药物等方面进行了研究。从 60 年代开始逐渐重视在中医药理论指导下研究中药及方剂,如探索了补肾方药补肾的药理作用;结合中医阴阳理论研制类似"阴虚"、"阳虚"证的动物模型,推动了中药实验药理学与中医理论的研究。中医治病的主要特点是辨证施治,若能在动物身上模拟出"证"的模型,无疑对深入开展中医理论和中药药理研究具有重要价值。目前,国内已有不少单位正在积极开展具有中医特色的"证"的研究,并相继创制了不少"证"的动物模型。

至今已对三分之二以上的常用中药进行了不同程度的药效学研究,有的研究已很深入,这对阐释其功能主治、指导临床用药具有重要意义。另外,在广泛的中药研究中还获得了不少有效成分,如葛根素、丹参酮、川芎嗪、青蒿素、黄连素、汉防己甲素、延胡索乙素、鹤草酚、斑蝥素、喜树碱、五味子酯、三尖杉酯碱等。值得一提的是,自 20 世纪 70 年代后期开始注意中医治法治则的研究,如在活血化瘀、扶正固本、通里攻下、清热解毒、发汗解表等方面的研究取得了可喜的进展。与此同时,复方中药药理的研究也取得了很大进步,特别是在 1985 年成立了全国中药药理专业委员会和创办了《中药药理与临床》杂志以后,复方中药药理的研究更为活跃,每年发表的中药药理论文上千篇,研究的经方、时方几百个。更值得提出的是,1985 年由国家卫生部组织编写了全国第一本《中药药理学》教科书,把中药药理学正式列为中医药高等院校中药学专业的一门必修专业课程,并于 1989 年在中医药高等院校开办了中药药理专业,进一步推动了中药药理学科的发展。1985 年,《新药审批办法》的颁布使中药新药的研究十分活跃,新的中药制剂不断涌现,为保障人民的健康事业作出了贡献。

近年来,防治心、脑血管疾病的中药及其有效成分研究,以及抗肿瘤中药的研究成为国内研究的热点。发现三七皂苷、银杏叶提取物、川芎嗪等对心肌、脑缺血再灌注损伤有保护作用；苦参碱、黄芩苷、靛玉红、人参皂苷 Rg_3 等有抗癌活性。研究方法也日益先进，如采用中药血清药理学与中药血清化学联合研究，以揭示产生药效的物质基础，成为中药药理学研究的一种新方法；还有人提出利用生物学领域的最新研究成果，将色谱学与分子生物学、药理学紧密结合，用于中药活性成分的分离和筛选，建立符合中医药理论、用于中药药理研究的模式生物学，以及根据不同疾病和不同机制建立细胞分子基因对话框，组成药物筛选体系的新设想等。

　　中药药理的研究工作不仅在国内得到了迅速发展，也受到国际医药界的日益重视，如日本、韩国、澳大利亚、印度、英国、法国和美国等国家在这方面都进行了不少的研究，这些研究成果值得我们重视和借鉴。

　　总之，20 世纪 50 年代以来中药药理研究得到了蓬勃发展，取得了累累硕果，但也应该看到，中药药理学毕竟是一门新兴学科，还不够完善，离全面阐明中药防治疾病机制的要求亦很远，因此中药药理学研究的任务十分艰巨。

第二章

中药药理作用与中药功效

第一节　中药药理作用的特点

与化学合成药相比,中药的药理作用既有与化学合成药相同的某些规律性,又具有其独特性,其主要的特点包括以下四个方面:

一、作用的多效性

化学合成药具有相对单一的作用物质和靶点。但中药,尤其是复方,其化学成分复杂,活性成分往往并不单一。不同的活性物质作用于不同的靶点,是导致中药药理作用多效性的主要原因。一味中药通常含有多种成分,其本身就相当于一个小复方。例如人参,已发现含有的皂苷就有 Rg_1、Rg_2、Rg_3、Rb_1、Rb_2、Rb_3 等 30 余种,除人参皂苷外,还含有蛋白质、肽类、氨基酸、脂类、糖类、挥发油、维生素以及微量元素等多种成分,对中枢神经系统、心血管系统、免疫系统、物质代谢等均有影响。

二、量效关系的相对不规律性

化学合成药的药理效应一般表现为在一定的范围内随着剂量的增加而增强。而对中药而言,尽管在一定条件下也可表现这种量效关系,但有时量效关系不很规律,甚至小剂量和大剂量作用相反。如木香总生物碱在小剂量时扩张离体兔耳血管,大剂量时却起收缩作用。中药化学成分的复杂性也是其量效关系相对不规律的重要原因。因不同活性成分作用于不同靶点或系统,呈现的效应可能在一定的范围内会互相协同,超出一定范围又互相制约。

三、某些作用的双向调节性

同一中药既可抑制亢进的机体功能,又可兴奋低下的机体功能,即调节截然相反的两种病理状态,称为双向调节作用。如麝香既可拮抗戊巴比妥钠所致中枢抑制作用,又可拮抗戊四氮、苯丙胺引起的中枢兴奋。这与中医用麝香"镇静安神",又用之"醒脑开窍"颇为相符;山楂既能使收缩状态的肠肌松弛,又能使松弛状态的肠肌收缩。这与山楂既能消除"腹痛泄泻",又能治疗"脘腹痞满"的主治功能相吻合。

双向调节的机制尚不完全清楚,但与机体的功能状态和中药化学成分的复杂性有密切关系。有些中药存在作用相反的两种成分,如人参皂苷 Rb 类有中枢镇静作用,Rg 类有中枢兴奋作用。当作用相反的两种成分作用于机体时,机体的反应在很大程度上取决于当时的功能状态。如当时的功能状态偏于兴奋,则引起兴奋的成分产生的刺激反应较弱,而抑制性成分产生的刺激反应增强;反之,抑制性成分产生的作用减弱,而兴奋性成分产生的作用增强。

四、作用相对缓慢、温和

与化学合成药相比,大多数中药起效较慢,需经多次给药才显现其药理作用。如动物实验观察到,黄芪、党参等中药的增强免疫功能、提高应激能力等作用,大多需经连续多次给药后才见效应。中药作用往往表现温和,且持续时间相对较长。如人参虽能增强心肌收缩力,但与化学药强心苷类药物相比,作用相对较弱。

中药药理作用特点与中药的多成分密切相关。了解中药药理作用的特点,对于中药药理研究和临床用药具有重要的指导意义。

第二节　中药药理作用与功效的关系

中药药理作用是借助现代科学技术和实验手段对中药作用性质的再认识。通过中药药理学的研究,一方面可以为中药及其复方的传统功效提供现代科学依据,达到验证传统中医药理论的目的;另一方面,对深化和发展中药功效,修正、完善及创新中医药理论也具有重要意义。

一、中药药理作用与功效具有相关性

中药药理作用与功效的相关性是指经典中药理论对某些中药功效的描述与现代研究所揭示的药理作用吻合。如麻黄、桂枝、柴胡、葛根、薄荷等具有祛风解表功效的中药,大多能扩张体表血管,促进汗腺分泌,并有一定的解热镇痛和抗病原微生物等作用。丹参、红花、赤芍、川芎、延胡索、益母草等具有活血化瘀功效的中药,能降低血液黏度、抗凝、溶栓、改善微循环、增加器官血流量等。芳香化湿药如厚朴、苍术、藿香等,大多具有调整胃肠运动功能、促进消化液分泌、抗溃疡等作用,这与芳香化湿药舒畅气机、宣化湿浊、健胃醒脾等功效相关。总之,药理研究发现许多中药的传统功效有其科学性,功效类同的中药,往往具有类似的药理作用。以传统功效为线索进行药理研究有助于发现与功效相关的作用。

二、中药药理作用与功效存在差异性

中药药理作用与功效的差异性是指现有药理实验所发现的某些中药的作用在古代医籍中并无明确的相关记载,或古代医籍中所记载的某些中药的功效目前尚未能被药理实验所证实。如葛根的功效为解肌退热,升阳止泻,生津透疹。《本经》称其"主消渴,身大热,呕吐,解诸毒"。药理研究表明,葛根有解热作用,轻微的降血糖作用,所含黄酮类成分有解痉作用,去黄酮母液有胆碱样作用,可促进唾液等消化液分泌,这些都与古籍本草描述其具有的退热生津,治脾虚泄泻,主消渴功效相符。但其"解诸毒"的功效尚未得到实验结果证明,而其改善脑循环、扩张

冠脉、改善心功能、降低血压等药理作用,却未见历代本草有相关描述。苦参的功效为清热燥湿、杀虫利尿,经药理研究证实其有抗菌、抗病毒、抗滴虫、抗炎、抗过敏、抗肿瘤和利尿作用,这些与传统功效记载是一致的,但药理研究还发现其具有强心、扩血管、抗心律失常、升高白细胞等药理作用。再如天花粉抗早孕和中期妊娠引产作用,也未见历代本草对此有相关功效的描述。

三、中药药理作用研究丰富了对中药功效的认识

任何科学都是不断发展的,中药的传统功效是古代医家从临床经验归纳总结而来,但历代均有增删。后世医药学家对中药功效的认识发展不仅仅是简单地增加内容,还包括对前人的论述加以修正和扬弃。中药药理学的任务不仅是运用现代科学知识和实验手段对中药的功效与作用机制加以证实,更重要的是不断探索和发现中药的新作用、新用途,丰富中药功效主治的内容,也包括纠正对传统功效不当的描述。由于伦理学的原因,现在对中药新作用的探索不应完全依靠临床应用获得,而首先可借助药理实验手段去发现。如雷公藤,近代药理研究发现,其具有抗炎、免疫抑制、抗肿瘤等作用,用于治疗类风湿关节炎、原发性肾小球肾炎、红斑性狼疮及多种皮肤病,取得良好疗效。银杏叶药理研究揭示,其能增加脑和周围血管的血流量,改善组织血液循环,改善记忆等,因而被开发成多种剂型的新药,用于治疗血瘀引起的胸痹、中风、半身不遂、记忆力减退等疾病。

中药功效是以中医药学术语表达的,是中药药性理论在具体药物上的反映,其内容与现代药理学表述不同。中药药理作用则以现代科学的术语进行表达,有利于中医药这一传统的防病治病手段更广泛地被当今世界理解和接受。现已揭示的中药药理作用与功效的相关性及其内在联系,为中药的推广应用提供了基本认识,也为指导临床处方遣药、提高有关疾病的疗效提供了理论依据。某些中药传统功效与现代药理作用存在一些差异是正常的,随着研究的进一步深入,对中药防病治病的机制认识必定会在新的水平上得到提高。

第三章

中药药性的现代研究

中药药性理论是中医药理论体系的重要组成部分,是中药学理论的核心及主要特色。中药药性理论是对中药作用性质以及特征的集中概括,是几千年来历代医家对中药临床使用经验的高度总结,也是临床用药的重要依据。中药药性理论主要涉及中药四气、五味、归经、升降沉浮、有毒无毒等。

第一节　中药四气的现代研究

中药四气(四性)是指中药寒、热、温、凉四种不同的药性,反映中药在影响人体阴阳盛衰、寒热变化方面的作用趋势。四气中温热与寒凉属于两类不同的性质;而温热之间,寒凉之间,作用性质相同,仅存在作用程度上的差异。中药寒热温凉是从药物作用于机体所发生的反应总结出来的,与中药所纠正疾病的寒热性质相对应。《神农本草经》云:"疗寒以热药,疗热以寒药。"一般而言,能够减轻或消除热证,即具有清热、凉血、泻火、滋阴、清虚热等功效的药物,其药性属于寒性或凉性;而能够减轻或消除寒证,即具有祛寒、温里、助阳等功效的药物,其药性属于热性或温性。

现代对中药四气的研究,通常将中药分为寒凉及温热两大类进行;而对温热之间或寒凉之间的差别尚难精确区分。目前发现中药四气对中枢神经系统、自主神经系统、内分泌系统、物质代谢等影响具有一定倾向性。温热药的药理作用见图3-1,寒凉药的药理作用见图3-2。

一、对中枢神经系统的影响

多数寒凉药具有中枢抑制作用,而部分温热药具有中枢兴奋作用。

研究显示,多数寒凉药具有镇静、催眠、解热、镇痛等作用。如钩藤、羚羊角等具有抗惊厥作用,黄芩、丹参、苦参等具有镇静作用,金银花、连翘、板蓝根、穿心莲、知母、柴胡、葛根等具有解热作用;而温热药则具有中枢兴奋作用,如麻黄、麝香、马钱子等。

另实验发现,大量使用寒凉药或温热药可制备寒证或热证动物模型,模型动物可发生类似于寒证或热证患者的中枢神经系统功能的异常变化,同时脑内神经递质含量也发生相应变化。如用寒凉药(知母、石膏)可制备虚寒证模型大鼠,其通过抑制酪氨酸羟化酶使其脑内兴奋性神经递质去甲肾上腺素(NA)和多巴胺(DA)含量降低,表现出中枢抑制状态,但经热性温阳药(如附子、干姜)或温性补气药(如党参、黄芪)治疗后,可使脑内 NA 和 DA 含量升高。使用附子、干姜、肉桂等制备的热证模型动物,其痛阈值和惊厥阈值降低,表明动物中枢兴奋功能增强。

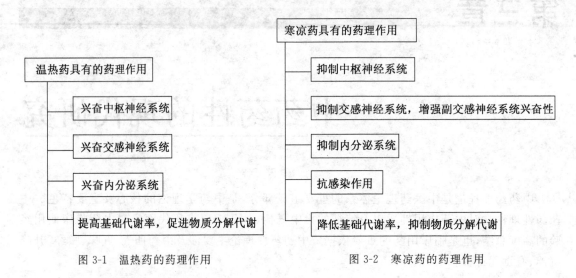

图 3-1   温热药的药理作用   图 3-2   寒凉药的药理作用

二、对自主神经系统的影响

多数寒凉药能降低交感神经活性,升高细胞内 cGMP 水平;相反,多数温热药能提高交感神经活性,升高细胞内 cAMP 水平。

临床寒证或热证患者常常伴有自主神经系统功能紊乱。对热证或寒证患者分别应用寒凉或温热药性的方药治疗后,可使自主神经系统功能恢复平衡。寒凉药使交感神经兴奋性下降,副交感神经兴奋性增强;而温热药则使交感神经兴奋性增强。动物实验结果与临床患者表现具有极大的相似性。长期给动物灌服寒凉药或温热药,可以引起动物自主神经系统功能紊乱。用寒凉药如知母、生石膏、黄连、黄芪、龙胆草连续给大鼠灌服,可使大鼠心率减慢,尿中儿茶酚胺排出量减少,血浆中和肾上腺内多巴胺 β-羟化酶活性降低,组织耗氧量减少,尿中 17-羟皮质类固醇排出减少。将家兔制备成甲状腺功能低下阳虚证模型,动物的心率减慢、体温降低。用温热药性方药如熟附子、肉苁蓉、菟丝子、淫羊藿、巴戟天等治疗后可以纠正甲状腺功能低下阳虚证模型动物的体温、心律的异常。

环核苷酸与自主神经系统有密切的联系。临床研究发现,寒证、阳虚证患者副交感神经-M受体-cGMP 系统功能偏亢,尿中 cGMP 的排出量明显高于正常人。给寒证、阳虚证患者分别服用温热药和助阳药后,可以提高细胞内 cAMP 含量,使失常的 cAMP/cGMP 比值恢复正常。相反,热证、阴虚证患者交感神经-β受体-cAMP 系统功能偏亢,尿中 cAMP 含量明显高于正常人。给热证、阴虚证患者分别服用寒凉药或滋阴药后,能够提高细胞内 cGMP 水平,使失常的 cAMP/cGMP 比值恢复正常。

三、对内分泌系统的影响

一般而言,温热药对内分泌系统具有兴奋性效应,而寒凉药则具有抑制性作用。它们主要影响下丘脑-垂体-肾上腺皮质、下丘脑-垂体-甲状腺以及下丘脑-垂体-性腺内分泌轴。例如温热药人参、黄芪、白术、熟地黄、当归、鹿茸、肉苁蓉、刺五加、何首乌等可兴奋下丘脑-垂体-肾上腺皮质轴，升高血液中促皮质素、皮质醇含量；附子、肉桂、紫河车、人参、黄芪、何首乌等具有兴奋下丘脑-垂体-甲状腺轴的作用，使血液中促甲状腺激素水平升高；人参、刺五加、淫羊藿、附子、肉桂、鹿茸、紫河车、补骨脂、冬虫夏草、蛇床子、仙茅、巴戟天等可以兴奋下丘脑-垂体-性腺内分泌轴。长期给予动物温热药可使其甲状腺、肾上腺皮质以及卵巢等内分泌功能增强；而寒凉药则抑制这些内分泌系统功能。

"寒证"模型动物其肾上腺皮质对促皮质素（ACTH）反应迟缓，注射 ACTH 后其尿液中17-羟皮质类固醇含量达峰时间与正常对照组比较出现延迟，用温热药治疗后，动物尿液中17-羟皮质类固醇含量以及血液中黄体酮含量达峰时间提前。使用地塞米松制备下丘脑-垂体-肾上腺皮质轴受抑制模型大鼠，动物血浆皮质酮以及子宫中雌激素受体的含量均降低；经温阳方药（附子、肉桂、肉苁蓉、补骨脂、淫羊藿、鹿角片）治疗后，动物血浆皮质酮和雌二醇含量明显增高，子宫中雌激素受体含量增加，接近正常水平，同时雌二醇与雌激素受体亲和力提高。说明温热药对下丘脑-垂体-肾上腺皮质轴受抑制模型大鼠的肾上腺皮质、性腺内分泌轴等异常变化具有良好的纠正和治疗效应。

四、对物质代谢的影响

温热药可提高机体的基础代谢率，而寒凉药可降低基础代谢率。一般而言，温热药可促进物质分解代谢，而寒凉药则抑制物质的代谢。临床研究表明，寒证或阳虚证患者基础代谢率偏低，热证或阴虚患者基础代谢率偏高。甲状腺功能低下阳虚模型家兔的体温偏低、产热减少，温肾助阳方药可以纠正其低体温倾向。甲状腺功能亢进阴虚模型大鼠的产热增加，饮水量增加、尿量减少、血液黏稠度增高，能量消耗增加，动物体重减轻。用滋阴药龟甲等能够纠正上述甲状腺功能亢进阴虚模型大鼠的症状。

温热药、寒凉药对物质代谢的影响与其对机体酶活性的作用有着密切的关系。温热药淫羊藿、仙茅、肉苁蓉、菟丝子等均能显著地升高小鼠红细胞膜钠泵的活性；寒凉药生地黄、知母、黄连、黄柏、大黄、栀子等能抑制红细胞膜钠泵的活性。临床肾阳虚患者的红细胞膜钠泵的活性显著低于正常人，其三磷酸腺苷（ATP）分解减少。肾阳虚患者使用温阳方药（附子、淫羊藿、菟丝子、肉苁蓉等）治疗后，其红细胞膜钠泵活性明显提高，接近于正常人水平。

五、寒凉药抗感染作用

病原微生物引起的急性感染，常常具有发热、疼痛等临床症状，辨证多属于热证，需用以寒凉药为主的方药进行治疗。清热药、辛凉解表药的药性多属寒凉，中医广泛用于治疗热证。许多寒凉药具有抗病原微生物作用，如清热解毒药金银花、大青叶、白头翁等以及辛凉解表药菊花、葛根、柴胡等具有抗菌、抗病毒等作用。此外，临床治疗肿瘤疾病有效的中药中，以寒凉药性的清热解毒药物所占比例较大，例如青黛、山豆根、穿心莲等。

现代研究显示，中药四气是一个十分复杂的问题，有其丰富的内涵。上述归纳的中药四气的药理作用趋势反映了对多数中药的研究结果，但是尚有相当一部分的温热药或寒凉药并不符合上述作用规律，说明现有对中药四气的研究尚存在不足或缺陷，中药四气现代科学内涵的研究，包括对四气物质基础的阐明，尚需进行大量探索工作。

第二节 中药五味的现代研究

五味是指中药的辛、酸、甘、苦、咸五种不同的味道。中药五味大多通过味觉反应而确定，但又不限于此，部分是根据药物临床功效确定的。例如，有解表功效的中药被认为有辛味，而有补益功效的中药则被认为具有甘味，因此部分药物的味与实际口尝味道不一定相符，例如葛根味辛、鹿茸味甘等。现代研究显示，中药辛、酸、甘、苦、咸五味的物质基础与其所含化学成分有密切关系。中药通过五味，即与之相对应的化学物质作用于机体，发挥功效，治疗疾病。

五味的现代研究状况如图 3-3 所示：

辛味药主要含有挥发油，其次为苷类、生物碱等。中医理论认为，辛可发散、行气、活血。解表药中辛味药占多数，并含有芳香刺激性的挥发性成分，所以具有发汗、解热等作用。理气药亦大多味辛，主要通过挥发油对胃肠道平滑肌运动、消化液分泌或消化酶活性等产生调节作用。活血药中一半以上为辛味（川芎、红花、延胡索等），具有扩张血管、抗血栓形成等作用。

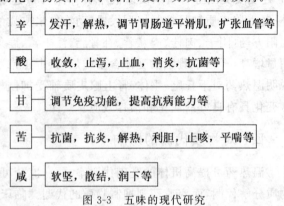

辛	发汗，解热，调节胃肠道平滑肌，扩张血管等
酸	收敛，止泻，止血，消炎，抗菌等
甘	调节免疫功能，提高抗病能力等
苦	抗菌，抗炎，解热，利胆，止咳，平喘等
咸	软坚，散结，润下等

图 3-3 五味的现代研究

酸味药主要含有机酸、鞣质。中医理论认为，凡酸者能涩能收。现代研究证明，有机酸和鞣质具有收敛、止泻、止血、消炎、抗菌等药理作用。酸涩药诃子、石榴皮、五倍子等含鞣质较高，鞣质与肠黏膜上皮细胞结合，使其轻度变性，从而减少对有害物质的反应性，产生收敛止泻作用。鞣质与出血创面接触，由于蛋白质和血液的凝固，起到止血和减少渗出的作用。乌梅体外的抑菌作用主要来源于其酸性。

甘味药的化学成分以糖类、蛋白质、氨基酸、苷类等机体代谢所需的营养物质为主。中医认为，甘味药能补能缓。补益药、养心安神药和消食药中的大多数为甘味药。甘味补益药能补五脏气、血、阴、阳之不足，具有强壮机体、调节免疫系统功能、提高抗病能力的作用。

苦味药的化学成分以生物碱、苷类为多。中医理论认为，苦能泻、能降、能燥、能坚。清热燥湿药和攻下药大多是苦味药。黄连、黄芩、黄柏、苦参等主要含有生物碱，均具有抗菌、抗炎等作用；栀子、知母等主要含有苷类成分，具有抗菌、解热、利胆等作用。大黄含有蒽醌苷可致泻，杏仁含苦杏仁苷可产生止咳、平喘作用。

咸味药主要含有钠、钾、钙、镁等无机盐成分。咸味药主要来源于矿物类和动物类药材，具有软坚、散结、润下等功效。芒硝因含有大量硫酸钠而具有容积性泻下作用。昆布、海藻因含有碘，用于治疗单纯性甲状腺肿。温肾壮阳药中咸味药占有相当比例，例如鹿茸、海马、蛤蚧、紫河车等。

除以上属于五味的中药外，还有一些中药属于淡味，例如茯苓、猪苓等。目前尚无确切的分析方法确定淡味药与其相对应的化学成分。

由于客观历史条件的限制，中药五味学说的形成具有一定的局限性。目前对中药五味的研究主要集中在化学成分的分析上，但五味与对应的化学成分仅仅反映了一部分中药味与所含成分之间的关系，显然五味学说实质的揭示尚需深入研究与探索。

第三节　药性理论其他方面研究的现状

一、升降浮沉的现代研究

中药的升降浮沉是中药性能在人体内呈现的一种走向趋势。一般向上向外的作用称为升浮，而向下向内的作用称为沉降。升浮药具有升阳、举陷、解表、祛风、散寒、开窍、催吐、温里等功效。沉降药具有潜阳、降逆、止咳、收敛、固涩、清热、泻火、渗湿、通下等功效。

对该方面理论的现代实验研究存在较大的困难，至今未能取得突破性进展，原因在于中药升降浮沉所表述的主要为药物在体内的作用趋向，在多数情况下仅仅为患者的感觉或自我症状的改善；在动物实验中很难利用仪器设备观察、测定用药后中药作用的趋向，至少在整体器官水平上难以获得客观化数据。这需要在有关研究思路和研究方法上另辟蹊径，以期能够客观、规范地展示中药升降浮沉理论的实质。

二、归经的现代研究

中药归经理论是中药药性理论的重要组成部分。"归"是指药物作用的归属，即药物作用的部位。"经"是指经络及其所属脏腑。归经是指中药对机体脏腑经络选择性的作用。中医理论认为，每种病症都是脏腑或经络发病的表现，因而某种药物能够治疗某脏腑经络的病症，就意味着该药入某经。如治疗阳痿滑精的淫羊藿、鹿茸入肾经；治疗咳嗽气喘的桔梗、款冬花归肺经；治疗手足抽搐的天麻、羚羊角、全蝎归肝经；大黄具有泻下功效，归大肠经。可见中药的归经是从药物功效以及疗效总结而来的，即药物的作用以及效应的定向与定位。许多中药可以同时入两经或数经，说明该药对机体具有较广泛的影响。目前，对中药归经理论的实验研究方法主要有以下几种：

1. **归经与药效作用及部位相关性研究**　通过对 429 味常用中药的药理作用和其归经关系进行分析，发现两者之间存在明显的规律性联系，而且这种相关性与中医理论基本一致。例如具有抗惊厥作用的钩藤、天麻、全蝎、蜈蚣等 22 味中药均入肝经，与中医"诸风掉眩，皆属于肝"的理论相吻合；具有泻下作用的大黄、芒硝、芦荟等 18 味中药入大肠经，与大肠为传导之腑的中医理论一致；具有止血作用的仙鹤草、白及、大蓟等 21 味中药入肝经率高达 85％，符合"肝藏血"的中医理论；具有止咳作用的杏仁、百部等 18 味中药，具有祛痰作用的桔梗、前胡、远志等 23 味中药，具有平喘作用的麻黄、地龙等 13 味中药，入肺经率分别为 100％、100％ 和96％，符合"肺主呼吸"等中医理论。鹿茸、淫羊藿、补骨脂等 53 味壮阳中药全部入肾经，符合中医认为肾主生殖的理论。该研究方法说明了古代医家提出的归经理论的合理性，但尚不能揭示药物归经的物质基础、机制及现代医学精确的脏器部位。

2. **归经与中药有效成分体内分布相关性研究**　有文献报道，对 23 种中药的归经与有效成分在体内的分布进行比较，发现其中 14 味中药（占 61％）归经所属的脏腑与其有效成分分布最多的脏器基本一致。例如，鱼腥草（归肺经）所含鱼腥草素、杜鹃花叶（归肺经）所含杜鹃素在肺组织分布较多；丹参（归心、肝经）所含隐丹参酮在肝、肺分布最多等。通过放射自显影技术观察到 ^{3}H-川芎嗪主要分布在肝脏和胆囊。因此，有人认为中药有效成分在体内的分布是中药归经的重要依据。该研究方法的主要不足在于中药一般含有多种有效成分,某中药的某一成分无法完全代表该药的全部功效。另外,传统医学脏腑与现代医学脏器间也并不能机械地对应。

3. 归经的其他研究思路　有人曾提出中药归经是以体内微量元素的迁移、富集和亲和运动为其重要基础的。该分析法在部分中药的部分效应范围内可以得到验证,但其他更多中药的归经并不能完全使用微量元素的作用来解释。

另有研究发现,五味子、鱼腥草、麻黄、延胡索等 10 味中药的水煎剂引起 cAMP、cGMP 浓度变化以及 cAMP/cGMP 比值变化显著的脏器,与归经的关系非常密切。有人提出组织中 cAMP、cGMP 浓度及 cAMP/cGMP 比值变化在一定程度上可以反映中药对某组织脏器的选择性作用。但该实验验证的药物过少,并存在传统医学脏腑与现代医学脏器间不能机械对应的问题。

上述实验研究虽然对中药归经理论的研究起到了一定的推动作用,但均有其局限性,尚无足够的实验数据说明中药归经的实质问题。中药归经理论是中医几千年临床实践经验的客观总结,是指导临床遣方用药的依据,应该具有其存在的物质基础。因此,深入研究中药归经理论,探明其物质基础和相关机制不但具有理论研究价值,而且具有实践应用意义。

中药归经还包括有无毒性研究,这部分内容请见本书第五章第五节。

第四章

中药复方药理研究

中药复方指由两味及两味以上中药以中医药理论为指导,按照"君臣佐使"组方原则及配伍理论而组成的方剂。大量经典方组成精辟,疗效显著,经过长期临床实践的验证,至今仍广为应用。中药复方是中医临床用药的主要形式,因此,复方的药理研究更易结合临床,较之单味药,具有疗效强、毒性低等优点。

第一节　中药复方药理的研究目的和内容

近年来,中药复方药理研究文献呈现逐年增加的趋势、复方药理研究已成为科研的热点课题之一。中药复方药理研究的目的和内容主要可归纳为以下几个方面:

一、阐明复方作用的现代科学内涵

如用传统中医理论术语解释复方的作用及其作用机制,很难被一般人所理解,更难与国外学者沟通。用现代药理学方法阐明复方的作用及其作用机制,有利于中药复方应用的推广。如复方药理研究表明,桂枝汤具有较明显的抗炎、解热、镇痛等作用,能减轻小鼠流感病毒性肺炎症状,从而很好地诠释了该方解肌发表、调和营卫功效某些方面的现代科学内涵。黄连解毒汤具有抗菌、抗病毒、镇静、解热、抗炎等作用,反映了该方泻火解毒的实质。四逆汤的强心、抗休克、改善微循环等作用,是该方治疗亡阳证的科学依据,同时在一定程度上反证了亡阳证的现代科学内涵。

二、改良老方、创制新方

不少经典方、验方确有疗效,但其中有些药味过多,有些含有紧缺、有毒或禁用药材,使其推广应用遇到困难,更难以通过现代化工业生产推向国际市场。对这类复方常需通过精简,或以其他药味替代原方中的紧缺、有毒、禁用药材以组成新方。新方的组成是否合理应经受药理和临床的验证。例如从安宫牛黄丸中化裁出的清开灵,从苏合香丸中化裁出的冠心舒合丸、苏冰滴丸等都很好地体现了改良老方、创制新方的成果。

三、开发现代复方制剂

中医药在治疗疾病过程中有许多成功的经验与创造,形成了许多有效的经验方。要将这类复方开发成现代剂型的新药,为了确保其有效、安全和质量可控,必须按《药品注册管理办法》进行一系列规范研究。临床前药理研究须为临床验证提供有说服力的药效与毒理数据。中药复方新药药理研究的方法以整方研究为主,必要时还需提供拆方研究的资料。

四、揭示复方配伍关系

古人云:"药有个性之特长,方有合群之妙用。"复方中各味药物间既有相互配合,又有相互制约,紧密联系,形成合力,发挥最大的治疗效果。因此,对复方组成原则和配伍关系进行分析研究,阐明方中各药在疗效中所起的作用,对指导临床处方用药、研制复方新药、提高疗效、减少不良反应具有重要的意义。

五、探索药效物质基础

中药复方是中医用药的主要形式,运用现代科学技术手段探讨复方作用的物质基础及其作用机制,综合分析配伍—化学成分—药理效应三者之间的关系是中药复方研究的一种新趋势。如对芍药甘草汤的研究发现,两药所含的甘草酸和芍药苷合用对神经肌肉突触传递有阻滞作用。对当归龙荟丸的研究发现了具有抗白血病作用的靛玉红。

第二节　中药复方药理的研究方法

由于中药复方药理研究与单味药理研究内容存在某些不同之处,因此在研究方法上也具有某些特点。针对拟研究的问题不同,常用的方法有整方研究、药对研究和拆方研究等。

一、整方研究法

整方研究是指在遵守原方配伍、剂量配比的基础上,将复方药物经一定方法制备成制剂后,作为一个整体用于研究的方法。整方研究适用于阐明复方药物的作用、作用机制,验证新方药效及新药的临床前药理研究等。新药临床前实验时,复方的组成、剂量的配比均应与临床实际应用情况一致。动物实验使用的剂量一般可参考临床有效剂量并按人与动物体表面积折算法确定。药理实验指标应根据主治(病或证),参照其功效,针对性地选择两种或多种试验方法。所选用动物除正常动物外,还要制备相应的病理动物模型,尤其是选用动物"证"的模型以更好地验证复方的整体作用和疗效,为复方的临床应用提供药理学依据。中药复方新药研制都需提供临床前整方药效实验资料,但是,整方研究难以揭示复方中各药所起的作用及其配伍规律。

二、药对研究法

药对是指在方剂中两味药物相对固定,经常成对使用的配伍形式,是复方最小的组方单位,具有复方的基本主治功能,因此研究药对,对揭示复方配伍规律具有重要意义。目前药对配伍研究的主要方法有：

1. **药物配伍前后药效和化学成分比较研究**　这是药对研究中最常用的方法之一。有人观察了川乌与白芍及川乌与防己两组药对配伍前后对三种疼痛实验模型的影响，发现两组药物在配伍后均可使镇痛作用显著增强，并且镇痛持续时间显著延长，多数测定结果均优于各药单独使用。

2. **剂量配比研究**　揭示两药发挥最佳作用的用量比例。如对黄芪与当归配伍的药对研究，以三种不同用药比例组（黄芪、当归以5∶1、1∶2和1∶1配对），从器官、组织和分子水平等不同层次上，对其作用进行实验观察。结果表明，黄芪与当归不同比例配伍，有着不同的作用效果。

三、拆方研究法

大多数复方由三味或三味以上药物组成，组成药物越多，药物之间配伍关系越复杂，尤其是有十几味或数十味药物组成的大复方，要分析方中各药的作用、相互关系、合理的剂量配比等必须设计合适的拆方分析方法。目前使用的拆方研究主要有以下几种：

1. **单味药研究法**　单味药研究法是把复方拆至单味药，研究每一味中药及整方的药理作用，从中找出起主要作用药物及各单味药物在复方中的地位。该法虽可在一定程度上说明方中各药的作用，但难以分析方中各药的相互作用、配伍规律和合理的用药剂量。

2. **撤药分析研究法**　撤药分析法是在全方药效评价的基础上，分别从方中撤出一味或一组药物后进行实验，用以判断撤出的药味对全方功效影响的大小。如黄芩汤由黄芩、芍药、甘草、大枣组成，采用撤药分析法，分别将全方中君药黄芩、臣药芍药、佐药甘草和使药大枣减去，并与全方进行药理作用比较，结果显示撤除君药黄芩药效下降最明显，说明黄芩在全方中起主导作用。该法可以解释各味药物在全方中的作用与地位，可对精简复方提供参考。

3. **药物组间关系研究法**　药物组间关系研究法是以中医理论为指导，将中药复方中的组成药物按功效或性味进行分组，以探讨药物组间关系及组方理论。如将六味地黄汤分为"三补"和"三泻"两组，进行药效学研究，结果表明整方药效大于每组药的药理作用。该方法可在一定程度上阐明组方原则是否合理，各组药物在全方中的作用与地位等。

4. **正交设计研究法**　正交设计研究法是按正交设计表，将一个复方中的药物和剂量按一定规律设置，以较少的实验次数，求出最佳的实验结果，是目前中药药理实验中常用的一种设计方法。该法常将方中每味药物作为一个因子，以给不给药，或给多大剂量药等作为该因子的水平，从而构成不同因子（药味）和水平（剂量）组合的多种复方，通过比较各种不同组合药效的差异，推断各药在全方中的地位与最佳用药剂量。如运用正交设计研究法对真武汤方中五味药物和药量作不同组合，形成8个组方。比较8个组方药效强弱，为分析其最佳的配伍关系，剂量比例，方中主要药、次要药以及药物之间的关系提供了依据。研究结果证明了原方配伍的科学性。

5. **均匀设计研究法**　均匀设计法是将数论和多元统计相结合的一种实验设计方法，适用多因素、多水平的实验研究。采用均匀设计研究法对补阳还五汤进行了优选和分析，将组方中六味药物的用量视为6个因素，分为6个水平，按表U6(66)组成6个不同药物配比处方，结果显示补阳还五汤中活血化瘀药物用量上的选择是合理的。

6. **析因分析法**　析因分析法是一种以中医理论为指导，按不同治法或君、臣、佐、使的关系,或按药物性味的不同,或按"药对"关系进行拆方。如将半夏泻心汤的配伍特点与性味相结合进行拆方,分为:辛味药组(半夏、干姜)、苦味药组(黄芩、黄连)、甘味药组(人参、甘草、大枣),采用 23 析因分析设计法进行实验设计,为半夏泻心汤"辛开苦降甘调"的配伍方法提供了实验依据。

四、其他研究法

目前用于复方药理研究的数学模式除上述方法之外,还有多种其他方法,如运用模糊数学中的聚类分析对复方配伍进行分析,通常可对复方中作用不同的药物或成分进行分类,以探讨复方的组方规律或有效物质;还有如采用逐步回归分析法对吴茱萸汤组方有效成分进行分析,为探明方中起镇痛、止吐作用的有效成分提供了依据。

近年来,中药复方研究在中药药理研究中的比重不断增加。这些研究为阐明复方药理作用与作用机制,探明方中各药的作用,精简复方,修正用药剂量,创制新方,研制复方新药作出了积极贡献。但复方研究是一项难度很高的工作,有待深入探讨的问题还很多。由于中药复方化学成分非常复杂,作用涉及的环节又十分广泛,如何识别、分离复方中的效应物质及阐明其作用机制至今仍然是中药复方研究所面对的棘手问题,也是中药现代化研究的关键所在。随着科学技术的发展,特别是分析技术、生物效应检测技术的发展,相信中药复方的药效物质基础和作用机制将会被逐步阐明,从而促进中医药事业走向现代化、国际化。

第五章

中药的不良反应

　　中药的有毒、无毒是中药药性的组成部分。大多古代本草书籍中对易产生不良反应的药物都有所记载。《神农本草经》记载中药 365 种，按药物的毒性大小分为上、中、下三品。上品 120 种"无毒"；中品 120 种"无毒、有毒，斟酌其宜"；下品 125 种"多毒，不可久服"。历代本草对有毒中药常标明"小毒"、"大毒"，以示区别和警示。

　　古籍本草所指中药"毒性"的含义较为广泛，在不同的时代其内涵又有所差异。"毒"可指药物的偏性，用之得当，以偏纠偏即是对疾病产生疗效的基础；用之不当，对机体产生非预期的反应则是产生"毒性"的根源，即毒性既是中药性能的特征，又是产生不良反应的基础。因此，古籍本草所指中药"毒性"既包含现代意义的毒性作用，即指药物使用不当对机体组织器官的损害，也包括药物引起的其他类型的不良反应，如副作用、变态反应等。中药不良反应主要涉及以下几种类型：

第一节　副作用

　　副作用是指中药在治疗量时产生的与治疗目的无关的作用。副作用一般与治疗作用同时发生，可给患者带来不适与痛苦，但一般危害不大，大多可停药后自行恢复。产生的原因是药物的作用比较广泛，选择性低。如大黄有泻热通肠、活血化瘀之功效，用其治疗便秘时，可导致妇女月经过多，所以一般月经期忌服大黄。麻黄有止咳平喘之功效，也有兴奋中枢神经系统之作用，所以用其治疗咳喘时，患者可能会出现中枢兴奋、失眠等症状。

第二节　毒性反应

　　毒性反应是指剂量过大或用药时间过长而对机体组织器官造成的损害，一般后果比较严重，有时较难恢复。对容易产生毒性反应的药物应严格掌握剂量及疗程。现列入国务院"毒性药品管理品种"范围，受《医疗用毒性药品管理办法》约束的中药共有 28 种，包括：砒石、砒霜、水银、生马钱子、生川乌、生草乌、生白附子、生附子、生半夏、生南星、生巴豆、斑蝥、青娘虫、红娘虫、生甘遂、生狼毒、生藤黄、生千金子、生天仙子、闹羊花、雪上一枝蒿、红升丹、白降丹、蟾酥、洋金花、红粉、轻粉、雄黄。中药的主要毒性反应有：

一、心血管系统毒性

心血管系统毒性主要表现为心律失常、心悸、胸闷、循环衰竭，严重者可致死亡。

常见产生心血管系统毒性反应的中药有含乌头碱类中药，如川乌、草乌、附子、雪上一枝蒿等；含强心苷药物，如蟾酥、万年青、夹竹桃叶等。

乌头类的毒性成分是生物碱，以乌头碱的毒性最强，表现为可引起不同形式的心律失常。蟾毒类的基本结构与强心苷元相似，对心脏的毒性作用与洋地黄相似。蟾毒兴奋迷走神经中枢或末梢，并直接作用于心肌。电生理变化为静息期膜电位减小，除极速度及传导速度变慢，窦房结自律性降低，可引起窦性心动过缓、房室传导阻滞及心室停搏等心律失常。万年青、夹竹桃叶毒性作用与强心苷相似。

二、中枢神经系统毒性

中枢神经系统毒性主要表现为口唇麻木、嗜睡、抽搐、惊厥、牙关紧闭、眩晕、意识模糊、烦躁不安、昏迷、瞳孔缩小或放大，严重者死亡。

常见产生中枢神经系统毒性反应的中药有斑蝥、鬼臼、马钱子、曼陀罗、天南星、细辛、乌头类药物等。

马钱子所含士的宁为一种生物碱，具有兴奋中枢神经系统作用，首先兴奋脊髓的反射功能，中毒可产生惊厥，进而兴奋延髓的呼吸中枢和血管运动中枢，乃至引起呼吸困难、衰竭而死亡。

三、消化系统毒性

消化系统毒性主要表现为：
1. 胃肠道反应　如恶心、呕吐、上腹不适、腹痛、腹泻等。
2. 肝毒性　如黄疸、肝大、肝炎、胆汁淤积、肝硬化、肝细胞坏死等。

常见引起胃肠道反应的中药有鸦胆子、了哥王、常山、苦楝皮、川楝子、巴豆、北豆根、芫花等。易致肝毒性的药物有黄药子、千里光、川楝子、雷公藤等。已发现有肝毒性的成分有靛玉红、斑蝥素、补骨脂酚、川楝素、双苄基异喹啉类生物碱等。

四、呼吸系统毒性

呼吸系统毒性主要表现为呼吸困难、肺水肿、呼吸麻痹、呼吸衰竭，甚至窒息死亡。

常见产生呼吸系统毒性反应的中药有苦杏仁、白果、山豆根、桃仁、商陆等。白果、苦杏仁等含有氰苷、氰氢酸。氰苷水解后产生大量的氢氰酸，对延脑各生命中枢先刺激后麻痹，并能抑制细胞色素氧化酶活性，阻碍细胞新陈代谢，导致组织细胞的窒息。商陆可致呼吸中枢麻痹。

五、泌尿系统毒性

泌尿系统毒性主要表现为尿少、尿闭、尿频、尿急、浮肿、血尿、蛋白尿、管型尿、尿毒症、肾衰竭。

常见产生泌尿系统毒性反应的中药有矿物类，如砒石、砒霜、雄黄、水银、轻粉、红粉、铅丹；还有植物类的雷公藤、动物类的斑蝥等。

　　马兜铃科药物如关木通、广防己、细辛、马兜铃、青木香等含马兜铃酸,具有肾毒性,其中毒的病理特征为:早期引起肾小管上皮细胞变性、坏死、萎缩或细胞脱落,造成肾小管功能障碍;后期为快速进展性肾间质纤维化,肾间质水肿,发展到终末期肾衰。

六、造血系统毒性

　　造血系统毒性主要表现为溶血性贫血、白细胞减少、粒细胞缺乏、再生障碍性贫血,严重者死亡。

　　常见产生造血系统毒性反应的中药有雷公藤、斑蝥、狼毒、芫花等。雷公藤多苷在治疗剂量时即可抑制骨髓 CD34+细胞中的生长因子反应而产生明显的造血系统毒性。雷公藤内酯也能产生明显的骨髓抑制。

第三节　变态反应

　　变态反应是指少数人对某些中药产生的病理性免疫反应,最常见的为过敏反应。过敏反应的主要表现有药热、皮疹、荨麻疹、哮喘、黏膜水肿,甚至过敏性休克。可引起过敏反应的药物较多,常见中药有鸦胆子、威灵仙、天花粉、地龙、牛黄、冰片、僵蚕、蜈蚣等。中药中的大分子动、植物蛋白是引起过敏反应的主要变应原,其他相对分子质量较大的成分也可能成为抗原或半抗原物质。

　　近年来有文献报道,中成药引起的过敏反应时有发生,其中又以注射剂引发的过敏反应最多,严重者死亡,这和注射剂的给药途径有关。中成药多为复方制剂,且许多成分是大分子,具有较强的抗原性,进入体内易引起过敏反应。发生过过敏反应的中成药有双黄连注射液、复方丹参注射液、葛根素注射液、穿琥宁注射液、清开灵注射液、刺五加注射液、脉络宁注射液、莪术油注射液、鱼腥草注射液、复方桔梗片、牛黄解毒片、牛黄解毒丸、三金片、黄连上清片、复方大叶清片、龙胆泻肝丸等。

　　有些中药还存在不同程度的免疫抑制作用。如雷公藤、防己等。

第四节　致畸胎、致突变及致癌作用

　　有些中药可干扰胚胎的正常发育而引起畸胎。如半夏,我国古代文献中即有半夏"孕妇服之,能损胎"的记载。现代实验发现:半夏,特别是生半夏,具有很强的胚胎毒性。9g/kg(相当于 1/5 LD_{50})即对胚胎有很大毒性。制半夏毒性明显减小,但加大剂量到 30g/kg(相当于临床常用量 150 倍左右)也可产生胚胎毒性,可引起部分孕鼠阴道出血,死胎率增加。

　　有些中药可引起细胞突变和癌变。雷公藤、槟榔、款冬花、千里光、石菖蒲、广防己、关木通、马兜铃、细辛、土荆芥、雄黄、砒霜、土贝母、野百合等过量、长期使用均可增加致突变及致癌概率。20 世纪 80 年代国外曾报道,槟榔所含的槟榔鞣质有生殖毒性和致突变作用,给小鼠腹腔注射较大剂量槟榔鞣质连续 10 日以上,染色体出现明显畸变,给大鼠加服含槟榔的饲料,其癌变发生率明显增加。菖蒲(水菖蒲、石菖蒲)所含 α-细辛醚和 β-细辛醚,具有致癌、致突变作用。细辛所含黄樟醚、细辛脑等也都是公认的致癌、致突变物质。但这些中药本身在常规剂量和常规疗程中是否具有致突变性现在还没有统一的认识。

第五节　中药传统"十八反"、"十九畏"的毒理研究

"十八反"包括乌头反贝母、瓜蒌、半夏、白蔹、白及;甘草反甘遂、大戟、海藻、芫花;藜芦反人参、沙参、丹参、玄参、细辛、芍药。"十九畏"指的是硫黄畏朴硝,水银畏砒霜,狼毒畏密陀僧,巴豆畏牵牛,丁香畏郁金,川乌、草乌畏犀角,牙硝畏三棱,官桂畏赤石脂,人参畏五灵脂。中药"十八反"、"十九畏"为传统的中药配伍禁忌,认为其合用后会对人体产生较强的毒性。

现代研究也证实了十八反、十九畏有一定的合理性。有报道,甘草与甘遂在煎煮过程中,由于甘草中的甘草皂苷与甘遂中的甾萜类物质形成分子复合物,增加了甘遂的毒性成分甾萜类物质的溶出率,使煎液的毒性成分增加。甘草、甘遂以 1∶1 配伍对动物心脏、肝脏、肾脏等组织影响较单味药明显增强,表现为多脏器及血管充血、出血,小灶性炎性细胞浸润、细胞组织浊肿变性及空泡样改变,表明两者配伍后毒性增强,故不能配伍使用。人参与藜芦同用,毒性也增强。

但在临床实践和药理研究中,部分相反中药配伍使用后并未发现明显毒副作用,如人参与五灵脂,官桂与赤石脂同用,给小鼠的剂量即使达到人用量的 104 倍并未引起急性毒性或死亡。此外,有些十八反、十九畏药物在临床使用中也未见毒性反应。如海藻玉壶汤中,海藻与甘草合用。总之,对十八反、十九畏的配伍有无毒性的看法迄今未能统一,尚需进一步研究。目前比较一致的看法是:十八反、十九畏并非绝对禁忌,但也不是绝对安全。不能以个别的反、畏配伍研究结果对十八反、十九畏作出结论性判断。涉及十八反、十九畏的临床药物同用必须十分谨慎,若无充分根据和应用经验,一般不宜使用,以确保安全。

引起中药不良反应的原因很多,主要有药物品种复杂,用药失误,临床使用不当,药不对证或用药剂量过大或用药时间过长等。中药及其各种现代制剂绝对不是"有病治病,无病健身,安全无毒"的保健品。现已发现,即便是一些在历代本草文献中并无毒性记载的药物,使用不当也可引起毒副反应,甚至可致严重的不良反应。因此,中药应在中医理论指导下,在临床医生辨证基础上合理使用。

第六章

影响中药药理作用的因素

影响中药药理作用的因素很多，归纳起来主要有三方面，即药物因素、机体因素和环境因素，下面将分别介绍。

第一节　药物因素

一、药材

药材的品种、产地、采收以及贮存都能影响中药的质量，从而影响药物作用。

1. **品种**　中药的品种繁多，经历代本草不断增加，资源种数已达12800余种。长期以来，一种药材多种来源的情况较为普遍，同名异物和同物异名现象较多。由于一些中药材外形相似，难以识别，导致误收、误购、误用，影响药材质量。如有将百合科植物粉条叶的地上部分误作瞿麦，香加皮误作五加皮，因此中药品种混淆的现象时有发生。又如青蒿，有菊科黄花蒿 *Artemisia anuna* L. 和青蒿 *Artemisia a piacea* Hance.，前者含青蒿素，有抗疟作用，而后者不含青蒿素，无抗疟作用。又如石斛就有20多种植物来源，大多是兰科石斛属植物的茎，少数是同科金石斛属植物。此外，贯众、独活、厚朴、大青叶等药材，亦分别来源于多种不同种属植物。由于品种不同，其化学成分和药理作用亦有很大差异。如不同品种的大黄其泻下作用有明显差异，掌叶大黄、唐古特大黄等正品大黄的致泻成分为结合型蒽苷，含量高，有明显泻下作用；而一些混杂品，如华北大黄、天山大黄等大黄结合型蒽苷含量低，泻下作用很差。从测定的半数有效量（ED_{50}）来看，正品大黄为 $326\sim1072mg/kg$，而非正品大黄大于 $3500mg/kg$，甚至大于 $5000mg/kg$ 时，也不引起明显泻下作用，因此不能作泻下药用。可见药材的来源和品种是影响药物作用的重要因素，为了保证药材质量，应加强中药质量标准的研究。

2. **产地**　产地与药材质量有密切的关系。中药绝大部分是植物药和动物药，其自然生长环境具有一定的地域性，各地区的土壤、水质、气候、日照、雨量、生物分布等生态环境对药用动、植物的生长都会产生明显的影响，特别是土壤成分对中药内在成分的质和量影响更大。同一种药物，由于产地不同，中药有效成分的含量和药理作用也不同，因此，自古以来医家都十分重视"道地药材"。如甘肃的当归，宁夏的枸杞子，四川的黄连、附子，内蒙古的甘草，吉林的人参,山西的黄芪、党参,河南的牛膝、地黄,江苏的苍术,云南的三七等,都是享有盛名的道地药材。现代科学分析发现,道地药材所含有效成分明显高于非道地药材,因此药理作用的差异也就可想而知。但随着药材用量的增加,道地药材的产量已远不能满足临床需要,为此,进行药材引种栽培以及药用动物的驯养,成为解决道地药材不足的重要途径。目前认为,在发展药材生产时,应安排在道地药材的原产地种植,以充分保证药材质量。总之,在研究、使用中药材时,必须高度重视药材的产地,因为它是影响药效的重要因素之一。

3. **采收季节**　不同药用植物的根、茎、叶、花、果实、种子或全草都有一定的生长和成熟期,其有效成分含量的高低,将随其不同入药部位和植物的不同生长期而异,故采药时间应随着中药的品种和入药部位而有所不同。有人测定丹参的有效成分丹参酮ⅡA、丹参酮Ⅰ的含量,第四季度收获的丹参比其他季节收获的高2~3倍。人参中皂苷以8月后含量最高,故应在8—9月采收。又如臭梧桐叶在5月开花前采摘,有效成分含量高,对动物的降压作用强。薄荷在其开花盛期采收者,挥发油含量最高。黄花蒿中所含抗疟成分青蒿素在7~8月花前盛叶期含量最高,可达0.6%。金银花的抗菌有效成分绿原酸在花蕾中的含量也远较开放的花为高,故宜在花含苞待放时采摘。可见药物的采收时间对药材的质量有着十分重要的影响。

4. **贮藏条件**　中药的贮藏保管条件直接影响药材质量。不同的贮藏时间和温度、湿度往往对药物所含成分有明显影响。如清热药三棵针,其所含成分小檗碱,会随着贮存时间的延长,提取率逐渐降低。贮存3年者在见光、避光两种条件下,小檗碱含量分别降低54.1%和39.88%,有效成分损失严重。又如刺五加贮存时间超过3年或在高温(40~60℃)、高湿(相对湿度74%以上)、日光照射等条件下贮存6个月,其所含丁香苷几乎消失殆尽。故药材贮藏不当或保管不善会直接影响到药材的疗效。

二、炮制

炮制前后,中药成分的质和量会发生变化,药理作用和临床疗效亦可随之而变。不同炮制方法影响作用如下:

1. **消除或降低药物的毒性或副作用**　附子中含有乌头碱,对心脏有毒性,可致心律失常甚至心室纤维颤动,经过浸漂、煎煮等炮制过程,使乌头碱分解破坏,毒性较生附子大大降低。生半夏对胃黏膜有强大的刺激作用,可致呕吐,因生半夏含有2分子右旋葡萄糖和苯甲醛而成的苷,苷水解成苷元,苷元有强烈刺激性;姜制半夏却有镇吐作用,因为姜制后成分改变为葡萄糖醛酸的衍生物及一种水溶性苷,无刺激性。芍药的主要有效成分为芍药苷,同时含有安息香酸(苯甲酸),对胃有刺激作用,且可增加肝脏对该成分解毒的负担,芍药炒后安息香酸含量降低,对胃的刺激性也减轻。又如何首乌炮制后的毒性明显下降,制首乌醇渗漉液给小鼠灌服,LD_{50}比生首乌醇渗漉液大20倍以上,制首乌醇渗漉液给小鼠腹腔注射,LD_{50}比生首乌醇渗漉液大数十倍。

2. **增强药物的作用**　如延胡索主要含延胡索甲素、乙素和丑素等,由于游离生物碱难溶于水,水煎液溶出量甚少,醋炒后,延胡索中生物碱与醋酸结合成易溶于水的醋酸盐,故水煎液中溶出的总生物碱含量增加,镇痛作用增强。又如杜仲中含杜仲胶较多,生杜仲煎出的有效成分甚少,炮制后则胶质破坏,故炒杜仲煎剂降低血压作用较生杜仲煎剂强。

3. **改变药物的性能与功效**　如生大黄有泻下作用,而经炮制后的制大黄则有较强抗菌作用。又如生晒参炮制成红参后,其成分发生了变化,使生晒参原来没有的人参炔三醇、人参皂

苷 Rh_2、20(R)-人参皂苷 Rh_1、20(R)-人参皂苷 Rg_2 等 5 种特殊成分出现在红参中。其中人参皂苷 Rh_2 和 20(S)-人参皂苷 Rg_3 对癌细胞增殖有抑制作用。

三、制剂

同一种中药制成不同的剂型,由于制造工艺和给药途径不同,往往影响药物的吸收和血液中有效成分的浓度,并直接影响药理作用的强度和性质。特别是近年来由于药物有效成分的提取及灭菌技术的进步,已将某些中药有效成分或古方制成了注射液,不仅提高了疗效,而且还出现了一些新作用,从而扩大了临床应用范围。如枳实、青皮的水煎液口服,未见有升高血压的记载,但制成注射剂静脉注射,却表现出明显的升压作用。又如丹参注射液、川芎嗪注射液、生脉注射液等的疗效也明显高于丹参片、川芎、生脉散等口服制剂。这说明剂型改革具有重要意义。

四、剂量

剂量是指用药的分量,它是影响药理作用的重要因素。一般说来,在一定剂量的范围内药物的作用会随着剂量的加大,作用增强,而当剂量增大到一定程度,则会出现质的改变,甚至使机体出现中毒反应直至死亡。此外,也有用量不同、作用性质不同的情况。如人参小剂量可兴奋中枢神经系统,大剂量则可使中枢抑制。甘草小剂量(3~6g)有调和诸药之功,中剂量(9~15g)有清肺利咽之效,大剂量(15~30g)则有解毒的作用。不仅单味药如此,复方也如此。如桂枝与芍药配伍,由于两药间用量比例的改变,就会影响药物产生不同效应,从而导致全方功能和主治的改变。可见药物剂量的不同对作用之影响是很大的。因此,在临床实践中,要掌握好用药剂量,切不可忽视"量效关系",调节好剂量才能发挥药物的最大效应。

五、配伍

所谓配伍是根据病情的需要和药物性能,选择两种以上药物配合应用,以达到增强药物疗效、减低毒性或副作用的目的。配伍得当,能增强疗效,降低毒性;配伍不当,则可能降低疗效,甚至产生不良反应。

中药的配伍是古人在长期临床实践中总结出来的用药经验,谓之"七情"配伍,即单行、相须、相使、相畏、相杀、相恶、相反。"七情"实际是指药物间相互作用、相互影响的 7 种配伍关系。

单行,是指一种药单独使用,一般针对比较单纯的病情,使用一种针对性比较强的药物获得疗效。

相须,是指功效相同的药物配伍使用相互助长疗效。如蜈蚣、全蝎均为息风止痉药,在抗戊四氮惊厥实验中,各单服 1g,蜈蚣有效,全蝎无效;各单服 0.5g,均不表现作用;两者合用,各为0.5g,抗惊厥作用非常明显。又如清热泻火的石膏、知母均能退热,石膏退热快,但作用弱而维持时间短暂,知母退热缓,但作用强而持久,两者合用,退热快且作用强而持久。

相使,是指功效不同的药物合用,辅药可以提高主药功效,如大黄与黄芩配伍使用,能提高黄芩清热泻火的功效。

相畏,是指两药同用时,一种药的毒性或副作用能被另一种药物减轻或消除。如生半夏和天南星的毒性能被生姜减轻或消除,即生半夏或天南星畏生姜。

相杀,即用一种药能消除另一种药的毒性或不良反应,如生姜能减轻生半夏和天南星的毒性,即生姜杀生半夏和天南星。由此可见,相畏与相杀是同一配伍关系从不同角度的两种提法。药理研究证明采用相畏、相杀配伍是行之有效的减毒方法。如单味附子对小鼠的毒性是附子等组成的四逆汤毒性强度的 4.1 倍。单用一定量的附子,能造成动物死亡;同样量的附子和甘草或干姜配伍使用,可完全避免动物死亡,说明干姜或甘草可杀附子的毒性。

相恶,是指两药合用后能互相牵制而使作用抵消或药效消失。如人参与莱菔子合煎,人参中的有效成分之一— Rg_1 的煎出率比人参单独煎煮明显减少。此外,在耐缺氧和负重游泳实验中,莱菔子、人参配伍组与人参组比较,小鼠抗应激能力明显减小,显示莱菔子对人参有拮抗作用。瓜蒌加黑附片可使单味黑附片兴奋蛙心的作用消失。

相反,是指两药合用后可能发生不良反应或毒性。研究表明,甘草与芫花合用,无论是灌服还是腹腔给药,其 LD_{50} 均比单味药小,说明合用毒性增加。

概括地说,中药配伍用药原则要求:① 充分利用相须、相使配伍,产生协同增效作用;② 应用烈性、有毒药物时,采用相畏、相杀配伍,以消除或减弱毒性;③ 避免相恶配伍导致药效拮抗而削弱原有功效;④ 避免相反配伍增强毒性或导致不良反应。中药的合理配伍,是在长期临床实践中总结出来的用药规律,并已得到和正在得到现代药理学研究的证实。如桂枝汤能解热、抗炎、镇痛、抑制流感病毒增殖、增强免疫功能等。实验证明,全方的作用明显优于方中诸药的各种组合,其中减去任何一味药都会影响疗效,说明方中各药合理配伍能取得最大药理效果。

第二节　机体因素

一、生理状况

体质、年龄、性别、精神状态、遗传状况等的差异,均可影响中药的药理作用,此外,不同种族或不同个体,对一些药物的治疗剂量可相差许多倍。

年龄不同,对药物的反应也不同。少儿期正在发育阶段,许多器官、系统的发育尚未完善,老年人肝肾功能普遍减退,因而药物的体内代谢及排泄功能均较成年人弱,故用量应适当减少。中医学认为,幼儿为稚阳之体,不能峻补,故小儿通常不宜用参、茸滋补。老年人体虚,对药物耐受力较弱,故用攻泻祛邪药物时宜适当减量。

性别对药物的反应也有明显差异,妇女由于体重、怀孕、哺乳、经期等影响,对某些药物的敏感性亦有不同。如调经丸、乌鸡白凤丸、定坤丹等适用于妇科。有些中药可以通过不同环节对孕妇产生影响。如红花、大戟、麝香等能兴奋子宫,甚至引起痉挛;莪术、姜黄、水蛭等能干扰孕激素;芫花、甘遂、丹皮酚等能影响子宫内膜和胚胎的营养;半夏有致畸作用等。催吐药、峻泻药则禁用于孕妇。

情志、精神状态对药物的作用也有影响。患者的精神状态与药物的疗效关系密切。乐观的患者可以增加对疾病的抗病能力,有利于疾病的治愈和恢复,应鼓励患者建立战胜疾病的信心,使患者在精神上得到安慰。使用不含活性的安慰剂(placebo)对许多慢性疾病,如神经症、高血压、心绞痛等,有时有效率可达 30%～50%,这种不是药物的药理作用,而是由精神因素所取得的疗效称为"安慰剂作用"（placebo action）。相反，忧郁、悲观，不愿配合治疗，则不利于发挥药物疗效。在对中药新药临床评价时，为了排除安慰剂作用，常使用安慰剂对照和双盲法试验。

二、病理状态

病理状态也可以影响药物的作用，如黄芩、穿心莲等，只对发热患者有解热作用，而对正常体温并无降低作用。麻黄汤，对伴有发热症状的患者有很强的发汗作用，但对无发热症状的患者，发汗作用则不明显。又如五苓散对正常犬或大鼠不出现利尿作用，但对水肿、小便不利的患者，有利尿作用。肝肾功能减退时可影响药物在体内代谢和排泄，使药物的作用时间延长，同时也可能导致毒性加大。

第三节　环境因素

一、外环境

如地理条件、气候寒暖、饮食起居、社会环境及家庭环境等对人的健康均有较大的影响。当环境因素影响人的精神情绪时，可直接影响药物的治疗效果。

二、内环境

根据生物活动表现的昼夜节律，药物作用也常呈现此种昼夜节律变化。中医强调服药要顺应四时之序，一日之中因昼夜晨昏的更替对人体气血运行、脏腑功能活动及疾病变化均有影响。

中药的疗效与用药时辰也有密切关系。于不同时辰给予大鼠 ^{3}H-天麻素，体内过程呈现昼夜变化，戌时（20:00）给药吸收快，故见效快而作用明显；辰时（8:00）给药，血药浓度达峰值（T_0）最迟，药效差；丑时（2:00）给药，血药浓度-时间曲线下面积（AUC）最小，反映生物利用度低。又如附子、乌头所含乌头碱的急性毒性，动物对其敏感性存在昼夜节律。乌头碱的毒性，午时（12:00）最高（66.7%），戌时（20:00）最低（13.3%）。此外，肠道菌群的存在，也是影响药物作用的重要因素，这方面的研究资料已不鲜见，值得重视，具体影响见各论。

各　论

第七章

解表药

凡以发散表邪、解除表证为主要作用的药物,称为解表药。表证有寒热虚实之分,解表药根据其性味和临床功效不同,可分为发散风寒药和发散风热药两类。发散风寒药多属辛温,又名辛温解表药,常用的有麻黄、桂枝、细辛、防风等,适用于风寒表证;发散风热药多属辛凉,又名辛凉解表药,代表药物有柴胡、葛根、牛蒡子、薄荷等,适用于风热表证。

所谓表证,是指外邪(外界致病因素)侵犯人体浅表部位(皮肤、肌肉、经络)所出现的症候群,如上呼吸道感染(感冒、扁桃体炎等)及传染病初期(麻疹、流脑等)的症状。其临床表现主要有恶寒、发热、头痛、身痛、无汗或有汗、鼻塞、咳嗽、苔薄白、脉浮等。以上症状中以恶寒尤为重要,它是诊断表证的重要依据。恶寒常伴有皮肤血管收缩、体表血流量减少、体温下降,散热减慢等。现代医学认为,上呼吸道感染的发病原因与机体受凉亦有一定的关系,寒冷刺激作用于机体,除可使体表皮肤血管收缩外,也可使上呼吸道黏膜血管反射性收缩,致局部缺血、缺氧,抵抗力降低,使原先存在于上呼吸道的病原微生物(病毒、细菌等)乘机侵入黏膜上皮细胞生长繁殖,导致炎症反应而出现许多临床症状。

解表药性温或凉,味辛。性能发散,使肌表之邪外散或从汗解,一般都具有发汗的功效,通过发汗达到发散表邪、解除表证、防止疾病演变的目的。部分解表药物兼有利尿消肿、止咳平喘、透疹和止痛等作用。

解表药的主要药理作用(图 7-1)如下:

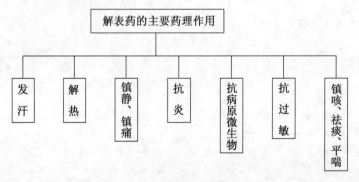

图 7-1 解表药的主要药理作用

1. **发汗**　中医理论认为，本类药物一般都有发汗或促进发汗的作用，通过发汗使表邪从汗而解。发汗是蒸发散热的方式之一，也是机体维持正常体温的一种方式。中医有所谓"其在皮者汗而发之"、"体若燔炭，汗出而散"的理论，可见发汗是中医治疗表证的重要法则之一。解表药中以发散风寒药的发汗作用为强，如麻黄、桂枝、生姜等均有发汗的功效，但以复方为佳，如麻黄汤是一典型的发汗剂。现有资料认为，解表药所引起的发汗多属温热性发汗，其依据有以下三点：一是辛温解表药服后一般都有温热感；二是麻黄及麻黄碱能使处于高温环境中的人出汗快而多；三是古人用辛温解表方剂麻黄汤、桂枝汤时很强调"温服"和"温覆"，后世医家有所谓"仲景用麻黄，但取其发汗，故药皆温服，温覆以取汗"。实验证明，麻黄水煎液、麻黄挥发油、麻黄碱、麻黄水溶性提取物及其复方麻黄汤、桂枝汤等皆能促使实验动物发汗。桂枝和葛根因能扩张末梢血管，促进体表的血液循环而增强麻黄的发汗作用。生姜挥发油及生姜的辛辣成分（姜酚及姜烯酚）能使血管扩张，促进血液循环，如受寒后煎服生姜汤则能使全身感觉温暖。

2. **解热**　发热是表证的常见症状，是由外界致病因素作用于机体，使内热原释放，引起体温调节中枢异常兴奋，调定点上移的结果。因此，解热也是解表药解除表证的重要作用之一。研究发现，本类药物中大多数有不同程度的解热效应，如麻黄、桂枝、荆芥、羌活、生姜、细辛、柴胡等所含的挥发油，防风、蝉蜕、葛根等的醇提物和有效成分桂皮醛、柴胡皂苷以及解表剂银翘散、桑菊饮、桂枝汤、麻杏甘石汤等对多种实验性发热模型动物的体温都有一定的降低作用。中药的解热作用机制较复杂，不同的方药有不同的作用点，有的可通过中枢神经系统影响中枢前列腺素 E（PGE）合成，促进汗腺分泌，使散热增加，如麻黄、桂枝等；有的是通过改善体表循环促使皮肤血管扩张，散热增加，产热减少，促进发汗，如生姜、薄荷等；有的是通过抗病原微生物、抗病毒、抗炎等作用而消除病因，使体温下降。

3. **镇静、镇痛**　表证临床多见烦躁不安、头身疼痛等症状，不少本类中药和方剂均有不同程度的镇静、镇痛作用。大量研究表明，柴胡及其皂苷、防风、荆芥、生姜精油以及复方柴葛解肌汤、升麻葛根汤等均能减少动物的自发活动，延长催眠药的睡眠时间；荆芥、柴胡、羌活、辛夷、白芷以及九味羌活汤、桂枝汤等能提高痛阈和减少模型动物的疼痛反应，但其镇静、镇痛的机制尚不清楚。

4. **抗炎**　咳嗽、咳痰是表证的常见症状，是由呼吸道炎症所致。炎症是表证的重要病理改变，不论风热表证还是风寒表证均有炎症反应的出现。研究表明，麻黄、桂枝、生姜、羌活、荆芥、细辛、白芷、菊花、桑叶、薄荷以及桂枝汤、银翘散等对多种动物实验性炎症均有明显的抑制作用，苍耳子、辛夷亦有一定的抗炎作用。其抗炎机制有的是通过兴奋下丘脑-垂体-肾上腺皮质轴，有的是通过抑制外周炎症介质如组胺、PGE2、白细胞介素-1（IL-1）、肿瘤坏死因子（TNF）的产生，有的则是通过抑制炎症信号转导通路的某些环节而发挥抗炎作用的。

5. **抗病原微生物**　表证是外邪客表所致，除单纯的寒冷刺激外，病毒、细菌等均可视为外邪，它们是引起表证的关键因素。体外实验表明，麻黄、桂枝、辛夷挥发油以及桂枝汤、银翘散等对流感病毒有抑制作用；麻黄汤、桂枝汤对呼吸道合胞体病毒的增殖，腺病毒 3、7 型，肠道孤儿病毒（ECHO$_{11}$）均有不同程度的抑制作用；薄荷、野菊花、柴胡等对单纯疱疹病毒、肝炎病毒等也有一定的抑制作用。体内实验表明，银翘散、桂枝汤等对动物流感病毒性肺炎有明显的抑制作用，能减轻病变的程度，降低感染动物的死亡率，说明解表方药对病毒感染有一定的治疗作用。此外，近年来发现苏叶、白芷、升麻、蝉蜕还能诱导体内干扰素的生成，从而抑制病毒的复制，这对治疗感冒和病毒性感染很有价值。同时，本类药物大多数对呼吸道常见致病菌如金黄色葡萄球菌、溶血性链球菌等均有不同程度的抑制作用。

已揭示的体外实验结果可为该类中药的局部用药或体外用药提供依据，体内实验的结果可为该类中药口服制剂的研发提供良好的基础。

6. **抗过敏**　风邪袭肺，常可引起鼻痒、清涕、哮喘和皮肤痒疹等。研究发现，麻黄、桂枝、辛夷、生姜、防风等以及解表方剂麻黄汤、桂枝汤、小青龙汤、银翘散等对多种致敏剂所引起的过敏反应和变态反应均有不同程度的抑制作用，其抗过敏作用机制与其抑制肥大细胞脱颗粒、抑制抗体生成、抑制过敏介质释放以及抗组胺、拮抗细胞因子等有关。

7. **镇咳、祛痰、平喘**　咳、痰、喘是机体感染"外邪"后常出现的呼吸道症状，大多数解表药具有镇咳、祛痰、平喘作用。麻黄水煎液、挥发油、桂皮油、薄荷醇、细辛挥发油以及麻黄汤、小青龙汤、麻杏甘石汤等均可减少咳嗽次数或促进气管分泌物的排泄，对抗致痉物质，有的还可直接作用于受体而产生镇咳、祛痰、平喘等作用。

综上所述，解表药之所以能发散表邪与其发汗、抗病毒、抗菌、扩张外周血管、诱生干扰素等的作用有关；解热、镇痛、抗炎、抗过敏、镇咳、祛痰等是其解除表证的重要药理学依据。

麻 黄

来源：本品为麻黄科植物草麻黄 *Ephedra sinica* Stapf、中麻黄 *Ephedra inter-media* Schrenk et C. A. Mey. 或木贼麻黄 *E. equisetina* Bge. 的干燥草质茎。

主要化学成分：麻黄主要含有多种生物碱和少量挥发油。草麻黄中生物碱含量约 1.3%，其中左旋麻黄碱（L-ephedrine）占 60% 以上；中麻黄含生物碱约 1.1%，其中左旋麻黄碱占 30%～40%；木贼麻黄含生物碱约 1.7%，其中左旋麻黄碱占 85%～90%。麻黄除含有麻黄碱外，尚含有右旋伪麻黄碱（D-pseudoephedrine）以及微量的 L-N-甲基麻黄碱（L-N-methylephedrine）、D-N-甲基伪麻黄碱（D-N-methylpseudo-ephedrine）、L-去甲基麻黄碱（L-norephedrine）、D-去甲伪麻黄碱（D-norpseudoephedrine）等；挥发油中含有 β-萜品烯醇（β-terpineol），此外还含有鞣质等。

性味归经：麻黄味辛、微苦，性温。归肺、膀胱经。

功效主治：具有解表发汗、宣肺平喘、利水消肿等功效。主治风寒感冒、胸闷喘咳、风水水肿。蜜麻黄润肺止咳。多用于表证已解、气喘咳嗽。

【药理作用】

1. **发汗**　麻黄的发汗作用已被证实。现代研究表明，麻黄碱、左旋甲基麻黄碱、麻黄挥发油、麻黄水煎剂均有发汗作用，大鼠口饲麻黄碱 2mg/kg 或口饲左旋甲基麻黄碱 4mg/kg，可促使足底发汗。麻黄的发汗作用在温热环境中增强，麻黄碱及麻黄总生物碱对人不能诱导出汗，但当人暴露于高温 1.5～2h 后，给予麻黄碱 50～60mg，出汗比未暴露于高温者快而多，提示对人有中等程度发汗作用。在与桂枝配伍时或在麻黄汤中，发汗作用亦增加。这与古人用药经验相符。

麻黄的发汗作用可能是由于麻黄阻碍汗腺导管对钠的重吸收而导致汗腺分泌增加，也可能与兴奋中枢有关部位和外周的 α 受体有关。近期有研究认为，麻黄及麻黄汤的发汗作用是通过神经途径影响下丘脑的体温调节中枢，引起下丘脑体温调定点下移，启动散热过程，从而引起汗腺分泌增加。

古人认为麻黄节、麻黄根皆有止汗作用，如《本草经集注》专门指出"用之折除节，节止汗故也，其根亦止汗"。现代研究曾比较麻黄节与节间的化学成分与药理活性差异，麻黄生物碱主要存在于草质茎节间的髓部,节部生物碱含量为节间的 $1/3\sim1/2$,而伪麻黄碱含量相对较高,但节与节间在药理活性方面未见明显差异。麻黄根几乎不含麻黄碱,也没有发汗作用,但是否止汗,未见实验报道。

2. 平喘 早在两千年的《神农本草经》中即记载麻黄有"止咳逆上气"的功效,大量的实验研究证明,麻黄及其所含麻黄碱、伪麻黄碱、麻黄挥发油皆有平喘作用,其中麻黄碱化学性质稳定,平喘作用较强。

麻黄碱平喘作用与以下环节有关:①直接兴奋支气管平滑肌的 β_2 受体,激活腺苷酸环化酶,促进 cAMP 合成,使 cAMP/cGMP 比值增加,使支气管平滑肌松弛;②直接兴奋支气管黏膜血管平滑肌的 α 受体,使血管收缩,降低血管壁通透性,减轻支气管黏膜水肿和充血;③促进肾上腺素能神经末梢和肾上腺髓质嗜铬细胞释放 NA 和肾上腺递质而间接发挥拟肾上腺素作用;④阻止过敏介质释放,左旋麻黄碱和右旋麻黄碱能缓解组胺所致犬呼吸道阻力增加,抑制抗体的产生。

3. 正性肌力及升高血压 麻黄及其所含麻黄碱能兴奋肾上腺素能神经 β_1 受体,使心跳加快,心肌收缩力增强,心排血量增加。在整体情况下,由于血压升高反射性兴奋迷走神经,抵消了它直接加速心率的作用,故心率变化不大。因其同时兴奋 α、β 肾上腺素受体,故收缩压的升高较舒张压明显,脉压增加。麻黄碱引起血管收缩,血压上升,其升压特点是缓慢、温和、持久。

4. 兴奋中枢 麻黄及其所含麻黄碱均有中枢兴奋作用,较大治疗量能兴奋大脑皮质及皮层下中枢,引起失眠、精神兴奋、不安、震颤等症状,并可缩短巴比妥类药物催眠作用时间,亦能兴奋呼吸中枢和血管运动中枢。

5. 抗炎、抗过敏 伪麻黄碱有抗炎、抗过敏作用,并能抑制过敏介质的释放,因而有一定的抗过敏作用。麻黄碱的 α 效应尚可使支气管黏膜血管收缩,减轻充血水肿,有利于改善小气道阻塞。但长期应用反致黏膜血管过度收缩,毛细血管压增加,充血水肿反加重。此外,α 效应尚可加重支气管平滑肌痉挛。伪麻黄碱选择性收缩鼻黏膜血管,缓解感冒鼻塞、流涕等症状,故常在中西药感冒复方中使用。

6. 其他作用 麻黄有一定利尿作用,以所含 D-伪麻黄碱作用最为明显。麻黄挥发油对实验性发热模型动物有解热作用。麻黄煎剂、麻黄挥发油在体外有一定的抗菌、抗病毒作用。此外,麻黄及其提取物还有一定的镇咳、祛痰、抑制肠道平滑肌收缩等作用。

综上所述,麻黄发汗、平喘、抗炎、抗过敏等作用是其发汗解表、宣肺平喘的药理学基础。麻黄的主要有效成分是麻黄碱。

【现代应用】

1. 支气管哮喘 以麻黄为主的中药复方或麻黄碱口服,常用于轻度支气管哮喘治疗,或预防哮喘发作。

2. 防治某些低血压状态 麻黄碱可用于慢性低血压症,以及用于防治硬膜外麻醉和脊髓麻醉引起的低血压。

3. 皮肤黏膜疾病 麻黄碱或其生物碱成分对皮肤黏膜变态反应性疾病有效,可缓解荨麻疹和血管神经性水肿等过敏反应性皮肤黏膜症状。

【不良反应】

麻黄碱短期内反复使用,作用逐渐减弱,即具有快速耐受性。停药一段时间后再用,作用可恢复。麻黄及麻黄碱过量使用可出现中枢兴奋所致的不安、失眠等。

麻黄碱用量过大或长期使用的主要不良反应有高血压、心律失常、失眠、神经过敏、震颤、头痛、癫痫发作、心肌梗死、中风,并有发生死亡的风险,因此 SFDA 建议单剂量麻黄碱服用量不超过 8mg,每日麻黄碱摄入总量应小于 24mg,服用含麻黄的制剂不应超过 7 日。

【注意事项】

2010 年版《中华人民共和国药典》规定,麻黄按干燥品计算,含盐酸麻黄碱和盐酸伪麻黄碱总量不得少于 0.80%,按照《中华人民共和国药典》推荐用量 2～9g 计算,麻黄碱含量低限在 16～72mg,这与临床常用量相当,故其禁忌证应参照盐酸麻黄碱和盐酸伪麻黄碱之规定,即禁用或慎用于高血压、脑动脉硬化、器质性心脏病、糖尿病和甲状腺功能亢进等。

盐酸麻黄碱、盐酸伪麻黄碱、麻黄浸膏、麻黄提取物皆作为精神药品管理。麻黄碱禁用于参赛运动员。

桂 枝

来源:本品为樟科植物肉桂 *Cinnamomum cassia* Presl 的干燥嫩枝。

主要化学成分:桂枝挥发油(桂皮油)含量 0.43%～1.35%,油中主要成分为桂皮醛(cinnamic aldehyde)、桂皮酸(cinnamic acid),占挥发油的 83%～94%,尚含有乙酸桂皮酯(cinnamyl acetate)、乙酸苯丙酯(phenylpropyl acetate)等。

性味归经:桂枝味辛、甘,性温。归心、肺、膀胱经。

功效主治:具有发汗解肌、温通经脉、助阳化气之功效。用于风寒感冒、脘腹冷痛、血寒经闭、关节痹痛、痰饮、水肿、心悸、奔豚。

【药理作用】

1. **发汗** 桂枝单用发汗力弱,配伍麻黄后则发汗力增强,故常与麻黄相须为用。桂皮油扩张血管,调整血液循环,使血液流向体表,有利于发汗和散热。

2. **镇痛、镇静** 桂枝及所含桂皮醛能提高痛阈,表现出镇痛作用。桂皮醛能减少小鼠自主活动,延长巴比妥类药物作用时间,对抗苯丙胺的中枢兴奋,表现出明显的镇静作用。

3. **抗炎、抗过敏** 桂皮油部分由呼吸系统排出,对呼吸道有抗炎作用。桂枝能抑制 IgE 所致肥大细胞脱颗粒释放的介质,并能抑制补体活性。

4. **抗病原微生物** 桂枝水提物、挥发油在体外有一定的抗菌、抗病毒作用。

5. **其他作用** 桂枝具有一定的利尿作用。桂皮醛能促进胃肠平滑肌蠕动,增强消化功能。

综上所述,桂枝的发汗作用,镇痛、镇静作用,抗炎、抗过敏作用及抗病原微生物作用,与其发汗解肌、温通经脉功效有关。

【现代应用】

1. **预防流行性感冒** 由桂枝、香薷制成的复方桂枝气雾剂喷雾给药,可以预防流感。

2. **风湿性、类风湿性关节炎** 以桂枝为主药配制的复方对治疗风湿性关节炎、类风湿性关节炎属中医寒痹者有较好疗效。

荆 芥

来源:本品为唇形科植物荆芥 *Schizonepeta tenuifolia* Briq. 的干燥地上部分。

主要化学成分:荆芥挥发油含量约 1.8%,油中主要成分为右旋薄荷酮(D-menthone)、消旋薄荷酮和少量右旋柠檬烯(D-limone-ne)等。

性味归经：荆芥味辛,性微温。归肺、肝经。

功效主治：具有解表散风、透疹消疮之功效。主治感冒、头痛、麻疹、风疹、疮疡初起等。

【药理作用】

1. **抗炎**　荆芥挥发油有较强的抗炎作用,对炎症病理过程中的渗出、肿胀、白细胞聚集、肉芽组织增生均有抑制作用,尤其对炎症早期作用较强。研究认为,荆芥挥发油的抗炎作用与以下机制有关：①降低 PLA$_2$ 活性,抑制花生四烯酸(AA)的代谢,使炎症介质 PGE 的生成、释放减少。②抑制炎性介质 IL-1 和 TNF 的异常升高。③抑制 TNF-α 刺激引起的细胞间黏附分子-1(ICAM-1)的表达,从而抑制炎症反应过程中白细胞的黏附,减少白细胞的渗出与聚集。④清除自由基、降低体内和局部炎症组织中脂质过氧化代谢产物的含量。⑤抑制组胺的释放。

另有研究指出,荆芥、防风配伍提取的挥发油抗炎作用加强,对油酸致大鼠急性肺损伤有保护作用,对大鼠弗氏完全佐剂性关节炎、小鼠耳异种被动皮肤过敏等过敏性炎症也有抑制作用。

2. **抗过敏**　荆芥挥发油能抑制致敏豚鼠平滑肌 SRS-A 的释放,抑制大鼠被动皮肤过敏反应,荆芥穗有抗补体作用。共同提取的荆芥、防风挥发油也有抗过敏作用。

3. **止血作用**　生品荆芥不能明显缩短出血时间,仅能缩短凝血时间约30%。荆芥炭则使出血时间缩短72.6%,使凝血时间缩短在70%以上。荆芥炭挥发油亦有止血作用。荆芥炭止血作用以散剂口服为好,水煎剂则止血作用不明显。

4. **其他作用**　荆芥还有较温和的解热、镇静、镇痛等作用。

综上所述,荆芥的抗炎、抗过敏、解热、镇痛等作用为中医临床使用本品"散风热、清头目",及为治疗皮肤过敏性疾病提供了药理学依据。

【现代应用】

1. **急性上呼吸道感染、流行性感冒**　荆芥、防风制成的荆防合剂或荆防饮对治疗急性上呼吸道感染、流感有较好疗效。

2. **空气消毒**　荆芥与苍术合用,采用蒸发药液的办法作空气消毒,对居室的细菌有较好的抑制、杀灭作用。

【不良反应】

荆芥内服有过敏反应报道,表现为上腹部不适、腹痛、恶心、呕吐、胸闷、皮肤疼痛、瘙痒、瘀血及皮疹等。

白　芷

来源：本品为伞形科植物白芷 Angelica dahurica(Fisch. ex Hoffm.) Benth. et Hook. f. 或杭白芷 A. dahurica(Fisch. ex Hoffm.) Benth. et Hook. f. var. formosana(Boiss.) Shan et Yuan 的干燥根。

主要化学成分：白芷含有呋喃香豆素,如欧前胡素(imperatorin)、异欧前胡素(isoimperatorin)、氧化前胡素(oxypeucedanin)等;挥发油含量 0.5% 左右,主要有榄香烯(elemene)、十六烷酸(hexadecanic acid)、8-壬烯酸(8-nonenoic acid)等。不同品种或产地的白芷所含香豆素、挥发油的组成有所不同。

性味归经：白芷味辛,性温。归胃、大肠、肺经。

功效主治：具有解表散寒、散风除湿、通窍止痛、消肿排脓之功效。用于风寒感冒头痛、眉棱骨痛、鼻塞、鼻渊、牙痛、白带和疮疡肿痛、风湿痹痛。

【药理作用】

1. 镇痛 白芷长于止痛,其挥发油镇痛作用较为明显,白芷煎液、醚提取液和水提取物灌胃,对小鼠均有较好的镇痛作用。白芷挥发油镇痛作用的主要部位在中枢,同时对外周致痛因子 5-HT、NE 等也有一定的抑制作用,且未发现此挥发油存在躯体依赖性。除挥发油外,白芷总香豆素也表现出一定的镇痛效应。

2. 解热、抗炎 白芷和杭白芷煎剂均有解热作用,有研究显示,白芷 15g/kg 灌胃对皮下注射蛋白胨所致发热的家兔有明显解热作用,其效优于 0.1g/kg 阿司匹林。白芷总香豆素有抗炎作用。

3. 光敏作用 白芷中所含佛手柑内酯、花椒毒素、异欧前胡素等呋喃香豆素类化合物为"光活性物质",可用于治疗白癜风。异欧前胡素为治疗银屑病的有效成分,白芷配外用加小剂量长波紫外线照射,对豚鼠二硝基氯苯变应性接触性皮炎有明显抑制作用。口服白芷加体外黑光照射,对人淋巴细胞的 DNA 合成有显著抑制作用;白芷-黑光治疗银屑病,机理之一可能是抑制银屑病表皮细胞的 DNA 合成,使迅速增殖的银屑病表皮细胞恢复至正常的增殖率。

4. 中枢神经作用 白芷有中枢神经兴奋作用。白芷毒素在小剂量时能兴奋延脑呼吸中枢、血管运动中枢、迷走中枢和脊髓,使呼吸兴奋,血压升高,心率减慢,并引起流涎;大剂量时可致间歇性惊厥。

5. 止血作用 白芷浸膏对动物的出血时间、出血量、凝血时间及凝血酶原时间都有明显缩短或减少作用,其凝血机制可能与影响凝血过程的某些环节如凝血酶原因子等有关。毛细管法实验表明,白芷的水溶性成分有明显的止血作用。

6. 其他作用 白芷中所含佛手柑内酯、花椒毒素、异欧前胡乙素有解痉作用,异欧前胡素能增强兔子宫的收缩力;川白芷水煎剂有体外抑菌作用;比克白芷素有扩张冠状动脉血管的作用;滇白芷香豆素对豚鼠组织胺恒压喷雾致喘有抑制作用,对大鼠蛋清性关节炎和甲醛性关节炎有抗炎作用。

综上所述,白芷明显的镇痛作用为古代以本品治疗阳明头痛提供了药理学依据,其所含佛手柑内酯等呋喃香豆素类化合物的光敏作用,是现代研究新发现。

【现代应用】

1. 顽固性头痛 用于顽固性头痛、血管神经性头痛等。

2. 银屑病 川白芷制剂对银屑病有效,口服白芷制剂加黑光照射治疗银屑病,总效率在 90% 以上,其治疗银屑病的有效成分主要为欧前胡素。

3. 烧伤 将白芷与紫草、忍冬藤等配成烧伤膏外用,可迅速止痛,对减少瘢痕形成有明显疗效。

辛 夷

来源：本品为木兰科植物望春花 *Magnolia biondii* Pamp.、玉兰 *M. denudata* Desr. 或武当玉兰 *M. sprengeri* Pamp. 的干燥花蕾。

主要化学成分：不同品种和产地的辛夷挥发油含量高低不等,含量较高的成分主要有桉叶素、樟脑、1-松油醇、芳樟醇等。

性味归经：辛夷味辛,性温。归肺、胃经。

功效主治：具有散风寒、通鼻窍之功效。用于风寒感冒之头痛、鼻塞、鼻渊等。

【药理作用】

1. **抗炎、镇痛** 研究发现,辛夷挥发油有抗炎作用,通过降低磷脂酶 A2 的活性,从而抑制花生四烯酸代谢,减少酸性脂类炎性介质如 PGF_2 的生成和释放。辛夷局部应用,对混合致炎液所致小鼠耳壳炎症有明显抑制作用。辛夷挥发油对豚鼠过敏性鼻炎有治疗作用,能缓解局部症状,改善局部黏膜的充血水肿,减少酸性粒细胞和肥大细胞在炎症局部的浸润。小鼠热板法试验表明,辛夷 6.5g/kg 可明显提高痛阈,镇痛作用显著。

2. **抗过敏** 辛夷的氯仿、甲醇、水提取物有明显的抗组胺引起的气管、肠道收缩作用;能抑制被动皮肤过敏,抑制组胺释放。辛夷挥发油对组胺、乙酰胆碱致痉的离体豚鼠回肠有明显拮抗作用,其 ID_{50} 均为 $18\mu g/ml$。辛夷的挥发油对动物过敏性哮喘气道炎症有治疗作用。

辛夷的抗炎、抗过敏作用为古人以辛夷通鼻窍、治鼻渊提供了药理学依据。

3. **子宫兴奋** 1:1000 辛夷煎剂、流浸膏对大鼠和家兔未孕离体子宫有兴奋作用,使收缩振幅、频率及紧张度增加,浓度过高能引起强直性收缩。静脉注射对家兔和犬的在体子宫也有明显兴奋作用。以兔子宫瘘管试验表明,灌胃也有子宫兴奋作用。其有效成分是溶于水和乙醇的非挥发性物质。

4. **抗血小板作用与抗凝** 辛夷(望春花花蕾)的木脂素成分有对抗血小板激活因子(PAF)的作用,抑制其与血小板膜剂的结合。以牛凝血酶凝集人血纤维蛋白实验表明,辛夷有弱的抗凝作用。

5. **抗微生物** 100%的辛夷煎剂在试管内对金黄色葡萄球菌、白喉杆菌、乙型链球菌和痢疾杆菌等有不同程度的抑制作用。辛夷水浸膏对金黄色葡萄球菌、肺炎球菌、绿脓杆菌、痢疾杆菌和大肠杆菌的最低抑制浓度(MIC)分别为 3.13mg/ml,37.5mg/ml,18.75mg/ml,150.0mg/ml 和 37.5mg/ml。

6. **其他** 辛夷煎剂有明显的兴奋呼吸作用和局部麻醉作用;辛夷的氯仿提取物有钙离子阻断作用。

【现代应用】

1. **鼻炎、鼻窦炎** 辛夷制剂口服或局部给药对过敏性鼻炎,急、慢性鼻炎,鼻窦炎等有效。复方辛夷注射液可治疗各种鼻炎。

2. **副鼻窦炎** 辛夷注射液下鼻甲注射或肌肉注射治疗慢性上颌窦炎有显著效果。

3. **预防感冒** 辛夷经开水泡服可治疗感冒头痛。用含有辛夷的滴鼻剂点鼻,可以降低感冒的发病率,但用于治疗无效。

细 辛

来源：本品为马兜铃科植物北细辛 *Asarum heterotropoides* Fr. Schmidt var. *mandshuricum*(Maxim.) Kitag.、汉城细辛 *A. sieboldii* Miq. var. *seoulense* Nakai 或华细辛 *A. sieboldii* Miq. 的根及根茎。

主要化学成分：细辛含挥发油(全草含 2.39%～3.80%),有甲基丁香酚(methyl eugenol)、α-蒎烯(α-pinene)、β-蒎烯(β-pinene)、黄樟醚(safrole)、爱草脑(estragole)、细辛醚(asaricin)、

月桂烯、香桧烯、柠檬烯（limonene）等。细辛的辛味成分主要是异丁基十二烷四酰胺（isobutyldodecatetraenamine）。

性味归经：细辛味辛,性温。归心、肺、肾经。

功效主治：具有祛风散寒、通窍止痛、温肺化饮之功效。用于风寒感冒、头痛、牙痛、鼻塞鼻渊、风湿痹痛、肺寒咳喘。

【药理作用】

1. **解热、镇静、镇痛**　细辛挥发油灌胃对多种原因引起的家兔实验性发热有明显解热作用。细辛挥发油腹腔注射对实验性发热大鼠的解热效应可维持 5h 以上。

细辛挥发油腹腔注射可使小鼠、豚鼠安静,自主活动减少,呼吸减慢。随着剂量加大,动物翻正反射消失,中枢抑制加强,最后可因呼吸停止而死亡。细辛挥发油与阈下催眠剂量的戊巴比妥钠有协同催眠作用。

细辛煎剂、挥发油灌胃或腹腔注射对动物物理性或化学性疼痛反应均有显著对抗作用,明显提高动物痛阈值。腹腔注射可减少动物醋酸致扭体反应次数。小鼠腹腔注射辛夷挥发油0.06～0.24ml/kg 可明显抑制醋酸引起的扭体反应,并显著提高电击痛阈。

2. **抗炎**　细辛挥发油灌胃或注射给药均可抑制炎症发生过程的渗出、白细胞游走及肉芽组织增生。对甲醛、角叉菜胶、酵母、蛋清引起的大鼠踝关节肿胀,巴豆油引起的小鼠耳肿胀,组胺或前列腺素 E 引起的毛细血管通透性增加,大鼠注射角叉菜胶引起的白细胞游走及大鼠肉芽增生均有明显抑制作用,并能降低炎症组织及渗出液中组胺含量。细辛抗炎机制涉及多个环节:具有 ACTH 样作用,可增强肾上腺皮质功能;抑制炎性介质的释放;对抗炎性介质的作用;抗氧化、清除自由基。

3. **抗组胺作用及抗变态反应**　细辛水及其乙醇提取物均使速发型变态反应总过敏介质释放量减少 40% 以上。细辛乳剂给小鼠灌胃,可使胸腺萎缩,脾脏指数降低,T 细胞数和溶血空斑数减少。细辛煎剂灌服可明显降低豚鼠外周血 T 细胞的百分率。从北细辛甲醇浸出液的水不溶性分离部分所含甲基丁香油酚、N-异丁基十二碳四烯酰胺和去甲乌药碱均可明显抑制组织胺所致离体豚鼠回肠的收缩。

4. **神经传导阻滞作用**　细辛煎剂对动物坐骨神经传导有阻滞作用,使神经动作电位下降,传导速度减慢,神经表面膜电位降低,这可能是局部止痛和局部作用的基础。

5. **松弛支气管平滑肌**　细辛挥发油能松弛由组胺、乙酰胆碱所致的离体气管痉挛,细辛挥发油低浓度使兔离体子宫、肠管张力先增加后降低,高浓度则呈抑制作用。这与挥发油中的细辛醚能对抗组胺-乙酰胆碱所致的离体支气管平滑肌痉挛有关。甲基丁香油酚也有类似作用。

6. **对心血管系统作用**　细辛挥发油、醇提物可加快心率,加强心肌收缩力,增加心排血量;使用肾上腺素受体阻滞剂后改善泵血功能和心肌收缩性能的作用绝大部分被取消,但仍然增加心输出量。大剂量则有抑制效应。

细辛挥发油静脉注射可对抗垂体后叶素所致的急性心肌缺血,增加冠脉流量。细辛挥发油、醇浸液可扩张血管,静脉注射可降低血压;而细辛煎剂则有升高血压作用。细辛挥发油能对抗实验性心源性休克,提高休克动物平均动脉压、左室压峰值以及冠脉血流量,降低中心静脉压。

7. **抗病原微生物**　体外实验表明,细辛醇浸剂、细辛挥发油、黄樟醚有抗菌作用,可抑制溶血性链球菌、痢疾杆菌、伤寒杆菌、结核杆菌、枯草杆菌,以及黄曲霉菌、黑曲霉菌、白色念珠菌等。细辛挥发油中黄樟醚 0.0005ml/ml 培养基有较强的抗真菌作用。

8. **促进新陈代谢作用** 从细辛中分离的消旋去甲乌药碱具有肾上腺素受体兴奋剂的生理作用,如强心、扩张血管,松弛平滑肌,增强脂质代谢及升高血糖等。

综上所述,细辛祛风散寒、通窍止痛、温肺化饮功效主要体现在其解热、镇痛、抗炎、抗变态反应、松弛支气管平滑肌及对心血管系统的影响等药理作用。

【现代应用】

1. **肠梗阻** 急性黏连性肠梗阻患者,取北细辛与番泻叶煎汁温服,低位梗阻及高位梗阻可采用保留灌肠以辅助治疗。

2. **上呼吸道感染** 肌肉注射柴辛注射液,用于治疗感冒、流感等上呼吸道感染。

3. **头痛** 细辛注射液穴位注射治疗偏头痛、神经性以及外伤性头痛。

4. **类风湿性关节炎** 细辛配伍制附子、豨莶草使用对类风湿性关节炎有较好疗效。

5. **局部麻醉** 细辛挥发油制成的注射剂,可用于局部浸润麻醉和神经阻滞麻醉,可适当延长麻醉时间,减轻手术后阻滞肿胀反应。

另外,使用 α-细辛醚对慢性气管炎有一定疗效。外敷细辛粉末可治疗肌内注射后的局部肿痛。

【不良反应】

细辛毒性较大,内服一般 1~3g;研末外用适量;用量过大,可致面色潮红、头晕、多汗甚至胸闷、心悸、恶心、呕吐;人每日用量超过 20g 时,可有口唇、舌尖和趾指发麻感,停药后可以恢复;超量使用,可引起严重中毒反应,使呼吸逐渐减弱,神经反射消失,严重者可因呼吸麻痹而死亡。细辛对肾脏有一定毒性,长期使用细辛可引起肾组织损伤,因而肾功能不全者应慎用。细辛挥发油所含黄樟醚系致癌物质,将其掺入饲料中,两年后 28% 大鼠出现肝癌。细辛少量长时间饲喂猫及家畜,可引起动物肝、肾脂肪性变。

柴 胡

来源:本品为伞形科植物柴胡 *Bupleurum chinense* DC. 或狭叶柴胡 *B. scorzoneri-folium* Willd. 的干燥根。前者习称"北柴胡",后者习称"南柴胡"。

主要化学成分:北柴胡含挥发油 0.15%,其中含有戊酸(pentanic acid)、庚酸(heptylic acid)、己酸(caproic acid)、丁香酚(eugenol)、γ-十一酸内酯、对甲氧基苯乙酮、柠檬烯(limonene)等成分。南柴胡含有柠檬烯、异冰片(lsobomeol)、月桂烯(myrcene)、莰烯(camphene)等成分。南北柴胡均含有柴胡皂苷,主要为柴胡皂苷 a、b、c、d(saikosaponin a、b、c、d)。黄酮类主要有槲皮素(quercetin)等。此外,北柴胡还含有侧金盏花醇(adonitol)和柴胡醇(bupleuru-mol)两种甾醇物质。

性味归经:柴胡味苦、辛,性微寒。归肝、胆经。

功效主治:具有退热、疏肝解郁、升举阳气之功。中医用于表证发热,少阳证;肝郁气滞;气虚下陷,脏器垂脱等。

【药理作用】

1. **解热** 柴胡有良好的解热作用,中医临床上常用于治疗寒热往来的半表半里之热,其疗效确切。柴胡皂苷、皂苷元 A 和挥发油是柴胡发挥解热作用的主要成分。实验证实,柴胡煎剂、注射液、醇浸膏、挥发油以及粗皂苷等制剂对伤寒、副伤寒疫苗、大肠埃希菌液、发酵牛奶和酵母液等所引起的动物实验性发热，均有明显的解热作用。用作解热，目前国内多取总挥发油，总挥发油中的丁香酚、己酸、γ-十一酸内酯和对甲氧基苯二酮是其解热的主要有效成分。由于挥发油具有毒性低、解热效果好的特点，已作为注射液广泛应用于临床。柴胡确切的解热作用与其疏散退热的理论相吻合。柴胡解热作用机制尚未完全明确，初步发现总挥发油可直接作用于下丘脑体温调节中枢，抑制神经元内 cAMP 的产生或释放，从而抑制体温调节中枢体温调定点上移的过程，致使体温下降。

2. **抗炎** 柴胡抗炎作用明显，其提取物柴胡皂苷和柴胡挥发油是其发挥抗炎作用的主要成分。柴胡对多种致炎剂如角叉菜胶、5-羟色胺(5-HT)、组胺、右旋糖酐、醋酸等引起的足趾和踝关节肿胀均有明显的抑制作用；并能抑制白细胞游走、棉球肉芽肿的增生和组胺的释放。柴胡皂苷能使肾上腺肥大细胞和胸腺萎缩，还能增强皮质激素的抗炎作用。柴胡的抗炎作用机制较复杂，但柴胡皂苷 a 或 b 能兴奋垂体前叶分泌促肾上腺皮质激素(ACTH)，刺激肾上腺引起皮质激素的合成和分泌，是其抗炎的主要环节。

现已发现，柴胡皂苷的抗炎作用与其化学结构有关，苷元结构中的环氧齐墩果烯骨架及 4 位碳原子上的侧链—CH_2OH 是抗炎的基本结构。皂苷口服，抗炎作用弱，仅为肌内注射的十分之一，说明皂苷可能是消化道难吸收或易在消化道破坏失活。

3. **保肝、利胆和降血脂** 柴胡有疏肝解郁的功效，能宣畅气血，中医上常用于治疗肝郁气滞之胸胁胀痛、月经不调。

实验表明，柴胡对多种原因(如四氯化碳、乙醇、伤寒疫苗、卵黄、霉米、D-半乳糖胺等)引起的动物实验性肝功能障碍有一定的治疗作用，能使丙氨酸氨基转移酶(ALT)和天冬氨酸氨基转移酶(AST)活性降低，肝组织损害减轻，肝功能恢复正常。临床也发现其降酶幅度大，速度快。柴胡的保肝作用以复方更佳，如逍遥散、小柴胡汤、甘柴合剂等。现认为，柴胡保肝作用机制是由于皂苷对生物膜的直接保护，另外也与促进肾上腺分泌糖皮质激素有关。柴胡皂苷可使血浆中 ACTH 增加，进而使皮质甾醇升高。

柴胡水浸剂和煎剂具有明显的利胆作用，能使实验动物的胆汁排出量增加，胆汁中胆酸、胆色素和胆固醇的浓度降低，并以醋炙柴胡利胆作用最强，利胆的有效成分可能是黄酮。

柴胡皂苷肌内注射能使实验性高脂血症动物的胆固醇、三酰甘油和磷脂水平降低，其中以三酰甘油的降低尤为显著；还能加速胆固醇及其代谢产物从粪便排泄。影响脂质代谢的主要成分是皂苷元 A 和 D。此外，实验发现柴胡醇，特别是 α-菠菜醇能使饲喂高胆固醇动物的血浆胆固醇水平降低，但对于正常动物的血脂水平没有明显影响。

4. **镇静、镇痛、镇咳** 柴胡煎剂、总皂苷及柴胡皂苷元对中枢神经系统都有明显的抑制作用，能使实验动物的自发活动减少，抑制条件反射，并可延长环己巴比妥的睡眠时间，拮抗甲基苯丙胺、咖啡因和去氧麻黄碱对小鼠的中枢兴奋作用。临床也证实，正常人口服柴胡粗制剂后可出现嗜睡、颈部活动迟钝、动作欠灵活等中枢抑制现象。

柴胡皂苷元 A 能显著减少醋酸扭体法小鼠扭体次数，北柴胡皂苷 b 和 c 对低温连续冷刺激所致疼痛有较强镇痛作用。北柴胡皂苷对电击鼠尾法所致疼痛有显著镇痛作用，使痛阈明显上升，并发现其镇痛作用可部分被纳洛酮所拮抗。

此外，柴胡及粗皂苷有一定的镇咳作用。

5. 其他作用

（1）抗消化道溃疡：柴胡粗皂苷、柴胡多糖对动物应激型、幽门结扎型、醋酸型、组胺型溃疡均有防治效果。柴胡多糖对乙醇、吲哚美辛、盐酸-乙醇所致实验性胃黏膜损伤也有保护作用。

（2）抗病原微生物：体外试验表明，柴胡对溶血性链球菌、金黄色葡萄球菌、霍乱弧菌、结核杆菌和钩端螺旋体都有一定的杀灭作用；对流感病毒有较强抑制作用。此外，尚有抗肝炎病毒、牛痘病毒和抑制Ⅰ型脊髓灰质炎病毒引起的细胞病变作用。

此外，柴胡还有抗诱变、抗肿瘤、抗辐射等作用。

综上所述，柴胡解热、抗炎、镇静、镇痛、镇咳以及抗病原微生物作用，是其和解表里的主要药理学基础，保肝、利胆和降血脂作用与疏肝解郁功效有关。

【现代应用】

1. 发热　柴胡制剂可用于感冒、扁桃体炎、大叶性肺炎、急性支气管炎、急性咽炎等引起的体温升高，用柴胡注射液、柴胡口服液、柴胡糖浆等注射、口服或滴鼻都可起到良好的退热疗效。

2. 病毒性肝炎　柴胡复方制剂或柴胡注射液常用于治疗急慢性肝炎，对改善症状，回缩肿大的肝脏、脾脏，恢复肝功能有较好效果。

此外，柴胡及其制剂还可用于流行性腮腺炎、单胞病毒性角膜炎、急性胰腺炎、多形红斑和扁平疣的治疗。

【不良反应】

本品毒性较小，大剂量口服柴胡制剂可出现深度嗜睡、工作效率降低等中枢抑制现象，还可出现食欲降低、腹胀等现象。柴胡煎剂口服偶见过敏反应，表现为皮疹、瘙痒、身热、烦躁等。另有报道，柴胡注射液引起过敏反应的临床报道较多，严重者发生过敏性休克。此外，大剂量的柴胡皂苷可引起动物肾上腺肥大、胸腺萎缩，这一反应对人是否有影响尚需观察。

需要指出的是，北方地区曾经发生过以大叶柴胡 *Bupleurum longeradiatum* Turcz. 的干燥根茎代替柴胡入药，结果引起严重中毒反应，中毒者出现恶心、呕吐等症状，重者表现为阵发性抽搐、角弓反张，乃至死亡。

葛　根

来源：本品为豆科植物野葛 *Pueraria lobata*（Willd.）Ohwi 的干燥根，习称野葛。

主要化学成分：葛根中黄酮类化合物含量达 12%～15%，主要成分为异黄酮类化合物，其中含量最高的是葛根素（puerarin）0.001%～6.5%，此外还有黄豆苷（daidzin）、黄豆苷元（daidzein）等；三萜类成分有槐花二醇（sophoradiol），大豆皂醇 A、B（soyasapogenol A、B），葛根皂醇 A、C 和 B 的甲酯（kudzusapogenol A、C、B methylester）等；香豆素类成分主要有 6,7-二甲氧基香豆素（6,7-dimethoxycoumarin）、葛根香豆素（6-牻牛儿基-7,12-二羟基香豆素，puerarol）。此外，葛根中还有尿囊素（allantion）、β-谷甾醇以及锌、铜、铁等多种微量元素。

性味归经：葛根味甘、辛，性凉。归脾、胃经。

功效主治：具有解肌退热、生津止渴、透疹、升阳止泻之功。中医用于表证发热，项背强痛；麻疹不透；热病口渴，阴虚消渴；热泄热痢，脾虚泄泻等症。

【药理作用】

1. 解热　葛根煎剂及醇浸剂灌胃给药对伤寒混合菌引起的家兔发热有明显的解热作用，

可使发热体温降至正常。野葛醇浸膏 1.25g/kg、甘葛醇浸膏 2.5g/kg 以及葛根素 0.2g/kg 腹腔注射,对雌性大鼠皮下注射制热剂 2,4-二硝基苯酚(15mg/kg)所致的体温升高有明显的抑制作用,其中以野葛和葛根素的作用较突出,其特点是起效快,解热作用以 3～5h 最明显,体温可降至正常以下;而甘葛解热作用较弱,且作用时间短。葛根解热作用机制与其扩张皮肤血管、促进体表血液循环而加快散热并使呼吸运动加强,增加水分排出等有关。

2. **降血糖** 葛根素能使实验性高血糖小鼠血糖降低,对抗四氧嘧啶和肾上腺素所致的小鼠血糖升高,并能明显改善四氧嘧啶小鼠的糖耐量。现代研究证明,葛根又有降低兔血糖作用。葛根素对糖尿病大鼠血糖有降低作用,其机制可能与增加脑垂体、胰腺组织-EP 合成,增加胰岛素分泌,上调脂肪、骨骼肌组织 GLUT-4 基因的表达,促进葡萄糖的摄取利用有关。

3. **对心血管系统的作用**

(1) 降血压 葛根、葛根总黄酮、葛根素对多种高血压动物有降压作用,降压的同时伴有血浆肾素及血管紧张素水平降低等。葛根素对胰岛素抵抗时的高血脂和高血压具有调脂降压作用,其作用机制可能与其影响肾素-血管紧张素系统活动、氧自由基及 TNF-α 因子生成等有关。初步发现葛根素能对抗异丙肾上腺素诱发的离体或在体的心脏的兴奋作用,可降低正常心率和血压。

(2) 扩张冠脉保护缺血心肌 葛根素及葛根总黄酮能明显扩张冠状血管。葛根的多种制剂能对抗垂体后叶素引发的大鼠心肌缺血,总黄酮还能对抗垂体后叶素引发的冠状动脉痉挛。其改善冠脉循环的作用在临床也得到了证实,葛根素能缓解心绞痛的发作,改善心脏缺血反应。

葛根治疗突发性耳聋、偏头痛,疗效显著,对高血压患者的头痛、项强、头晕、耳鸣症状有明显改善。目前认为上述疾病和症状的发生与中枢性血管功能紊乱或血管痉挛有关。将葛根总黄酮注入颈内动脉能使麻醉犬的脑血流量增加,脑血管阻力降低,显示葛根有扩张脑血管的作用。临床研究也证实,葛根有改善脑循环的作用,如给高血压动脉硬化患者肌注葛根总黄酮后,患者脑血流量改善。从脑电图可以看出,葛根总黄酮使低幅波升高,高幅波降低,使异常波趋于正常。葛根抗脑血管痉挛可能是其改善头痛、项强的重要原因。

葛根素静脉注射能减弱去甲肾上腺素的升压反应,改善去甲肾上腺素引起的微循环障碍,可加快血流速度。葛根、葛根素尚可改善视网膜微循环。

(3) 抗心律失常 葛根素、黄豆苷元葛根乙醇提取物能明显预防乌头碱、氯化钡诱发的心律失常,缩短氯仿-肾上腺素诱发家兔心律失常时间,提高哇巴因引起的豚鼠室性早搏和室性心动过速的阈值。这一作用与其影响心肌细胞膜对 K^+、Na^+、Ca^{2+} 的通透性,从而降低心肌兴奋性、自律性以及传导性有关,也与 β 受体阻断作用有关。实验证明,黄豆苷元是葛根抗心律失常的主要成分,而葛根素抗氯仿所致的室颤不及黄豆苷元,且不能预防氯化钙所致的心室纤颤,说明两者作用不完全相同。

4. **其他作用**

(1) 降血脂 葛根中所含的异黄酮成分及黄豆苷有降血脂的作用,葛根素能降低四氧嘧啶性高血脂小鼠的血清胆固醇含量,能减慢牛动脉内皮细胞中的糖胺多糖的代谢,使动脉内壁表面糖胺多糖相对减少,从而防治动脉硬化。

(2) 抗血小板聚集及血栓形成 葛根素能抑制二磷酸腺苷诱导的人和动物的血小板聚集,还能抑制由凝血酶诱导的血小板释放 5-HT,并且能使动脉内壁的胶原及胶原纤维含量相对减少,因此可防止血小板黏附、聚集及血栓的形成。

（3）促进学习记忆作用 葛根的水煎剂、醇提物、总黄酮可对抗东莨菪碱造成的小鼠记忆获得障碍,对抗40％乙醇造成的小鼠记忆再现障碍和小鼠记忆巩固障碍。这可能与其改善脑循环、增强胆碱乙酰化酶的活力,从而增加皮层及海马的乙酰胆碱含量有关。此外,葛根素可以改善血管性痴呆学习记忆障碍,对血管性痴呆有一定的防治作用。葛根素干预可使VD大鼠的学习记忆成绩明显提高,HF-1和EPO表达降低,而bcl-2蛋白表达明显增高,且凋亡细胞数明显减少,同时葛根素可改善VD大鼠海马及大脑皮质Na^+-K^+-ATP酶含量减少,神经元丢失及胶质细胞增生,大脑梗死面积明显增加等症状。

综上所述,葛根的解热作用与古人使用本品解肌退热相吻合;其降血糖作用与生津功效相关;其对心血管的活性及其他作用是现代研究的新发现。

【现代应用】

1. **偏头痛** 葛根片口服治疗偏头痛。

2. **高血压病** 用葛根片治伴有颈项强痛的高血压病,可改善症状。

3. **突发性耳聋** 葛根片口服或葛根素注射液静脉注射,可治疗突发性耳聋,且无明显不良反应。

4. **冠心病、心绞痛** 在常规治疗的基础上,加用葛根素稀释后静脉注射或静脉滴注,可缓减症状,改善心电图。

5. **眼底病** 葛根素注射液用于治疗眼底病,如视网膜动、静脉阻塞,视神经萎缩等。

另外,现代研究表明葛根提取物还可用于治疗一氧化碳中毒、颈椎病、下肢外伤肿胀、糖尿病并发症等。

【不良反应】

部分患者葛根素注射液静脉给药后可致不良反应,以药热、皮疹、过敏性哮喘等过敏反应为主,也可发生全身性过敏反应、寒战、胸闷等,发生过敏反应的潜伏期从十几分钟到两周不等,多数为长期使用蓄积引发中毒,一般经停药及抗过敏治疗后恢复。葛根素注射液还可引起急性血管内溶血,患者出现腰痛、排尿困难和血尿,一般经停药和对症治疗后缓解,但也有因溶血性贫血致死的病例。

第八章

清热药

凡以清解里热为主要作用,具有清热、解毒、泻火、凉血、燥湿及清虚热等功效,主治里热证的药物,称为清热药。

里热证有热在气分、血分之分,有实热、虚热之别。根据清热药的功效及其主治证的差异,可分为五类:① 清热泻火药:清气分热,主治气分实热证,有泻火泄热作用。常用药物有石膏、知母、芦根、天花粉、栀子、夏枯草等。主要适用于高热、汗出、烦渴、谵语、发狂、小便短赤、舌苔黄燥、脉洪实等证以及一些肺热、胃热、心火、暑热所致的多种实热证。② 清热凉血药:主入血分,清血分热,主治血分实热证。常用药物有生地黄、玄参、丹皮、赤芍、紫草等。主要适用于发热、斑疹、各种出血证以及舌绛、烦躁甚至神昏谵语。③ 清热燥湿药:清热化湿,主治湿热泻痢、黄疸等。常用药物有黄芩、黄连、黄柏、龙胆草等。适用于发热、苔腻、小便少、泄泻、痢疾、小便淋沥涩痛、带下、湿疹、痛肿、耳痛流脓等湿热病症。④ 清热解毒药:清热解毒,主治各种热毒的病症。常用药物有金银花、连翘、大青叶、板蓝根、蒲公英、鱼腥草、山豆根等。适用于各种热毒证,如疮痈、丹毒、斑疹、咽喉肿痛、痢疾、虫蛇咬伤。⑤ 清虚热药:清虚热、退骨蒸,主治热邪伤阴、阴虚发热。常用药物有青蒿、地骨皮、白薇。适用于阴虚发热、骨蒸潮热、手足心热等病症。

本类药物多寒凉,临床主要用于热病、血热出血、热痢、痛肿疮毒、阴虚内热等各种里热证。里热证主要是由于外邪入里化热,或因内郁化热所致的一类症候群,与现代医学的各种急性传染病、感染性疾病、感染性炎症相似。

清热药的主要药理作用(图 8-1)如下:

1. 抗病原微生物 病原微生物可视为外邪,是引起各种感染、炎症性疾病的主要因素。许多清热药都具有不同程度的抗菌、抗病毒及抗原虫作用,其中以清热解毒药和清热燥湿药作用更为显著。

本类药物抗菌谱较广,如革兰阳性菌、革兰阴性菌、病毒、钩端螺旋体、阿米巴原虫、疟原虫等。如金银花、连翘、

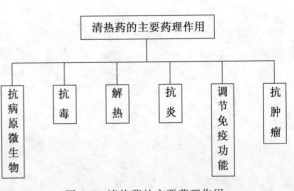

图 8-1　清热药的主要药理作用

黄芩、黄连、大青叶、板蓝根、鱼腥草、连翘、山豆根等对革兰阳性菌、革兰阴性菌都有一定的抑制作用。金银花、连翘、蒲公英具有抗流感病毒、疱疹病毒作用。黄芩、黄连、夏枯草、栀子、半枝莲、苦参具有抗乙肝病毒的作用。黄连、黄柏具有抗结核杆菌、钩端螺旋体作用。白头翁、鸦胆子、青蒿具有抗阿米巴原虫的作用。某些清热药已分离出抗菌有效成分，如鱼腥草中的癸酰乙醛，黄连、黄柏中的小檗碱，黄芩中的黄芩素，连翘中的连翘酯苷等。

清热药抗病原微生物的实验研究已有几十年的历史，但大多数药物的抗菌机制还不甚明确，如小檗碱的抗菌机制可能与抑制细菌的糖、蛋白质、核酸代谢以及改变细菌脂质部分的脂肪酸结构有关，呈现模糊的、多途径的抗菌机制。

2. **抗细菌毒素、降低细菌的毒力**　病原菌的致病物质可分为毒素和侵袭力两大类。毒素对宿主有毒，能直接破坏机体的结构和功能，如内毒素与外毒素；侵袭力本身无毒性，但能突破宿主机体的生理防御屏障，便于致病菌在机体内生存、繁殖和扩散。清热药的作用表现于：

（1）中和、降解内毒素：内毒素（endotoxin）是革兰阴性菌细胞壁上的一种脂多糖，由菌体裂解后释放出来。内毒素可引起发热、微循环障碍、休克以及弥散性血管内凝血（DIC）等。清热药中黄连、大青叶、板蓝根、蒲公英、败酱草等能够直接中和、降解内毒素或破坏其正常结构；同时，抑制内毒素诱导的炎症介质合成与过度释放，有效地控制病情，降低死亡率。

（2）拮抗外毒素：外毒素（exotoxin）是细菌分泌到体外的物质，毒力大，对机体组织有选择性的毒害作用。小檗碱具有抗外毒素的作用，能使霍乱弧菌毒素所致腹泻潜伏期延长以及腹泻程度减轻。

（3）降低细菌的毒力：如金黄色葡萄球菌可产生凝固酶，凝固酶能使血浆或体液中的纤维蛋白原变成纤维蛋白，沉积于细菌表面，使细菌不易被吞噬。黄芩、知母、牡丹皮、黄连在低于抑菌浓度时就能抑制凝固酶的形成，有利于细菌在体内被消灭。

3. **解热**　发热是热证或感染性疾病最为重要和普遍的症状之一。细菌、病毒、内毒素均可引起内热原释放而致热。大部分清热药都具有明显的解热作用，如石膏、知母、黄芩、黄连、金银花、鱼腥草、大青叶、板蓝根、青蒿等对动物实验性发热模型均有较好的退热作用。初步认为清热解毒药可通过中和、降解内毒素，或抑制内热原的产生而发挥解热作用。研究证明，清热药在降低体温时，并不伴有中药解表药或化学药解热镇痛药那样明显的发汗，提示其有不同的解热机制。

4. **抗炎**　炎症是产生里热证的重要原因，在各种感染性疾病中，往往伴有渗出及增生等各种炎症反应。许多清热药对炎症反应均有不同程度的抑制作用。如大青叶、板蓝根、金银花、连翘、黄连、黄柏、黄芩等对多种致炎剂引起的实验性炎症均有一定的抑制作用。

5. **调节免疫功能**　不同的清热药具有不同的免疫调节功能，多数清热药具有免疫促进作用，部分清热药具有免疫抑制作用。

（1）免疫促进作用：免疫包括非特异性免疫和特异性免疫，特异性免疫又分为细胞免疫和体液免疫。蒲公英、金银花、鱼腥草、穿心莲、黄连等具有促进非特异性免疫的功能，能增强白细胞的吞噬功能。山豆根、金银花、黄连、黄芩等能促进细胞免疫，鱼腥草、生地黄、黄芩等能促进体液免疫。

（2）免疫抑制作用：部分清热药能抑制异常的免疫反应，具有抗过敏反应的作用。如黄芩、苦参等能抑制肥大细胞脱颗粒，抑制过敏介质释放并对抗其作用。苦参、穿心莲能抑制迟发型超敏反应。但清热药抑制变态反应与免疫抑制剂、糖皮质激素不同，清热药只对免疫过程的某个环节有效，而后者对多个环节均有影响。

6. **抗肿瘤**　清热解毒是中医治疗恶性肿瘤的基本治则之一。热毒是促使肿瘤发展和病情恶化的因素之一，目前治疗肿瘤的中草药中，清热解毒药所占比例最大。动物试验表明，许多清热解毒药如青黛、苦参、紫草、山豆根等对多种实验性肿瘤有明显的抑制作用。临床观察发现，许多清热解毒药有较强的抗癌活性，同时可控制肿瘤及周围的炎症水肿，能起到减轻症状、控制肿瘤发展的作用。

7. **其他**　清热药还具有其他广泛的药理活性，如牛黄、栀子、龙胆草、赤芍、丹皮等有镇静和抗惊厥作用；穿心莲、金荞麦、赤芍、丹皮、板蓝根等可抑制血小板聚集，抗血栓形成，从而改善微循环障碍；黄连、黄芩、丹皮有降压作用；黄芩、连翘、蒲公英、栀子等有保肝作用；生地黄具有强心作用。

综上所述，清热药具有十分广泛的药理作用，其中抗病原微生物、抗细菌毒素、降低细菌毒力、解热、抗炎是该类药物清热泻火、解毒、凉血、清虚热等功效的主要药理学作用基础。调节免疫功能、抗肿瘤与其传统功效也有密切的相关性。

黄　芩

来源：本品为唇形科植物黄芩 *Scutellaria baicalensis* Georgi 的干燥根。

主要化学成分：黄芩的化学成分主要集中在黄酮、苷、萜、微量元素、酶、甾醇、有机酸等几大类化合物。其主要成分是黄酮类化合物，包括黄芩苷（baicalin）、黄芩素（baicalein）、汉黄芩苷（wogonoside）、汉黄芩素（wogonin）、黄芩新素Ⅰ、Ⅱ（skullcapflavone Ⅰ、Ⅱ）等。

性味归经：黄芩味苦，性寒。归肺、胆、脾、小肠、大肠经。

功效主治：具有清热燥湿、凉血安胎、泻火解毒之功效。用于湿温、暑温胸闷呕恶，湿热痞满，泻痢，黄疸，肺热咳嗽，高热烦渴，血热吐衄，痈肿疮毒，胎动不安。

【**药理作用**】

1. **抗菌、抗病毒**　黄芩抗菌范围较广，其中对金黄色葡萄球菌、绿脓杆菌的抑制作用最强，且对钩端螺旋体也有一定的抑制作用。体外试验表明，黄芩生品及炮制品对痢疾杆菌、绿脓杆菌、金黄色葡萄球菌有效。黄芩苷元具有十分明显的抗真菌活性，尤其对皮肤病酵母型真菌具选择性作用。

黄芩对多种病毒有抑制作用。黄芩煎剂、水浸出液对甲型流感病毒 PR8 株以及亚洲甲型均有抑制作用。黄芩素和黄芩苷具有抗流感病毒、鼠白血病病毒、艾滋病病毒等的抗病毒活性。黄芩煎剂能抑制乙型肝炎病毒（HBV）DNA 复制，并抑制乙型肝炎病毒抗原的活性。

2. **抗炎、抗过敏**　黄芩、黄芩素、黄芩苷、黄芩新素等对急、慢性炎症反应均有抑制作用，抗炎作用机制与其抗组胺释放及抗花生四烯酸代谢有关。黄芩素可抑制血小板花生四烯酸代谢中环氧酶与脂氧酶，从而抑制炎症介质前列腺素 E 和白三烯（LT）的合成。黄芩、黄芩苷、黄芩素等还能稳定肥大细胞膜，减少组胺、慢反应物质（SRS-A）等过敏介质的释放，从而产生抗过敏的作用。

3. **免疫调节作用**　黄芩能增强吞噬细胞对病毒的吞噬能力。研究发现，黄芩苷对淋巴细胞增殖具有双向调节作用，低剂量明显促进，高剂量明显抑制。黄芩苷体内用药还可增加机体的体液免疫。

4. **解热**　黄芩茎叶总黄酮对实验性动物的感染性发热和非感染性发热皆有一定的抑制作用。

5. **保肝、利胆**　黄芩的保肝、利胆作用与其泻火解毒，主治"诸热黄疸"有关。黄芩及黄芩提取物等对四氯化碳、半乳糖胺等所致的动物实验性肝损伤有明显的保护作用,可使升高的谷丙转氨酶(ALT)显著降低。黄芩煎剂能显著降低四氯化碳所致急性肝损伤大鼠血液中丙二醛(MDA)含量,提高超氧化歧化酶(SOD)活性,抗氧化可能是其保肝降酶作用的重要机理之一。

黄芩苷元具有利胆作用,可使实验动物的胆汁分泌量增加。

6. **抗血小板聚集**　黄芩苷元可抑制胶原、花生四烯酸诱导的大鼠血小板聚集,防止由内毒素诱导的 DIC。黄芩的抗血小板聚集作用可减少体内血小板和纤维蛋白原大量消耗,防治DIC 的继发性出血,与传统中医认为其可用于血热出血症相吻合。

7. **抗肿瘤作用**　黄芩能诱导胃癌、肝癌、肺腺癌等多种癌细胞的凋亡,抑制癌细胞的增殖,其主要抑制癌细胞增殖作用的有效成分为黄芩苷、黄芩素、汉黄芩素。研究发现,黄芩素和黄芩苷能剂量依赖性地抑制肝癌细胞增殖,黄芩苷对艾氏腹水瘤小鼠免疫功能有一定的影响,也抑制体内外艾氏腹水瘤细胞增殖。

8. **降血压、降血脂**　黄芩有一定的降血压作用,一般认为其降血压机制与阻滞钙通道、扩张血管有关。另有研究显示,黄芩苷具有明显的排钠利尿作用,可减少外周血容量及心输出量,使血管阻力降低,血压下降。

黄芩中黄酮类成分有明显的降血脂作用。汉黄芩素、黄芩新素 II 可升高实验性高脂血症大鼠的血清高密度脂蛋白胆固醇(HDL-C)水平,降低血清甘油三酯。黄芩苷元和黄芩苷还能降低肝组织的胆固醇和甘油三酯含量。黄芩素、黄芩苷和汉黄芩素能抑制肾上腺素和去甲肾上腺素、多巴胺等诱导的脂肪分解,还能抑制葡萄糖转化为脂肪,具有抗动脉粥样硬化的作用。

9. **其他作用**　黄芩素、黄芩苷是有效的抗氧化剂,具有抗氧化、抗自由基损伤的作用。黄芩煎剂和浸剂及黄芩苷有一定镇静作用。此外,黄芩对中枢神经系统也有一定的作用,黄芩苷对大鼠脑缺血-再灌注损伤有明显的保护作用。

综上所述,抗菌、抗病毒、抗炎、解热、保肝、利胆等作用是黄芩清热燥湿、泻火解毒功效的药理学基础。抗血小板聚集也与其传统功效具有相关性。

【现代作用】

1. **呼吸道感染性疾病**　由黄芩、金银花、连翘组成的双黄连系列制剂,包括粉针剂、口服液、气雾剂等已在临床广泛用于呼吸道感染性疾病。

2. **流行性腮腺炎**　黄芩或以其为主的复方煎服,或双黄连针剂注射。

3. **病毒性肝炎**　黄芩苷注射液、黄芩苷片、黄芩素针剂均有较好的疗效。

4. **高血压病**　口服黄芩酊溶液可取得较好的降压和改善症状之效。

此外,黄芩对泌尿系统感染、急性胆囊炎、菌痢、钩端螺旋体病、猩红热、流脑、沙眼、龋齿等亦有一定效果。

黄　连

来源:本品为毛茛科植物黄连 *Coptis chinensis* Franch.、三角叶黄连 *C. deltoidea* C. Y. Cheng et Hsiao. 或云连 *C. teeta* Wall. 的干燥根茎。

主要化学成分:黄连含有多种生物碱,主要为小檗碱(berberine,黄连素),含量高达 3.6% 以上。其次为黄连碱(coptisine)、药根碱(jatrorrhizine)、甲基黄连碱(worenine)、巴马亭(palmatine)等。

性味归经：黄连味苦,性寒。归心、脾、胃、肝、胆、大肠经。

功效主治：具有清热燥湿、泻火解毒之功效。用于湿热痞满,呕吐吞酸,湿热泻痢,高热神昏,心烦不寐,血热吐衄,痈肿疔疮,目赤牙痛,消渴;外治湿疹,湿疮,耳道流脓。

【药理作用】

1. **抗病原微生物**

(1) 抗菌 黄连抗菌谱广,具有广谱抗生素的作用,对革兰阳性菌和革兰阴性菌、真菌类均有抑制或杀灭作用,低浓度抑菌而高浓度杀菌。小檗碱、黄连碱、巴马亭、药根碱为黄连的抗菌活性成分,其中小檗碱的抑菌活性最大。上述 4 种黄连生物碱对革兰阳性菌的抑制活性大于革兰阴性菌和酵母菌。

黄连的抗菌环节涉及：①破坏细菌结构,如引起金黄色葡萄球菌中隔变形、弯曲,使真菌细胞膜皱缩。②抑制细菌糖代谢,主要通过影响细菌糖代谢中间环节丙酮酸的氧化脱羧过程。③抑制细菌 DNA 复制。④干扰细菌蛋白质合成等。

(2) 抗病毒 黄连对多种病毒有抑制作用,如柯萨奇病毒、流感病毒、乙肝病毒、单纯疱疹病毒等。黄连的水提取液稀释 30 倍后对兔角膜细胞Ⅰ型单纯疱疹感染的病原第 7 天仍有抑制作用。

(3) 抗原虫 黄连体外及体内对阿米巴原虫、滴虫、热带利什曼原虫、锥虫均有抑制作用。

2. **抗细菌毒素、抗腹泻** 黄连和小檗碱能提高机体对多种细菌内毒素的耐受能力。黄连和小檗碱还可对抗由大肠埃希菌和霍乱弧菌毒素引起的腹泻,减轻炎症反应,降低死亡率。

3. **抗炎、解热** 黄连能抑制多种实验性炎症,包括醋酸所致小鼠腹腔毛细血管渗透性增加、组胺所致大鼠皮肤毛细血管渗透性增加、二甲苯引起的小鼠耳廓肿胀、角叉菜胶引起的大鼠足趾肿胀等,其有效成分为小檗碱,抗炎机制与刺激促皮质激素释放有关。

黄连注射剂对白细胞致热原性发热有解热作用,使脑脊液中 cAMP 含量下降,表明其解热作用与抑制中枢 cAMP 生成有关。

4. **降血糖** 黄连碱、小檗碱对正常小鼠及自发性糖尿病 KK 小鼠均有降血糖作用,研究认为其降血糖的机制与抑制糖原异生和促进糖酵解有关。小檗碱可以通过抑制醛糖还原酶活性,防治糖尿病性神经病变。

5. **抗溃疡** 口服黄连甲醇提取物及生物碱成分,对应激性胃溃疡有轻度抑制效果,小檗碱、黄连碱亦有效,但作用弱于黄连的甲醇提取物。抑制胃酸分泌、保护胃黏膜、抑制幽门螺旋杆菌等是黄连抗溃疡的主要机制。

6. **抗肿瘤** 黄连对裸鼠鼻咽肿瘤有明显杀伤作用。小檗碱对小鼠肉瘤 S_{180}、艾氏腹水癌和淋巴瘤 NK/LY 细胞等也有一定抑制作用。黄连及其有效成分主要通过细胞毒作用抑制肿瘤细胞增殖、诱导细胞凋亡、增强机体免疫功能、调节细胞信号转导、抗氧化、诱导细胞分化等机制发挥抗肿瘤作用。

7. **对心血管系统的影响**

(1) 正性肌力 小檗碱在一定剂量范围内,对动物离体心脏及整体心脏均显示出正性肌力作用,但正性肌力作用仅表现在小剂量范围内,剂量过大反而会导致心肌收缩力减弱。小檗碱正性肌力作用机制是通过促进 Ca^{2+} 跨膜内流,导致心肌细胞内 Ca^{2+} 的增加,从而使心肌收缩力增强。

（2）**负性频率** 小檗碱静脉注射可使清醒动物或麻醉动物心率先加快而后缓慢持久地减慢,且随剂量增大,心率减慢更显著,可拮抗肾上腺素引起的心率加快。

（3）**抗心律失常** 小檗碱是一种广谱抗心律失常药,能防治氯化钙、乌头碱、氯化钡、肾上腺素、电刺激以及冠脉结扎所致的室性心律失常,并有明显的量效关系。临床证实,小檗碱对多种原因引起的室性及室上性心律失常均有较好疗效。初步认为小檗碱抗心律失常作用机制与延长心肌细胞的动作电位时程和有效不应期、消除折返冲动、拮抗肾上腺素作用、降低心肌自律性有关。

（4）**降低血压** 麻醉犬、猫、大鼠静脉注射小檗碱有明显降压作用,随剂量增加,降压幅度与时间也增加,重复给药无快速耐受性。小檗碱的降压机理主要是竞争性阻断血管平滑肌受体,使外周血管阻力降低。

（5）**抗心肌缺血** 小檗碱可提高小鼠耐缺氧的能力,使兔实验性心肌梗死范围和程度减少。

8. **抑制血小板聚集** 小檗碱对 ADP、花生四烯酸、胶原及钙离子载体 A_{23187} 诱发的血小板聚集和 ATP 释放均有不同程度的抑制作用。其中对胶原诱发的血小板聚集抑制作用最强。小檗碱抑制血小板聚集的作用机制与抑制血小板膜上花生四烯酸释放和代谢,阻滞 Ca^{2+} 内流,升高血小板内 cAMP 浓度有关。

9. **其他作用** 黄连还具有抗脑缺血、抗缺氧、镇静、降血脂、免疫调节等作用。

综上所述,抗病原微生物、抗细菌毒素、解热、抗炎是黄连清热燥湿、泻火解毒功效的药理学基础。降血糖、抗溃疡、抗肿瘤作用与其传统功效、主治有一定的相关性。

【现代应用】

1. **细菌性痢疾、肠道感染** 黄连对痢疾杆菌、大肠埃希菌、金黄色葡萄球菌引起的肠道感染,包括痢疾有较好疗效。可用单味黄连粉剂、煎剂或黄连为主的方剂。

2. **糖尿病** Ⅱ型糖尿病患者在严格控制饮食治疗的基础上,口服黄连或其复方制剂,取得良好疗效。

3. **消化性溃疡** 小檗碱口服有效;与维酶素、雷尼替丁合用治疗幽门螺旋杆菌阳性十二指肠球部溃疡疗效满意。

此外,黄连治疗前列腺炎、胆囊炎、高血压病、高脂血症、心律失常、心力衰竭、动脉粥样硬化等疾病都有一定的疗效。

【不良反应】

传统文献记载,口服黄连副作用很小。但近年来有文献报道,黄连及其制品小檗碱等有时会引起过敏反应,如固定性药疹,应予注意。特别是小檗碱注射使用有引起休克或血管扩张、血压下降、心脏抑制等反应的报道,故针剂已停用。

金银花

来源:本品为忍冬科植物忍冬 *Lonicera japonica* Thunb. 的干燥花蕾或带初开的花。

主要化学成分:金银花的有效成分主要有有机酸类、黄酮类、三萜皂苷类、挥发油类、微量元素类等。其主要有效成分为绿原酸类化合物,如绿原酸(chlorogenic acid)和异绿原酸(isochlorogenic acid)。此外,还含有黄酮类化合物,如木犀草(luteolin)、木犀草素-葡萄糖苷、忍冬苷(lonicein)、皂苷、挥发油、肌醇(inositol)、鞣质等。

性味归经：金银花味甘,性寒。归肺、心、胃经。

功效主治：具有清热解毒、凉散风热之功效。用于痈肿疔疮,外感风热,温病初起,热毒血痢。

【药理作用】

1. **抗菌、抗病毒** 金银花对多种致病菌均有一定的抑制作用,是临床最常用的清热药之一。体外试验表明,金银花抗菌范围广,对金黄色葡萄球菌、链球菌、大肠埃希菌、痢疾杆菌、肺炎球菌、铜绿假单胞菌、脑膜炎链球菌、结核杆菌等均有较好的抑制作用,金银花中抗菌消炎的主要成分是绿原酸及异绿原酸。金银花对流感病毒、孤儿病毒、疱疹病毒、腺病毒、柯萨奇病毒等均有抑制作用。

2. **抗内毒素** 细菌内毒素是感染性疾病产生中毒的重要因素,若发生内毒素休克,死亡率常常很高。金银花可拮抗内毒素,加速毒素从血中清除,对内毒素引起的发热有解热作用,该作用是其治疗"里热证"的重要药理学基础。

3. **解热、抗炎** 急性炎症和发热是"热证"的主要表现,是急性感染的重要病理过程。金银花水煎液、口服液及注射液对角叉胶、三联菌苗致热有不同程度的退热作用。

金银花也有明显的抗炎作用,注射给药时能明显抑制蛋清、角叉菜胶等所致大鼠足肿胀,并能明显抑制大鼠巴豆油性肉芽囊肿的炎性渗出和炎性增生。金银花的抗炎和解热作用是其治疗感染性疾病的基础。

4. **增强免疫功能** 金银花煎剂、口服液及注射液既能促进白细胞的吞噬功能,还能激活T淋巴细胞功能,提高淋巴细胞的转化率,其作用与绿原酸有关。

5. **其他作用** 金银花具有保肝利胆作用,其提取物可降低高脂血症模型动物血清和肝组织甘油三酯水平,对实验性高血糖也有降低作用。金银花及其有机酸类化合物绿原酸、咖啡酸、异绿原酸类均具有较强的抗血小板聚集作用。金银花还有抗早孕、抗肿瘤、抗氧化等作用。

综上所述,抗菌、抗病毒、抗内毒素、解热、抗炎及增强免疫功能是金银花清热解毒、凉散风热功效的药理学基础,绿原酸是金银花所含主要药效成分之一。

【现代应用】

1. **呼吸道感染性疾病** 金银花及以金银花为主的复方广泛用于急性咽炎、急性扁桃体炎、流感、支气管炎、肺炎等。常用方剂有银翘散、清营汤、新加香蒸饮、银翘马勃散、银楂芩连汤等。常用制剂有金银花注射液、银黄注射液、双黄连注射液、金银花流浸膏等。

2. **其他疾病** 金银花及以金银花为主的复方也常用于急性菌痢、急性泌尿系统感染、急性皮肤感染、麦粒肿、副鼻窦炎、高脂血症、百日咳、银屑病、钩端螺旋体病等疾病的治疗。

【不良反应】

金银花毒性低,口服未见毒性反应。但绿原酸有致敏原性,少数患者注射用药可致过敏反应,但口服一般无此反应,因绿原酸可被小肠分泌物转化成无致敏活性的物质。金银花提取物有一定溶血作用。

连　翘

来源：本品为木犀科植物连翘 *Forsythia suspensa*(Thunb.) Vahl 的干燥果实。

主要化学成分：连翘化学成分复杂多样,主要成分有苯乙醇苷类,如连翘酯苷(forsythoside A、B、C、D)、连翘酚(forsythol)等;木脂体及其苷类,如连翘苷(phillyrin);五环三萜类,如白桦脂酸、齐墩果酸及熊果酸等。此外,尚含挥发油、黄酮类、木脂素类化合物。

性味归经：连翘味苦,性微寒。归肺、心、小肠经。

功效主治：具有清热解毒、消肿散结、疏散风热之功效。用于痈肿疮毒,丹毒,风热感冒,温病初起,热淋涩痛。

【药理作用】

1. **抗菌、抗病毒**　连翘是一种广谱而有效的抗微生物药物,体外试验证实其对多种细菌有抑制作用,如对金黄色葡萄球菌、肺炎链球菌、溶血性链球菌、淋球菌、痢疾杆菌、伤寒杆菌、副伤寒杆菌、大肠埃希菌、白喉杆菌、结核杆菌、霍乱弧菌、变形杆菌、鼠疫杆菌及真菌均有抑制作用。连翘酯苷、连翘苷、连翘酚和挥发油是其抗菌的主要有效成分,各成分对不同病菌抗菌强度不一。

体外抗病毒试验表明,连翘对影响呼吸系统的多种病毒有抑制作用,如呼吸道合胞病毒、柯萨奇 B 组病毒、埃柯病毒、流感病毒、疱疹病毒、鼻病毒-17 型等均有抑制作用。

2. **抗炎、镇痛**　连翘能明显抑制醋酸引起的小鼠腹腔毛细血管通透性增高,抑制大鼠蛋清性足肿胀,并对大鼠巴豆油性肉芽肿有显著的抗渗出作用。对化学刺激引起的疼痛模型有镇痛作用。

3. **解热、抗内毒素**　连翘煎剂或复方连翘注射液对人工发热动物及正常动物的体温有降温作用。连翘提取液体外实验可破坏内毒素,明显抑制内毒素的毒性作用。

4. **保肝**　连翘可明显减轻四氯化碳所致大鼠的肝变性和坏死,使血清谷丙转氨酶降低,并使肝细胞内蓄积的肝糖原和核糖核酸含量大部分恢复和接近正常。其保肝有效成分为连翘酯苷 B、齐墩果酸和熊果酸。

5. **镇吐**　连翘有显著的镇吐作用,其煎剂灌胃可减少家兔静脉注射洋地黄所引起的呕吐,亦可抑制犬皮下注射阿扑吗啡所致呕吐,故推测其镇吐机制可能与抑制延脑催吐化学反应区(CTZ)有关。

6. **其他作用**　连翘注射液给麻醉犬静脉注射有显著而肯定的利尿作用。连翘果壳中所含的齐墩果酸有轻微的强心、利尿及降血压作用。近几年研究发现,连翘还有抗氧化和降血脂等作用。

综上所述,抗菌、抗病毒、抗炎、镇痛、解热、抗内毒素是连翘清热解毒、消肿散结功效的药理学基础,保肝作用与其清热解毒的功效也有一定的相关性。

【现代应用】

1. **急性呼吸道感染疾病**　因连翘对影响呼吸系统的多种病毒有效,故可用于治疗呼吸道感染疾病,如上呼吸道感染、肺部感染、流感等。常用以连翘为主的复方,效果显著。

2. **急性传染性肝炎**　连翘有保肝作用,可治疗急性肝炎,使血清谷丙转氨酶迅速降低。

3. **急性皮肤化脓性感染**　如疮疖痈肿、丹毒。

4. **止吐**　连翘对多种原因所致呕吐有效,尤以对胃热呕吐效佳。

此外,连翘尚可治疗其他炎症,如乳腺炎、淋巴管炎、化脓性中耳炎、口腔溃疡、泌尿系统感染;对过敏性紫癜、视网膜出血以及颈淋巴结核也有效。

大青叶与板蓝根

来源：大青叶为十字花科植物菘蓝 *Isatis indigotica* Fort. 的干燥叶，板蓝根为其干燥根。

主要化学成分：两者主要成分相近，主要有吲哚类化合物，如靛蓝（indigotin）、靛玉红（indirubin）、菘蓝苷 B（isatan B）等；喹唑酮类化合物，如 4-(^{3}H)-喹唑酮、色胺酮（trytanthrin）等；苷类化合物，如黑芥子苷（sinigrin）、葡萄糖芸苔素（glucobrassicin）、新葡萄糖芸苔素（neoglucobrassicin）、腺苷（adenosine）等；其他成分有无机元素、有机酸、氨基酸、多糖等。

性味归经：大青叶与板蓝根味苦，性寒。归心、胃经。

功效主治：具有清热解毒、凉血利咽之功效。大青叶用于湿邪入营，风热斑疹，黄疸，热痢，喉痹口疮，痄腮丹毒，痈肿。板蓝根用于外感发热，温病初起，咽喉肿痛，温毒发斑，痄腮，丹毒，痈肿疮毒。

【**药理作用**】

1. **抗病原微生物**　大青叶、板蓝根具有广谱抑菌作用，对金黄色葡萄球菌、白色葡萄球菌、甲型链球菌、脑膜炎链球菌、肺炎链球菌、流感杆菌、大肠埃希菌、肠炎杆菌等均有一定的抑制作用，大青叶煎剂还有杀灭钩端螺旋体的作用。大青叶、板蓝根有抑制甲型流感病毒、单纯疱疹病毒、柯萨奇病毒、巨细胞病毒、乙型脑炎病毒、腮腺炎病毒作用；尚有抑制肝炎病毒 HBsAg 活性作用。

2. **抗内毒素**　按细菌内毒素检查法进行体外实验，热源检查法进行体内实验，两者都显示大青叶有抗大肠埃希菌 $O_{111}B_4$ 内毒素作用。其抗内毒素强度与之所含有机酸类、氨基酸类等成分密切相关。

3. **提高免疫功能**　腹腔注射板蓝根多糖可显著促进小鼠免疫功能，提高小鼠外周血白细胞及淋巴细胞数，增强正常小鼠和免疫抑制小鼠对二硝基氯苯（CDNB）的迟发型过敏反应，诱导体内淋巴细胞转化和增强脾细胞中的自然杀伤细胞（NK）活性。大青叶可通过促进 Th 细胞和分泌 IL-2，辅助 Tc 细胞和 B 细胞的分化和增殖，在细胞免疫和体液免疫两个方面上调免疫功能。

4. **解热**　大青叶煎剂对由霍乱、伤寒混合疫苗引起的发热兔有明显降低体温的作用。大青叶醇沉物与颗粒剂对干醇母所致的大鼠发热及内毒素所致的家兔发热均有明显的降温作用。

5. **抗炎**　大青叶醇提物与颗粒剂对二甲苯所致的小鼠耳肿胀及蛋清所致的大鼠足肿胀有明显抑制作用。板蓝根乙醇提取液对二甲苯致小鼠耳肿胀、角叉菜胶致大鼠足跖肿、大鼠棉球肉芽组织增生及醋酸致小鼠毛细血管通透性增加有抑制作用。

6. **其他作用**　板蓝根有效成分靛蓝的混悬液给大鼠灌胃，对四氯化碳引起的肝损伤有一定的保护作用。大青叶有一定的利胆作用，能促进胆汁排出并缓解疼痛。大青叶还具有抗肿瘤作用，对动物移植性肿瘤有较强的抑制作用。

综上所述，抗病原微生物、抗内毒素、解热、抗炎和提高免疫功能是大青叶与板蓝根清热解毒、凉血利咽之功效的药理学基础。

【**现代应用**】

1. **呼吸道感染性疾病**　多用于治疗感冒发热、咽喉肿痛、腮腺炎、扁桃体炎、支气管炎、咽喉炎等。

2. **病毒性肝炎** 板蓝根对急性肝炎疗效较好,可单用,也可与其他中药组方应用。

3. **流行性乙型脑炎** 大青叶、板蓝根制剂早期用药,对乙脑有较好疗效,用药后发热、头痛、呕吐、抽搐以及脑膜刺激症状减轻。

此外,板蓝根颗粒剂、板蓝根注射液肌注还用于病毒性心肌炎、病毒性皮肤病,如水痘、单纯疱疹、带状疱疹等。

【不良反应】

用板蓝根注射液肌内注射或静脉注射,少数患者可能有过敏反应,表现为皮炎、药疹、呼吸困难,甚至过敏性休克,应引起注意。另有报道,板蓝根口服可引起消化系统症状,或引起溶血反应。

鱼腥草

来源:本品为三白草科植物蕺菜 *Houttuynia cordata* Thunb. 的全草。

主要化学成分:鱼腥草主要含有挥发油和黄酮成分。挥发油中有效成分为癸酰乙醛(鱼腥草素,decanoy acetaldehyde)及月桂醛(lauric aldehyde),两者均有鱼腥草特异臭气;并含有甲基壬酮、癸醛、癸酸、α-蒎烯、D-柠檬烯、莰烯、乙酸龙脑酯、苏樟醇、石竹烯。全草含阿福苷(afzerin)、金丝桃苷(hyperin)、槲皮素、芦丁、绿原酸,并含蕺菜碱(cordarine)等。

性味归经:鱼腥草味辛,性微寒。归肺经。

功效主治:具有清热解毒、消痈排脓、利尿通淋之功效。用于肺痈吐脓,肺热咳嗽,热痢,热淋痈肿疮毒。

【药理作用】

1. **抗菌** 体外抑菌试验表明,鱼腥草煎剂对金黄色葡萄球菌、溶血链球菌、肺炎链球菌、白喉杆菌、卡他球菌、结核杆菌、大肠埃希菌和痢疾杆菌均有抑制作用,对伤寒杆菌、钩端螺旋体也有较强的抑制作用。鱼腥草素与甲氧苄啶(TMP)配伍还有协同作用,抑菌效果显著增强。鱼腥草注射液同抗生素合用,未发现有拮抗现象。鱼腥草鲜汁对金黄色葡萄球菌的抑制作用强,加热后作用减弱。鱼腥草素是其抗菌主要成分,性质不稳定,其亚硫酸氢钠加成物性质稳定并保持了原有的抗菌活性,现已能人工合成。合成鱼腥草素对金黄色葡萄球菌及其耐青霉素株、肺炎球菌、甲型链球菌和流感杆菌体外抑制作用最强;对卡他球菌、伤寒杆菌、大肠埃希菌和结核杆菌等也有一定的抑制作用,而对痢疾杆菌、大肠埃希菌、铜绿假单胞菌抑制作用不明显。此外,其对多种皮肤致病性真菌如白念珠菌、皮肤癣菌有抑制作用。鱼腥草鲜品抗菌作用优于干品。

2. **抗病毒** 鱼腥草对多种病毒有抑制作用。鱼腥草的水蒸馏物对单纯疱疹病毒Ⅰ型(HSV-1)、流感病毒、人体免疫缺陷病毒(HIV-1)有直接抑制作用,且无细胞毒性,鱼腥草注射液对流行性出血热病毒(EHFV)有一定的抑制作用;鱼腥草滴眼液对腺病毒3型、7型和单纯疱疹病毒Ⅰ型均有抑制细胞病变的作用。人胚肾原代单层上皮细胞组织培养,观察到鱼腥草对流感亚洲甲型京科68-1株有抑制作用,并能延缓孤儿病毒的细胞病变作用。鱼腥草非挥发油提取物腹腔注射对甲型流感病毒FM1感染的小鼠均有明显的保护作用。合成鱼腥草素的衍生物亦有较强的抗病毒作用。此外,鱼腥草还有抑制乙肝病毒的作用。

3. **抗炎** 鱼腥草煎剂对大鼠甲醛性足肿胀有明显抑制作用,能抑制浆液渗出,促进组织再生和伤口愈合。鱼腥草素是其抗炎有效成分之一,用合成鱼腥草素灌胃给药,对巴豆油致小鼠耳肿胀、醋酸致小鼠腹部毛细血管通透性增高等有显著抑制作用。其抗炎机制与影响花生四烯酸的代谢有关。

4. 促进免疫功能 鱼腥草能明显增强白细胞和巨噬细胞的吞噬功能,增强机体特异性和非特异性免疫能力,显著提高外周血 T 淋巴细胞的比例。

5. 抗过敏、平喘、止咳 鱼腥草挥发油能明显拮抗慢反应物质(SRS-A)对豚鼠离体回肠和肺条的收缩作用;对豚鼠过敏性哮喘有明显的保护作用。鱼腥草煎剂给小鼠灌服对氨水刺激所引起的咳嗽反应有抑制作用。鱼腥草挥发油还能明显拮抗乙酰胆碱对呼吸道平滑肌作用,可舒张气管、支气管平滑肌,缓解平滑肌痉挛。

6. 利尿 鱼腥草提取液灌流蟾蜍肾或蛙蹼,可使毛细血管扩张,肾血流量和尿液分泌增加。利尿作用与鱼腥草所含槲皮苷等成分有关。

7. 其他作用 鱼腥草素和新鱼腥草素对小鼠艾氏腹水癌有明显抑制作用。此外,鱼腥草尚有镇静、镇痛、止血、降血脂、扩张冠状动脉等作用。

综上所述,抗菌、抗病毒、抗炎、促进免疫功能、抗过敏、平喘、止咳和利尿作用是鱼腥草清热解毒、消痈排脓、利尿通淋功效的药理作用基础。鱼腥草挥发油所含癸酰乙醛是鱼腥草的主要药效成分。

【现代应用】

1. 呼吸系统疾病 鱼腥草注射液治疗急性发热性呼吸道感染、急慢性支气管炎、肺炎、肺脓肿、肺结核等有显著效果。

2. 消化系统疾病 鱼腥草注射液肌注可治疗功能性腹泻,对肠炎、胃炎、胃病也有较好的疗效。

3. 五官科疾病 鱼腥草口服制剂、注射液对扁桃体炎、咽炎、化脓性中耳炎有较好疗效;下鼻甲注射治疗慢性鼻炎、鼻窦炎,对消除脓涕有良好疗效。

此外,鱼腥草可以代替抗生素用于预防外科术后感染,对带状疱疹、小儿急性荨麻疹、面部激素依赖性皮炎等皮肤科疾病有较好疗效;鱼腥草注射液还可治疗慢性宫颈炎、盆腔炎、附件炎等妇科疾病。

【不良反应】

鱼腥草制剂用途广、疗效确切,不良反应少,口服有鱼腥味,肌内注射时局部可出现疼痛,对阴道黏膜有一定的刺激性。少数患者使用鱼腥草注射液可引起过敏反应,主要表现为皮肤红肿、瘙痒、皮疹、发热,一般停药或给予抗变态反应治疗即可消除。严重的不良反应有呼吸困难、急性肺水肿、急性喉头水肿、过敏性休克,应予警惕。

北豆根

来源:北豆根为防己科植物蝙蝠葛 *Menispermum dauricum* DC. 的干燥根茎。

主要化学成分:北豆根的化学成分主要集中在生物碱类,包括双苄基四氢异喹啉类,如蝙蝠葛碱(dauricine)、蝙蝠葛新诺林碱(dauricinoline)、蝙蝠葛苏林碱(daurisoline)、粉防己碱(tetrandrine)等;吗啡烷类,如青藤碱(sinomenine)等;氧化异阿朴啡类,如蝙蝠葛辛碱(bianfugecine)、蝙蝠葛宁碱(dauriporhine)等。

性味归经:北豆根味苦,性寒,有小毒。归肺、胃、大肠经。

功效主治:具有清热解毒、祛风止痛之功效。用于咽喉肿痛,肠炎痢疾,风湿痹痛。

【药理作用】

1. **抗菌、抗病毒**　北豆根脂溶性总碱、北豆根多酚羟基碱和蝙蝠葛碱对肺炎链球菌、金黄色葡萄球菌、白喉杆菌、脑膜炎球菌、甲型链球菌、奈氏球菌等呼吸道致病菌有较强的敏感性，对临床分离出的耐药性金黄色葡萄球菌也有一定的抑制作用，其中以蝙蝠葛碱作用最强。北豆根水提液对乙型肝炎病毒的 DNA 合成有抑制作用，表现出一定的抗肝炎病毒作用。北豆根水煎液还能抑制白念珠菌生长。抗菌、抗病毒作用是其治疗感染性疾病的药理学基础。

2. **抗炎、增强免疫功能**　北豆根粗总碱、多酚羟基碱对多种实验性炎症如小鼠巴豆油耳肿胀、大鼠角叉菜胶性足肿胀、佐剂关节炎、组胺及前列腺素 E 致毛细血管通透性增加、白细胞游走反应等都有明显的抑制作用。

北豆根总碱腹腔注射能显著改善环磷酰胺所致免疫功能抑制，增强小鼠单核巨噬细胞吞噬功能，拮抗环磷酰胺对小鼠胸腺 DNA 含量的抑制作用。北豆根总碱能增强迟发性超敏反应，并增加其外周血 T 淋巴细胞百分率，显著提高模型小鼠血清溶血素生成能力。

3. **抗心律失常**　北豆根总碱是一种广谱抗心律失常药物，其注射液对多种实验动物心律失常模型均有效，包括氯化钡诱导大鼠心律失常、乌头碱诱发心律失常、哇巴因诱发豚鼠心律失常、氯仿诱发小鼠室颤、大鼠冠脉结扎复灌引起心律失常等。初步认为北豆根总碱是一种 Na^+ 通道阻滞剂，同时有 Ca^{2+} 通道阻滞剂作用，抑制 Na^+、Ca^{2+} 内流是其抗心律失常电生理作用的基础。

4. **降低血压**　蝙蝠葛碱对麻醉大鼠静脉注射有明显的降低血压作用，降压幅度和持续时间随剂量增大而增强。其降压机制初步认为是蝙蝠葛碱选择性阻断电压依赖和受体激活的 Ca^{2+} 通道，抑制 Ca^{2+} 内流，从而抑制交感神经兴奋时神经末梢去甲肾上腺素的释放，直接扩张阻力血管，使总外周阻力降低而产生降压作用。

5. **抗心肌缺血**　蝙蝠葛碱可明显增加冠脉流量，拮抗左冠状动脉前降支结扎大鼠、犬的心电图改变，缩小心肌梗死范围，抑制血浆 LDH 和 CPK 活性升高。

6. **抗脑缺血**　蝙蝠葛苏林碱对小鼠全脑缺血和大鼠局灶性缺血均有保护作用，能显著降低急性脑缺血小鼠的死亡率，能明显缩小局灶性脑缺血大鼠的脑梗死范围。

7. **抗血小板聚集**　蝙蝠葛碱能明显抑制 ADP、花生四烯酸诱导的血小板聚集，主要是通过抑制血小板活化因子的释放而起到抗凝血的作用。此作用对防治血小板活性增高所致心、脑血管疾病和动脉粥样硬化的发生和发展具有积极意义。

8. **其他作用**　北豆根还具有一定的解热、镇痛、抗过敏、抗肿瘤、肌松等作用。

综上所述，与北豆根清热解毒、祛风止痛功效相关的药理作用主要是抗菌、抗病毒、抗炎、增强免疫功能，其主要有效成分是蝙蝠葛碱、蝙蝠葛苏林碱等多种酚性生物碱。蝙蝠葛碱对心血管系统的作用取得了很好的验证，为临床开发治疗心血管疾病的新型中药奠定了基础。

【现代应用】

1. **心律失常**　蝙蝠葛碱是一种新型广谱抗心律失常药，适用于多种类型心律失常，尤对室性早搏、心律失常合并冠心病、高血压者效果较佳。

2. **高血压病**　本品降压作用温和，疗效确切。口服蝙蝠葛碱有效。

3. **上呼吸道感染**　北豆根有抑菌和抗炎作用，常用于治疗咽喉炎、急性扁桃体炎、气管炎及慢性支气管炎等，可用北豆根胶囊或北豆根片。

【不良反应】

北豆根有小毒,毒性成分为其所含生物碱,相关文献报道的明确毒性成分有蝙蝠葛碱、青藤碱、北豆根碱。

生地黄

来源：本品为玄参科植物地黄 *Rehmannia glutinosa* Libosch. 的新鲜或干燥块根。

主要化学成分：生地黄主要成分为苷类,在苷类中又以环烯醚萜苷为主,如梓醇(catalpol)、二氢梓醇(dihydrocatalpol)、地黄苷(rehmannioside)、胡萝卜苷(daucosterol)等,此外还含有糖类、氨基酸、有机酸、微量元素等。

性味归经：生地黄味甘、苦,性寒。归心、肝、肾经。

功效主治：具有清热凉血、养阴生津之功效。用于阴虚内热,舌绛烦渴,发斑发疹,吐血,衄血,咽喉肿痛。

【药理作用】

1. **调节机体免疫功能** 生地黄对免疫系统显示出增强或抑制作用,参与维护机体的稳定;能明显提高淋巴细胞 DNA 和蛋白质合成,使低下的细胞免疫功能增强,保护由于使用了环磷酰胺和地塞米松而引起免疫抑制的机体。生地黄水提液可使"阴虚"模型小鼠腹腔巨噬细胞 Ia 抗原表达活性明显降低,提示其可抑制小鼠免疫功能的亢进。

2. **促进造血功能、止血** 地黄多糖可促进正常小鼠骨髓造血干细胞的增殖,对粒单系祖细胞和早、晚期红系祖细胞的增殖分化亦有明显促进作用。从地黄多糖中进一步分离纯化的有效成分地黄寡糖口服能促进快速老化模型小鼠骨髓粒系巨噬系祖细胞、早期和晚期红系祖细胞的增殖,其脾细胞条件液也可使造血祖细胞克隆集落数明显增加。地黄寡糖还可使其基质细胞层上粒系巨噬系祖细胞集落的产率明显增多,提示地黄寡糖可能通过多种途径激活机体组织,特别是造血微环境中的某些细胞,促进其分泌多种造血生长因子而增强造血祖细胞的增殖。地黄苷 A 可明显升高模型小鼠的白细胞数、红细胞数、血小板数、网织红细胞数、骨髓有核细胞数和 DNA 含量。

生地黄煎液给小鼠灌胃,在一定程度上拮抗阿司匹林诱导的小鼠凝血时间延长,提示其具有止血作用。

3. **保护垂体-肾上腺皮质轴功能和形态** 生地黄能对抗地塞米松引起的皮质酮浓度的下降,减轻地塞米松对兔垂体-肾上腺皮质系统形态的影响,地黄水煎液能明显改善甲亢阴虚患者交感肾上腺素能神经兴奋症状,使血浆 cAMP 含量趋向正常。

4. **镇静** 生地黄对中枢神经系统有明显的抑制作用。生地黄水提液给小鼠腹腔注射,可抑制小鼠的自主活动,与阈下催眠剂量的戊巴比妥钠及硫喷妥钠有协同催眠作用,同时可拮抗安钠咖对小鼠的兴奋作用。

5. **降血糖** 地黄低聚糖可明显降低四氧嘧啶糖尿病大鼠高血糖水平,可部分预防葡萄糖及肾上腺素引起的高血糖症。生地黄煎剂、浸剂或醇浸膏能明显降低家兔正常血糖和由肾上腺素、氯化铵引起的高血糖。

6. **其他作用** 生地黄还有一定的强心、降压、保肝、抗肿瘤等作用。生地黄水煎剂对小鼠实验性四氯化碳中毒性肝炎有保护作用,能防止肝糖原减少。地黄多糖 b 可明显增强细胞毒性 T 淋巴细胞对肿瘤细胞的杀伤力,生地黄低聚糖能明显抑制小鼠 Lewis 肺癌生长,并能明

显增强抗癌基因 P_{53} 的表达。

【现代应用】

1. **紫癜**　对血小板减少性紫癜、过敏性紫癜均有效,常以生地黄水煎内服,或配伍其他中药煎服。

2. **各种出血症**　用于功能性子宫出血、胃出血、肺结核、支气管扩张之咯血、急性传染病导致的高热、出血、斑疹等。

3. **糖尿病**　地黄为治疗糖尿病的"四大圣药"之一,可与山茱萸、山药等配伍,治疗早期糖尿病,防治并发症。

此外,生地黄与其他中药配伍内服对风湿性及类风湿性关节炎、湿疹、神经性皮炎、高血压、肾炎等均有一定的疗效。

栀　子

来源:本品为茜草科植物栀子 *Gardenia jasminoide* Ellis. 的干燥成熟果实。

主要化学成分:栀子主要含有环烯醚萜苷类、藏红花苷类、有机酸酯类以及其他类化合物。环烯醚萜苷类包括栀子苷(gardenoside)、去羟栀子苷(geniposide,京尼平苷)及其水解产物京尼平(genipin)等。藏红花苷类包括藏红花苷、藏红花酸等。此外,栀子还含有绿原酸等有机酸酯类及芦丁、栀子素、熊果酸等成分。

性味归经:栀子味苦,性寒。归心、肝、三焦经。

功效主治:具有泻火除烦、清热利尿、凉血解毒之功效。用于热病心烦,湿热黄疸,血淋涩痛,血热吐衄,目赤肿痛,火毒疮疡;外治扭挫伤痛。

【药理作用】

1. **抗病原微生物**　栀子对金黄色葡萄球菌、溶血性链球菌、卡他球菌、白喉杆菌、人型结核杆菌等具有中等强度抗菌作用。水浸液在体外能抑制各种皮肤真菌。水煎液在体外能杀死钩端螺旋体及血吸虫。栀子提取物对柯萨奇 B_3 病毒、埃可病毒、乙肝病毒、甲型流感病毒、副流感病毒 1 型、呼吸道合胞病毒、单纯疱疹病毒、腺病毒 3 型和 5 型等病毒的增殖有明显的抑制作用。

2. **解热、抗炎**　栀子醇提物对酵母所致发热大鼠有较强的解热作用,生品的解热作用最强,加热炮制可使栀子的解热作用明显降低。

栀子醇提物、水提物、乙酸乙酯提取物和京尼平苷均具有一定的抗炎和治疗软组织损伤的作用。栀子对二甲苯所致小鼠耳廓肿胀、醋酸所致小鼠腹腔毛细血管通透性增高、甲醛及角叉菜胶所至大鼠足肿胀、大鼠棉球肉芽组织增生均有明显的抑制作用。

3. **镇静、镇痛**　栀子生品及各种炮制品水煎液对小鼠均有较好的镇静作用,且与异戊巴比妥有协同作用,能延长睡眠时间;栀子醇提物及京尼平苷对醋酸诱发的小鼠扭体反应有明显的抑制作用。

4. **利胆、保肝**　京尼平静脉内及十二指肠内给药能促进胆汁分泌,京尼平苷是通过水解生成京尼平而发挥利胆作用的。栀子具有较好的护肝作用,其生品醇提液对四氯化碳所致的肝损伤有明显的保护作用,但不同加热方法炮制后可使栀子的保肝作用降低。

5. **保护胰腺细胞**　栀子对大鼠实验性急性出血坏死性胰腺炎有防治作用,能明显改善胰腺血流,减轻胰腺炎的胰腺病损,降低早期死亡率,有效改善急性胰腺炎的预后。

6. **其他作用**　栀子提取物静脉注射还有抑制心肌收缩力、降低血压等作用。栀子还具有抗肿瘤作用,栀子多糖对 S_{180} 肉瘤细胞和腹水肝癌细胞有明显抑制作用。藏红花素和熊果酸均能显著对抗致癌物诱发的 DNA 突变,抑制癌变的启动以及肿瘤细胞的增殖与扩散。

【现代应用】

1. **急性肝炎**　栀子煎剂治疗急性黄疸型肝炎有一定疗效。茵陈蒿汤含茵陈蒿、栀子、大黄,治疗急性病毒性肝炎高胆红素血症疗效满意。

2. **扭挫伤**　生栀子粉用蛋清和面粉调敷患处,或用温开水调成糊状,加少许酒精调敷均有效。

3. **胆囊炎、胆结石**　由栀子、茵陈、金钱草等组成的复方有较好疗效。

4. **急性卡他性结膜炎**　栀子泡饮治疗急性卡他性结膜炎疗效显著。

【不良反应】

近有报道,栀子具有肝毒性,栀子苷是栀子肝毒性的主要物质基础。栀子 3.08g/kg 的水提物、1.62g/kg 的醇提物、0.28g/kg 的栀子苷,分别给大鼠连续灌胃给药 3 日,均导致肝重增加,肝指数增大,血清 ALT、AST 活性增高,总胆红素含量增加。光学显微镜下可见明显的肝细胞肿胀、坏死,大量炎症细胞浸润等形态改变。因此,栀子给药剂量不宜过大。

苦　参

来源：本品为豆科植物苦参 *Sophora flavescens* Ait. 的干燥根。

主要化学成分：苦参含多种生物碱及黄酮类化合物,生物碱主要包括苦参碱(matrine)、氧化苦参碱(oxymatrine)、脱氢苦参碱(sophocarpine,亦称槐果碱)、氧化槐果碱(noxysophocarpine)、槐胺碱(sophoramine)等,黄酮类化合物包括苦参醇(kurarinol)、苦醇 A-O(kushenol A-O)、苦参素(kusherin)等,此外还含有一些氨基酸类和脂肪酸类物质。

性味归经：苦参味苦,性寒。归心、肝、胃、大肠、膀胱经。

功效主治：具有清热燥湿、杀虫、利尿之功效。用于温热泻痢,便血,黄疸,温热带下,阴肿阴痒,湿疹湿疮,皮肤瘙痒,疥癣麻风;外治滴虫性阴道炎。

【药理作用】

1. **抗病原微生物**　苦参碱对痢疾杆菌、大肠杆菌、变形杆菌、乙型链球菌和金黄色葡萄球菌有明显抑制作用,高浓度苦参煎剂对结核杆菌有抑制作用。苦参煎剂在体外对某些常见的皮肤真菌也有抑制作用。体内、外实验表明,苦参碱有抗柯萨奇 B 组病毒的作用,能消除该病毒引起的细胞病变,延长病毒感染小鼠的存活时间。其抗病毒机制与抑制病毒蛋白质合成有关。苦参碱制剂能抑制乙型肝炎 HBeAg 复制,改善病理性肝炎症状与体征。此外,苦参对阴道滴虫、鞭毛虫、阿米巴原虫等具有一定的抑制效果。

2. **解热、抗炎**　苦参注射液或氧化苦参碱静脉注射对四联菌苗引起的家兔发热有明显解热作用。

氧化苦参碱肌注与氢化可的松的抗炎强度相似,能明显对抗巴豆油、角叉菜胶(大鼠)、冰醋酸(小鼠)诱发的渗出性炎症,但对棉球诱发肉芽增生的慢性炎症无抑制作用。

3. **抗过敏、平喘**　苦参有抗过敏作用,其成分氧化苦参碱能抑制 IgE 和由抗原引起的肥大细胞释放组胺。

苦参碱能明显对抗组胺、乙酰胆碱和氯化钡兴奋离体豚鼠、大鼠气管平滑肌和肠平滑肌的作用,提示其有平喘作用。苦参碱对抗乙酰胆碱激活 M 受体及竞争性拮抗 H_1 受体的作用,被视为治疗喘息型支气管炎的药理学基础之一。

4. **抗肿瘤** 苦参碱类生物碱对于多种实验性肿瘤均有抑制作用,如苦参碱对肉瘤 S_{180}、宫颈癌 U_{14}、淋巴肉瘤均有抑制作用,其机制主要涉及抗肿瘤细胞增殖、诱导分化和凋亡、抗肿瘤细胞黏附与浸润转移等。

5. **升高白细胞** 氧化苦参碱可防止因丝裂霉素、环磷酰胺所致小鼠白细胞减少;静脉注射或肌肉注射苦参总碱和氧化苦参总碱对正常家兔外周血白细胞数有明显升高作用;对 X 射线全身照射家兔白细胞减少,苦参总碱和氧化苦参总碱有显著治疗作用,而苦参碱无作用。

6. **对心血管作用**

(1) **抗心律失常** 苦参及其黄酮等成分对多种实验性心律失常均有明显的对抗作用。苦参碱、氧化苦参碱和苦参总碱对小鼠、大鼠因乌头碱、氯仿-肾上腺素诱发和苦参碱对结扎大鼠冠脉左前降支诱发的心律失常有显著对抗作用;苦参总碱对哇巴因诱发的豚鼠的心室纤颤也有较明显的对抗作用。槐果碱能对抗氯化钙、乌头碱、哇巴因以及冠脉阻塞再灌注诱发的心律失常,苦参总黄酮也有显著的抗心律失常作用。苦参抗心律失常作用与其对心脏的负性频率、负性自律性、负性传导和延长有效不应期等作用有关。

(2) **正性肌力、负性频率** 氧化苦参碱可剂量依赖性地增加心脏收缩力,同时减慢心率,其正性肌力作用主要是通过作用于心肌细胞膜 L 型钙通道,促进 Ca^{2+} 的内流。

(3) **抗心肌缺血、降压** 苦参碱可增加麻醉犬冠脉流量和兔离体心冠脉流量,并可对抗垂体后叶素所引起的冠脉收缩,增加冠脉流量,从而保护心肌。给猫、兔静脉注射苦参注射液均有一定的降压作用,静脉注射氧化苦参碱可使麻醉大鼠和犬产生快速的降压效果。

7. **保肝** 氧化苦参碱对四氯化碳和氨基半乳糖所致肝损伤有保肝作用,使 ALT 降低,肝细胞炎性浸润减少。

8. **其他作用** 苦参及其有效成分具有免疫抑制功能,如小鼠皮下注射氧化苦参碱可显著抑制腹腔巨噬细胞吞噬能力,苦参水煎液对 ConA 和 LPS 所致脾细胞增殖反应均有显著抑制作用。此外,苦参还具有抗胃溃疡、利尿以及镇痛、镇静等中枢抑制作用。

【**现代应用**】

1. **急慢性肝炎** 苦参所含有的活性成分苦参碱、氧化苦参碱已被制成苦参碱针剂,可用于治疗肝炎。苦参与其他中药配伍对治疗急性黄疸型肝炎也有效。

2. **心律失常** 苦参制剂对多种心律失常有效,尤其对冠心病引起的期前收缩疗效较好,对心房纤颤也有一定效果。

3. **细菌感染** 苦参对多种细菌感染性疾病有效,如可用于治疗细菌性痢疾、肠炎、急性扁桃体炎、小儿肺炎、结膜炎、乳腺炎、盆腔炎、阴道炎等。

4. **阴道滴虫** 苦参对鞭毛虫、阿米巴原虫、阴道滴虫均有抑制作用,可用于治疗阴道滴虫病等。

5. **皮肤病** 苦参制剂用于各种湿疹、脂溢性皮炎及银屑病、疥疮、足癣、体癣等皮肤病均获较好疗效。

6. **白细胞减少症** 苦参总碱对各种原因引起的白细胞减少症有效。对肿瘤患者放、化疗引起的白细胞减少也有较好疗效。

7. **支气管哮喘及喘息型支气管炎** 苦参片及苦参总碱片等制剂治疗支气管哮喘及喘息

型支气管炎有较好疗效。

此外,苦参对烫伤、中耳炎及焦虑症、躁狂症等精神、神经类疾病均有一定疗效。

【不良反应】

苦参制剂常见胃肠道反应,如上腹部灼热感、恶心、呕吐、泛酸、腹泻、食欲减退等,少数患者出现头昏、耳鸣、烦躁、颤抖、手指麻木等神经、精神症状,故给药剂量不宜过大。此外,苦参制剂还可引起过敏反应,轻者表现为皮疹、荨麻疹,注射用药时偶见过敏性休克。

知　母

来源:本品为百合科植物知母 *Anemarrhena asphodeloides* Bge. 的干燥根茎。

主要化学成分:知母根茎中含甾体皂苷、双苯吡酮类、木脂素类、多糖类、有机酸类、大量黏液质及微量元素等,主要含有甾体皂苷,其中有知母皂苷(timosaponin) A-Ⅰ、A-Ⅱ、A-Ⅲ、A-Ⅳ、B-Ⅰ及B-Ⅱ。皂苷元主要为萨尔萨皂苷元(sarsasapogenin)等。双苯吡酮类如芒果苷(mangiferin,又称知母宁)、异芒果苷(isomangiferin);多糖类如知母聚糖 A、B、C、D (anemarans A、B、C、D)等。

性味归经:知母味苦、甘,性寒。归肺、胃、肾经。

功效主治:具有清热泻火、滋阴润燥之功效。用于外感热病,高热烦渴,肺热燥咳,骨蒸潮热,内热消渴,肠燥便秘。

【药理作用】

1. **抗病原微生物**　知母煎剂在琼脂平板上对葡萄球菌、伤寒杆菌有较强的抑制作用,对痢疾杆菌、副伤寒杆菌、大肠杆菌、霍乱弧菌也有抑制作用。知母乙醇、乙醚提取物对结核杆菌 $H_{37}RV$ 有较强的抑制作用。知母对某些致病性皮肤真菌及白念珠菌也有不同的抑制作用。体外实验证实,知母对流感病毒 A,单纯疱疹病毒Ⅰ、Ⅱ型有较强的抑制作用。

2. **解热、抗炎**　皮下注射知母提取物对大肠杆菌所致的家兔发热有抑制作用。其解热机制与抑制细胞膜上 Na^+-K^+-ATP 酶活性使产热减少有关。知母解热的有效成分是芒果苷、菝葜皂苷元。

知母水提物及总多糖能显著抑制二甲苯致小鼠耳廓肿胀和醋酸致腹腔毛细血管通透性增高,且具有剂量依赖性。知母总多糖是其主要抗炎活性成分,促进肾上腺分泌高水平糖皮质激素及抑制炎症组织 PGE 的合成或释放是其发挥抗炎作用的重要途径。

3. **下调交感神经系统-肾上腺受体功能**　阴虚患者多有 β 受体-cAMP 系统功能偏亢的现象,表现为产热增加,血中 cAMP 含量升高。知母及其皂苷元能使阴虚患者血、脑、肾上腺中多巴胺-β-羟化酶活性降低,使 NA 合成和释放减少;抑制过快的 β 受体蛋白合成,下调过多的受体;使甲状腺素和氢化可的松所致阴虚模型动物脑、肾中 β 受体功能下降,血中 cAMP 含量减少,从而导致交感-肾上腺功能降低。这可能是知母清热泻火的重要机制之一。

4. **抗血小板聚集**　知母皂苷中分离出来的知母皂苷 A-Ⅰ 和 A-Ⅱ 对由 ADP、5-HT 和花生四烯酸诱导的兔和人血小板聚集均有很强的抑制作用。

5. **降血糖**　知母皂苷具有 α-葡萄糖苷酶抑制剂的作用,能够显著提高小鼠糖耐量,降低餐后血糖,并能够显著降低四氧嘧啶诱发的糖尿病小鼠血糖。知母聚糖能降低正常小鼠及由四氧嘧啶诱发糖尿病小鼠的血糖指标。知母聚糖降血糖作用与其增加肝糖原合成、减少肝糖原分解、增加骨骼肌对葡萄糖摄取等因素有关。

6. **抗衰老、改善学习记忆** 知母皂苷元对衰老大鼠降低的脑 M 受体具有促进其合成和降解的作用,对合成的加快作用更强,从而纠正生成和降解的失衡。

知母皂苷能有效地促进记忆障碍模型小鼠的学习记忆能力,并能提高血管型痴呆大鼠的学习记忆能力,同时对脑缺血后的神经元损伤、炎性损伤具有一定的保护作用。

7. **其他作用** 知母能保护肾上腺皮质,减轻糖皮质激素的副作用;知母成分芒果苷有镇静、利胆等作用,异芒果苷有镇咳、祛痰、利尿作用;知母还有一定的抗肿瘤作用,其根茎部分对人类肺癌细胞株 A-549 等 5 种肿瘤细胞具有细胞毒作用,知母皂苷对人肝癌移植裸鼠模型有一定的抑制作用。

知母抗病原微生物、解热、抗炎、下调交感神经系统-肾上腺受体功能、降血糖作用是其清热泻火、滋阴润燥功效的药理学基础。

【现代应用】

1. **感染性疾病** 用知母配伍石膏(白虎汤)等治疗流行性出血热、肺炎、流行性脑膜炎、乙型脑炎等有一定的疗效。

2. **风湿性疾病** 知母可治疗类风湿关节炎、坐骨神经痛、肩周炎、股骨头坏死等风湿性疾病,多与桂枝、芍药等配伍。

3. **糖尿病** 常与天花粉、麦冬等配伍,用于治疗糖尿病。

4. **肺结核低热** 可单用知母,或用二母散(知母、贝母),疗效较好。

青 蒿

来源:本品为菊科植物黄花蒿 *Artemisia annua* L. 的干燥地上部分。

主要化学成分:青蒿主要含有倍半萜类的青蒿素(artemisinin),青蒿甲、乙、丙、丁、戊素(artemisinin Ⅰ、Ⅱ、Ⅲ、Ⅳ、Ⅴ),青蒿酸(artemisic acid),青蒿酸甲酯(methyl artemisin),青蒿醇(artemisinol)等和黄酮类及挥发油类成分。

性味归经:青蒿味苦、辛,性寒。归肝、胆经。

功效主治:具有清透虚热、凉血除蒸、解暑、截疟之功效。用于暑邪发热,阴虚发热,夜热早凉,骨蒸劳热,疟疾寒热,湿热黄疸。

【药理作用】

1. **抗疟原虫** 青蒿素是青蒿的主要抗疟成分,具有高效、速效、低毒、安全等特点,但复发率也高。对青蒿素化学结构进行改造合成的青蒿素类衍生物,保留了原有的过氧桥结构,稳定性更好,杀伤疟原虫的作用更强,对鼠疟、猴疟和人疟均有明显的抑制作用,对耐药性的疟疾也有很好的治疗作用。体内实验证明,青蒿素对疟原虫的红细胞内期有直接杀灭作用,对红细胞前期和外期无影响。其抗疟机制主要是作用于疟原虫的膜结构,抑制疟原虫表膜、线粒体膜、核膜、内质网膜等,通过影响表膜、线粒体等的功能,阻断疟原虫营养的供给,从而杀灭疟原虫。青蒿素类药物能选择性杀灭红细胞内疟原虫是由于青蒿素结构中拥有独特过氧桥结构,血色素中含有的 Fe^{2+} 能与此结构结合,产生自由基,与疟原虫蛋白发生络合,形成共价键,使疟原虫蛋白失去功能,从而导致疟原虫死亡。

2. **抗病原微生物** 青蒿水煎液对表皮葡萄球菌、卡他球菌、炭疽杆菌、白喉杆菌有较强的抑制作用;对金黄色葡萄球菌、痢疾杆菌、铜绿假单胞菌、结核杆菌等亦有一定的抑制作用。青蒿挥发油对多种皮肤癣菌有抑杀作用。此外,青蒿有抗流感和柯萨奇 B 组病毒的作用。青蒿中的谷甾醇和豆甾醇也有一定的抗病毒的效果。青蒿醇提液对钩端螺旋体有一定的抑制作用。

3. 抗炎、抗内毒素　疟疾患者体内有较高水平的促炎细胞因子,多种倍半萜内酯化合物包括青蒿素类药物均可削弱 NF-kB 的活性,从而抑制促炎因子的释放。因此,青蒿素具有抗炎症损伤作用。

青蒿素、青蒿醇提物可降低大肠埃希菌内毒素所致休克小鼠的死亡率。

4. 解热、镇痛　实验表明,青蒿水提物、乙酸乙酯提取物、正丁醇提取物有明显的解热作用,可使发热动物体温降低。青蒿注射液对百、白、破三联疫苗致热的家兔有明显的解热作用。青蒿花前期采有效成分含量高,解热作用强。

对热刺激法和化学刺激法引起的疼痛反应,青蒿水提物能明显提高痛阈,减少扭体反应次数,具有一定的镇痛作用。

5. 抗肿瘤　青蒿素及其衍生物对多种人类和动物肿瘤细胞均具有毒性作用,包括黑色素瘤细胞、肾癌细胞、中枢神经系统肿瘤细胞、肺癌细胞等。同一种衍生物对不同类型肿瘤细胞的作用强度不同,具有选择性。其抗肿瘤作用机制主要是通过内部的过氧化桥实现的,它还可以通过阻滞细胞周期、诱导肿瘤细胞凋亡、抑制肿瘤新生血管形成、调节肿瘤相关基因的表达以及损伤细胞线粒体等作用机制而实现抗肿瘤作用。

6. 抗血吸虫及其他寄生虫　青蒿素及其衍生物蒿甲醚和青蒿琥酯具有抗血吸虫作用。青蒿素类药物抗血吸虫有以下特点:①对不同属的血吸虫均有杀伤作用,如日本血吸虫、曼氏血吸虫和埃及血吸虫,但作用敏感性不同,对于日本血吸虫,感染后1~2周时效果好,而对于曼氏血吸虫需要2~3周才能获得最佳效应;②对血吸虫的幼虫作用显著,杀伤率最高可达70%~80%,但对成虫作用较弱,不到40%,提示其作用具有阶段性;③临床试验安全性好,蒿甲醚和青蒿琥酯的临床使用的推荐剂量分别为 16mg/kg 和 6mg/kg;④杀伤血吸虫幼虫的同时,对虫卵引起的损伤具有保护作用;⑤联合使用蒿甲醚和吡哇酮治疗效果更好、更安全,对不同发育阶段的虫体包括成虫和幼虫均有显著作用。

青蒿素类药物对弓形虫、卡氏肺孢子虫、阴道毛滴虫也有杀伤作用。

7. 其他作用

(1)调节免疫功能　青蒿素可增强巨噬细胞的吞噬功能,提高淋巴细胞的转化率。青蒿琥酯可促进 Ts 细胞增殖,抑制 Th 细胞产生,阻止白介素和各类炎症介质的释放。

(2)对心血管系统的作用　离体兔心灌注青蒿素,能减慢心率、抑制心肌收缩力、减少冠脉流量。兔静脉注射青蒿素,有降压作用。青蒿素能明显对抗大鼠乌头碱、冠脉结扎和电刺激所诱发的心律失常。

(3)抗早孕　青蒿琥酯和双氢青蒿素对小鼠、金黄地鼠、大鼠及兔均有抗早孕作用。金黄地鼠和豚鼠表现为流产,小鼠、大鼠和兔表现为胚胎吸收。

此外,青蒿挥发油成分有祛痰、镇咳、平喘作用,青蒿素(蒿甲醚)还有抗组织纤维化的作用。

青蒿的抗菌、抗病毒、解热、抗炎、抗内毒素作用与其清热、解毒、除蒸的传统功效相吻合。青蒿素抗血吸虫病、调节免疫功能、对心血管系统的诸多作用等则是现代药理研究的新进展。

【现代应用】

1. 疟疾　青蒿用于疟疾有着悠久的历史,早在 20 世纪 70 年代初,全国 10 个省(市、自治区)就开始用青蒿制剂和青蒿素制剂治疗恶性疟、间日疟。青蒿素及其衍生物是含有过氧化桥的倍半萜内酯类新型抗疟药,对各种疟原虫有效,临床上使用青蒿素治疗间日疟、一般恶性疟及抗氯喹恶性疟,具有高效、速效、低毒、安全等特点,特别是对抗氯喹疟疾和脑型恶性疟疗效突出。但其复发率高,加大药物剂量,同时并用速释和缓释剂型,在总剂量相等时,适当缩短给药间隔时间,或与伯氨喹等其他抗疟药配伍使用,可以降低其复发率。

2. **急性感染和高热病** 青蒿具有抑菌、解热、调节机体免疫及抗流感病毒的作用。用青蒿制剂治疗流感、上呼吸道感染及多种感染性高热均有良好效果。

3. **血吸虫病** 青蒿素、蒿甲醚和青蒿琥酯用于感染日本血吸虫尾蚴后的早期治疗,可降低血吸虫感染率和感染程度,并可预防血吸虫病的发生。

4. **皮肤病** 青蒿制剂对盘型红斑狼疮有一定的治疗作用;青蒿油擦剂外用,对手、足、体、股癣和神经性皮炎均有效。

5. **慢性支气管炎** 青蒿挥发油制剂治疗慢性支气管炎有较好祛痰、镇咳、平喘作用。

6. **其他作用** 鲜青蒿制成的滴鼻剂对鼻出血、鼻炎患者有良好疗效,青蒿及有效成分对口腔黏膜扁平苔藓、尿潴留等均有一定的治疗效果。

【不良反应】

青蒿、青蒿素及其衍生物不良反应较少。青蒿素毒性低,其浸膏片口服,少数患者可出现恶心、呕吐、腹痛、腹泻等消化道症状。青蒿注射液偶可引起过敏反应。青蒿琥酯能诱发孕鼠骨髓细胞微核,抑制骨髓造血,而且能通过胎盘屏障损伤胎肝有核细胞。青蒿酯钠有明显的胚胎毒作用。

第九章

泻下药

凡能引起腹泻或滑润大肠，以滑利大便、促使排便的药物称为泻下药。根据药物作用及适应证的不同可分为攻下药、润下药、峻下逐水药三类。峻下逐水药包括芫花、甘遂、牵牛子、商陆等；攻下药包括大黄、番泻叶、芦荟等；润下药包括火麻仁、郁李仁等。主要用于里实证，如热结便秘、寒积便秘、肠胃积滞、实热内结以及水肿停饮等症，相当于现代医学中的各种急腹症、体弱、术后及产后便秘，胸、腹部积水等疾病。

本类药以泻下作用为主，但与西药的泻药不尽相同，其作用与临床应用比较广泛。在用其通利大便、治疗便秘时，应根据病情选用不同的泻下药并与其他药物配伍。

泻下药的主要药理作用（图9-1）如下：

1. 泻下作用 本类药具有不同程度的泻下作用，以不同的作用机制使肠蠕动增加，产生不同程度的泻下作用。根据其作用机制，可分为刺激性泻药、容积性泻药及润滑性泻药。

（1）刺激性泻药：主要有大黄、番泻叶、芦荟、巴豆、牵牛子等药物。大黄、番泻叶、芦荟所含的结合型蒽苷类成分，口服抵达大肠后在细菌酶的作用下水解为苷元，刺激大肠黏膜下神经丛，使肠蠕动增加而排便；牵牛子所含牵牛子苷，巴豆所含巴豆油以及芫花中芫花酯均能强烈刺激肠黏膜，增加肠胃运动，产生剧烈泻下作用。

（2）容积性泻药：芒硝主要成分为硫酸钠，口服后硫酸根离子在肠腔内不被吸收使局部腔形成高渗状态发挥高渗作用，使肠腔保留大量水分，肠容积增大，机械刺激肠壁，促进肠蠕动而泻下。

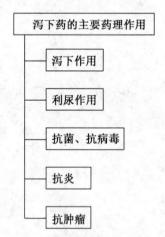

图9-1 泻下药的主要药理作用

（3）润滑性泻药：火麻仁、郁李仁等，因其含有大量的脂肪油，使肠道润滑，粪便软化，同时脂肪油在碱性肠液中能分解产生脂肪酸，对肠壁具有温和的刺激作用，使肠蠕动增加而润肠通便。

2. 利尿作用 芫花、甘遂、牵牛子、商陆等逐水药均有较强的利尿作用。这些药在临床应用时，对水肿、胸水、腹水患者均有明显利尿消肿效果，使体内潴留的水分从大、小便排出，皆为通便泻下药，只限于治疗水肿，一般通调大便，多不应用。大黄中所含蒽醌亦有轻度利尿作用。

其机制与抑制肾小管上皮细胞 Na^+-K^+-ATP 酶活性有关。

3. **抗菌、抗病毒** 大黄和芦荟所含大黄酸、大黄素和芦荟大黄素，对多种细菌、真菌、病毒有抑制作用。商陆、大戟、芫花、番泻叶、巴豆等对肺炎球菌、流感杆菌、痢疾杆菌及某些皮肤真菌具有抑制作用。

4. **抗炎** 大黄和商陆均有明显的抗炎作用，可抑制炎症早期的渗出及后期的肉芽组织增生。大黄素可抑制单核吞噬细胞分泌 TNF-α 及 IL-1、IL-6、IL-8 等炎性细胞因子而抗炎；商陆皂苷通过兴奋垂体-肾上腺皮质系统而抗炎。

5. **抗肿瘤** 邪气郁结于里或气血阻滞的肿瘤患者，也可用泻下剂进行治疗，大黄、芦荟、商陆、芫花、大戟均有一定抗肿瘤作用。大黄酸、大黄素及芦荟大黄素具有抑制小鼠黑色素瘤、乳腺癌和艾氏腹水癌作用。芫花酯甲对小鼠白血病 P_{388}、商陆对小鼠肉瘤 S_{180} 均有抑制作用。

大 黄

来源：本品为蓼科植物掌叶大黄 *Rheum palmatum* L.、唐古特大黄 *R. tanguticum* Maxim. ex Balf. 或药用大黄 *R. officinale* Baill. 的干燥根及根茎。

主要化学成分：主要活性成分有蒽醌类衍生物，以两种形式存在，大部分为结合型蒽醌苷，如番泻苷 A、B、C、D、E、F，其中以番泻苷 A 泻下作用最强；少部分为游离型苷元，如大黄酸 (rhein)、大黄酚 (chrysophanol)、大黄素 (emodin)、芦荟大黄素 (aloe-emodin) 和大黄素甲醚 (physcion)。此外，大黄还含有大量鞣质，如 α-儿茶素 (α-catechin)、没食子酸 (gallic acid) 以及多糖等。

性味归经：大黄味苦，性寒。归脾、胃、大肠、肝、心包经。

功效主治：具有泻热通肠、凉血解毒、逐瘀通经、利湿退黄等功效。用于实热便秘，积滞腹痛，泻痢不爽，湿热黄疸，血热吐衄，目赤，咽肿，肠痈腹痛，痈肿疔疮，瘀血经闭，跌打损伤；外治水火烫伤，上消化道出血。

【药理作用】

1. 对消化系统的作用

（1）泻下 大黄具有明显的泻下作用。结合型蒽醌类是大黄泻下的主要成分，以番泻苷 A 的泻下活性最强。机制与以下环节相关：①口服后，结合型蒽苷大部分未经小肠吸收而抵达大肠，被肠道细菌酶（主要为葡萄糖苷酶）水解成大黄酸蒽酮而刺激肠黏膜及肠壁肌层内神经丛，促进肠蠕动而致泻；②大黄酸蒽酮、大黄素具有胆碱样作用，可兴奋平滑肌上 M 胆碱受体，加快肠蠕动；③大黄酸蒽酮可抑制肠细胞膜上 Na^+-K^+-ATP 酶，阻碍 Na^+ 转运吸收，使肠腔内渗透压升高，肠腔容积增大，机械性刺激肠壁，使肠蠕动加快。

大黄经炮制或久煎后，所含蒽苷被水解成苷元，使泻下作用减弱。大黄含较多鞣质，鞣质对胃肠运动呈抑制作用，煎煮时间越长，溶出的鞣质越多，故泻下时以先除去或减少鞣质为好。生大黄比酒炙大黄及醋炙大黄泻下作用强。

（2）利胆保肝 大黄水、醇提取物及大黄煎剂均能使大鼠胆汁量明显增加，大黄素、大黄酸能促进胆红素及胆汁酸分泌，使奥狄括约肌舒张，胆囊收缩，胆汁排出增多。重用大黄可疏通胆小管及微细胆小管内胆汁的瘀积，并增加胆管舒缩功能。其退黄作用与大黄能加强胆红素排泄和抑制溶血反应有关。

大黄对实验性肝损伤有明显的保护作用，使 CCl_4 所致肝损伤大鼠 ALT 下降，减轻肝细胞肿胀、变性和坏死。大黄可改善微循环,恢复组织细胞的正常代谢和血液供应,促进肝细胞再生,并通过泻下作用使滞留在肠道内的病原菌毒素以及肠源性有毒物质排泄加速,减轻毒素损害。大黄素可减轻肝组织纤维化程度,能使血清透明质酸及黏连蛋白显著降低,肝组织胶原蛋白含量减少,其机制与抑制肝星状细胞的活化与增殖有关。

(3)保护胃黏膜　大黄具有胃黏膜保护作用,能促进胃黏膜 PGE_2 生成,增强胃肠黏膜屏障功能,防治各种有害物质的损伤,对胃及十二指肠溃疡有较好的治疗作用。大黄鞣质可使实验性胃溃疡大鼠减少胃液分泌量,降低胃液游离酸度。大黄素、芦荟大黄素、大黄酚、大黄酸等对幽门螺旋杆菌均有抑制作用。

(4)抑制胰酶活性　大黄素、芦荟大黄素、大黄酸对多种胰酶,如胰腺激肽释放酶、胰蛋白酶、胰脂肪酶、胰淀粉酶等均有抑制作用,从而减弱胰酶对胰腺细胞自身的消化作用。抑制胰酶活性主要用制大黄,其中醋炒大黄明显抑制胰蛋白酶活性,酒炒大黄对胰淀粉酶抑制作用较强,大黄炭和酒炖大黄则能抑制脂肪酶活性。大黄还能抑制胃蛋白酶的消化作用,但不影响胃泌素刺激胃酸分泌。中医认为,大黄苦寒伤胃,与抑制消化酶作用有关。

2. 对泌尿系统的作用

(1)利尿　大黄素、大黄酸、芦荟大黄素有明显的利尿作用。大黄利尿作用与其对肾髓质 Na^+-K^+-ATP 酶的抑制作用有关,使 Na^+ 重吸收减少,排出增加。

(2)改善肾功能　大黄可明显降低实验性慢性肾衰模型动物血尿素氮(BUN)和肌酐(Crea),延缓慢性肾衰的发展。用腺嘌呤饲喂大鼠导致血尿素氮和肌酐含量增加,给大黄后可使其明显降低,尿中排出量显著增多。作用机制是多环节的:大黄泻下作用可减少肠道对氨基酸的吸收;大黄增加蛋白质合成,抑制体蛋白分解,尤其是肌蛋白的分解;促进尿素和肌酐随尿液排泄;抑制肾代偿性肥大等。大黄还能降低糖尿病肾损害。大黄酸可降低糖尿病大鼠尿蛋白排出量,减轻肾脏肥大,缩小肾小球面积和系膜面积。

3. 对血液系统的影响

(1)止血　大黄止血作用确切,见效快,对内外出血有明显的止血作用。主要止血成分为 α-儿茶素、没食子酸。作用机制为:促进血小板的黏附和聚集功能;增加血小板含量,促进血液凝固;增加纤维蛋白原含量;降低抗凝血酶Ⅲ(AT-Ⅲ)活性;收缩损伤局部血管,降低毛细血管通透性,改善其脆性。大黄炒炭止血效果好。

(2)改善血液流变性　大黄能改善血液流变性,改善血液浓、黏、凝、聚的状态,这与大黄降低血液黏度、降血脂及减少红细胞压积有关。此外,大黄能减低血管脆性,改善微循环障碍。

(3)降血脂　给家兔及小鼠饲喂高脂饲料诱发高脂血症,服用大黄可使血清和肝脏总胆固醇、甘油三酯、低密度脂蛋白、极低密度脂蛋白及过氧化脂质明显降低,高密度脂蛋白胆固醇/总胆固醇比值升高。有效成分为蒽醌类和儿茶素等化合物。

4. 抗病原微生物　大黄抗菌谱广,对多种细菌均有不同程度的抑制作用。抗菌有效成分主要为大黄酸、大黄素、芦荟大黄素,其中以芦荟大黄素的抗菌作用最强,对葡萄球菌、淋病链球菌高度敏感,其次为白喉杆菌、炭疽杆菌、伤寒杆菌和痢疾杆菌。抗菌机制主要为抑制菌体糖及糖代谢中间产物的氧化、脱氢、脱氨,并能抑制蛋白质与核酸的合成。

此外,大黄对幽门螺旋杆菌、厌氧菌、真菌、多种寄生虫(如阿米巴原虫、血吸虫和阴道滴虫)均有抑制作用;体外实验表明,大黄对流感病毒、单纯疱疹病毒、乙肝病毒、柯萨奇病毒等也有较强的抑制作用。

5. **解热** 大黄的浸提液对正常人红细胞钠泵活性有抑制作用,抑制钠、钾离子的主动转运,且随大黄的浓度呈正相关。大黄抑制 Na^+-K^+-ATP 酶活性,从而使 ATP 分解减少,产能下降,此为大黄解热作用机理之一。

6. **抗炎** 大鼠烫伤和内毒素二次打击模型中,大黄可使动物血浆和肝中 TNF-α 浓度下降,血浆 IL-6 水平降低,可抑制白三烯 B_4(LTB_4)和白三烯 C_4(LTC_4)的合成。

7. **调节免疫功能** 大黄蒽醌衍生物能抑制非特异性免疫功能,使胸腺及脾脏重量减轻,白细胞数减少,碳粒廓清指数降低,抑制巨噬细胞吞噬功能。大黄能显著提高正常小鼠细胞免疫功能,促进淋巴细胞增殖和白细胞介素 2(IL-2)的合成。

8. **抗肿瘤** 大黄蒽酮衍生物、大黄酸、大黄素和芦荟大黄素对小鼠黑色素瘤、乳腺癌、艾氏腹水癌均有不同程度的抑制作用;α-儿茶素能抑制淋巴肉瘤的生长。大黄抗癌机制影响多个环节:抑制癌细胞的呼吸及氨基酸、糖代谢中间产物的氧化和脱氢过程;抑制 DNA、RNA及蛋白质的生物合成,而对宿主正常组织无明显影响;诱导肿瘤细胞凋亡。

9. **清除氧自由基** 大黄能清除 O_2、H_2O_2 和其他活性氧,抑制脂质过氧化。

【现代应用】

1. **便秘** 生大黄单用或配伍使用对各种便秘,尤其对热结便秘者适宜。

2. **急腹症** 对急性肠梗阻、急性胰腺炎、急性胆囊炎、急性阑尾炎等各种原因引起的急腹症,以大黄为主药的复方疗效显著。

3. **急慢性肾衰竭** 大黄制剂口服、静脉滴注或灌肠能有效降低血尿素氮和肌酐。

4. **各种出血性疾病** 大黄可治疗痔疮出血,还可用单味大黄粉或复方制剂治疗上消化道出血。

5. **急性感染性消化道疾病** 对各种菌痢肠炎、急性胆囊炎、急性阑尾炎、胆道蛔虫等症以大黄单味药或组方应用有较好疗效。

6. **其他** 大黄还可用于治疗胃溃疡、高脂血症、病毒性肝炎、子宫内膜异位症、慢性前列腺炎等。

【不良反应】

生大黄,尤其是鲜大黄服用过量可引起恶心、呕吐、腹痛、黄疸、头昏。其蒽醌类成分有刺激性泻下作用,鞣酸又有收敛止泻的作用。久服大黄可致肠壁神经感受细胞应激性降低,不能产生正常蠕动和排便反射,形成不服大黄就不能排便的所谓泻剂依赖性便秘。大黄总蒽酮长期大量使用可致大鼠肾功能不全,出现肾脏近曲小管上皮细胞不同程度的肿胀变性,致使小管腔变窄,以及部分上皮细胞脱落。

此外,近年来国外大量资料表明,芦荟大黄素在多种细胞株的 AMES 试验中显示有致突变作用,大黄素及其他蒽醌类化合物在多种细胞株试验中表现有遗传毒性作用。

芒 硝

来源:本品为含硫酸钠的天然矿物经精制而成的结晶体。芒硝经风化失去结晶水而成的白色粉末称玄明粉(元明粉)。

主要化学成分:硫酸钠($Na_2SO_4 \cdot 10H_2O$),约占 $96\%\sim98\%$,尚含少量硫酸镁、硫酸钙和氯化钠等。

性味归经:芒硝味咸苦,性寒。归胃、大肠经。

功效主治：具有泻热通便、润燥软坚、清火消肿之功效。临床主要用于热性便秘诸证，如实热便秘，大便燥结，积滞腹痛，肠痈肿痛；外治乳痈，痔疮肿痛等。

【药理作用】

1. **泻下**　芒硝主要成分为硫酸钠，口服后硫酸钠水解产生大量硫酸根离子，不易被肠壁吸收，使肠内渗透压升高，阻止肠腔内水分吸收，致肠容积扩大，肠腔扩张，刺激肠壁引起肠蠕动增加而致泻。芒硝泻下作用速度与饮水量有关，饮水量多，泻下作用出现快，反之则较慢。一般于服药后 4～6h 排出稀便。

2. **利胆**　口服小剂量芒硝，可刺激小肠壶腹部，反射性地引起胆囊收缩，胆道括约肌松弛，故能促进胆汁排出。

3. **抗炎**　芒硝具有抗炎作用，10％～25％硫酸钠外敷可加快淋巴循环，增强单核吞噬细胞的吞噬功能。

【现代应用】

1. **便秘**　温开水溶后内服。

2. **急性乳腺炎**　用芒硝局部外敷。此外，芒硝外用还可回乳。

3. **胆绞痛**　用大剂量芒硝，20～30g，治疗胆囊炎、胆结石、胆道蛔虫引起的胆绞痛效果良好。

此外，用 3％玄明粉坐浴，治疗痔疮、肛裂、肛瘘等常见肛肠病急性炎症期，效果良好。

【不良反应】

口服芒硝时，浓度过高，可引起幽门痉挛，产生胃不适感，影响胃排空。芒硝含钠离子多，故水肿患者慎用。孕妇忌用。

番泻叶

来源：本品为豆科植物狭叶番泻 *Cassia angustifolia* Vahl 或尖叶番泻 *C. acutifolia* Delile 的干燥小叶。

主要化学成分：番泻叶主要含有蒽醌衍生物及二蒽酮类衍生物，约 1.5％，主要成分为番泻苷 A、B、C、D、E、F(sennoside A、B、C、D、E、F)，并含大黄酸(rhein)、大黄酚(chrysophanol)、大黄素(emodin)、芦荟大黄素(aloe-emodin)等。

性味归经：番泻叶味甘、苦，性寒。归大肠经。

功效主治：具有泻热导滞、通便、利水之功效。用于热结积滞，便秘腹痛，水肿胀满等。

【药理作用】

1. **泻下**　本品含蒽醌衍生物，其泻下作用及刺激性较含蒽醌类其他泻药更强，因而泻下时可伴有腹痛。主要有效成分为番泻苷 A，经胃、小肠吸收后，在肝脏分解，分解产物经血行而兴奋骨盆神经节以收缩大肠引起腹泻。

2. **抗菌**　醇提取物对多种细菌(葡萄球菌及白喉杆菌、伤寒杆菌、副伤寒杆菌、大肠埃希菌)有抑制作用，其水提取物则仅对伤寒杆菌有效。番泻叶水浸液(1∶4)体外对奥杜盎小芽孢癣菌和星形奴卡菌等皮肤真菌有抑制作用。

3. **止血**　番泻叶口服可增加血小板及纤维蛋白原，缩短凝血时间、血浆复钙时间、凝血活酶时间及血块收缩时间，有助于止血。30％番泻叶水浸液，在胃镜直视下喷洒于胃黏膜出血病灶，能即刻止血。

4. **肌肉松弛与解痉作用** 番泻叶有箭毒样作用,能在运动神经末梢和骨骼肌处阻断乙酰胆碱,从而使肌肉松弛。番泻叶中某些羟基蒽醌类成分具有一定解痉作用。

【现代应用】

1. **便秘** 适用于热结便秘、习惯性便秘及老年便秘。大多单味泡服,小剂量可起缓泻作用,大剂量则可攻下;若热结便秘,腹满胀痛者,可与枳实、厚朴配伍,以增强泻下导滞的作用。

2. **急性机械性肠梗阻** 肠梗阻患者在补液、用胃肠减压管抽出胃内容物后,由减压管注入番泻叶浸液,效果较好。另外,对腹部手术后症候群(如腹胀腹痛等)、消化功能障碍及并发症(肠黏连、感染)有较好疗效。

3. **腹水** 番泻叶单味泡服,或与牵牛子、大腹皮同用,以增强泻下行水之功可用于腹水肿胀之症。

4. **急性胰腺炎** 番泻叶有利胆、松弛奥狄括约肌,具有较强的抑菌、消炎作用,临床番泻叶胶囊对急性胰腺炎有一定的治疗作用。

5. **清肠** 番泻叶可用于外科、妇科手术(子宫肌瘤、卵巢囊肿等)前肠道清洁准备、结肠镜检前的清洗及放射线检查前肠道准备。

【不良反应】

由于番泻叶性寒味苦,服用剂量过大可出现恶心、呕吐、腹痛等症状,可引起肠道炎症性充血和蠕动,使肠道水分急剧下降,肠内干燥少液,反而加重便秘。大剂量或长期滥用能引起低血钾,尿潴留。番泻叶的泻下成分还可通过乳汁引起小儿腹泻。本品可刺激盆腔神经,并使盆腔充血,故体虚、月经期及妊娠妇女慎用或忌用。

第十章

祛风湿药

凡能祛除风湿、解除痹痛的药物称为祛风湿药。主要分为祛风湿止痛药、舒筋活络药和祛风湿强筋骨药三类。主治筋骨、关节、肌肉疼痛、肿胀、变形、麻木、运动障碍、半身不遂、腰膝酸软、下肢痿弱等痹症，相当于现代医学中的自身免疫性疾病、骨与骨关节病及软组织疾病等。

祛风湿药的主要药理作用（图 10-1）如下：

1. 抗炎　本类药物大多具有抗炎作用，不同的药物作用强度、有效成分及作用机制有所不同。秦艽及龙胆苦苷能降低炎症时毛细血管的通透性，抑制炎症渗出，其作用机制与兴奋垂体-肾上腺系统功能和抑制多种炎症介质有关。防己及粉防己碱能抑制炎症细胞，抑制炎症介质释放，其抗炎作用机制主要是通过抑制细胞内游离钙浓度升高，抑制磷脂酰肌醇代谢并增加细胞内 cAMP 水平，干扰跨膜信号传递来实现的。五加皮的抗炎作用机制与抑制环氧化酶-2（COX-2）有关。雷公藤及其多苷类化合物对炎症时的血管通透性增加、炎症细胞趋化、前列腺素（PGE_2）和其他炎症介质的产生和释放、血小板聚集及炎症后期的纤维增生等均有明显的抑制

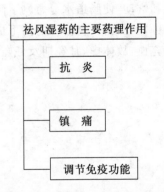

图 10-1　祛风湿药的主要药理作用

作用。其抗炎作用机制与兴奋下丘脑-垂体-肾上腺皮质系统功能及抑制炎症介质的释放有关。本类药物与清热药不同之处在于不仅对一般性炎症有作用，多数药对免疫性炎症也有作用。

2. 镇痛　本类药物中秦艽、防己、独活、青风藤、五加皮等均有镇痛作用，可显著提高实验动物的痛阈。青风藤碱、粉防己碱等有显著的镇痛作用，其镇痛强度分别为吗啡的 1/10 和 1/8。

3. 调节免疫功能　本类药物大多数对免疫功能具有抑制作用，如雷公藤、独活、秦艽、青风藤等。雷公藤能明显抑制溶血素抗体的形成，并且对移植物抗宿主反应和迟发型超敏反应均有明显的抑制作用，对单核吞噬细胞吞噬功能亦有抑制作用，同时可抑制多种细胞因子的合成，并可在转录水平影响细胞因子的表达，有较强的抑制抗体生成的作用。独活提取物能显著抑制 2,4-二硝基氯苯引起的小鼠皮肤迟发型超敏反应。粉防己碱能抑制 IL-1 和 TNF-α 的产生。秦艽的醇提取物体外实验对有丝分裂原诱导的小鼠脾脏细胞和胸腺细胞的增殖有抑制作用。

秦 艽

来源：本品为龙胆科植物秦艽 *Gentiana macrophylla* Pall.、麻花秦艽 *G. straminea* Maxim.、粗茎秦艽 *G. crassicaulis* Duthie ex Burk. 或小秦艽 *G. dahurica* Fisch. 的干燥根。

主要化学成分：秦艽主要含有龙胆苦苷（gentiopicroside），在提取分离过程中使用氨液，使得化学性质很不稳定的龙胆苦苷与氨水反应，形成秦艽碱甲素（gentianine）、秦艽碱乙素（gentianidine）及秦艽碱丙素（gentianol）等。此外，尚含有三萜、甾体类化合物以及糖、挥发油等。

性味归经：秦艽味辛、苦，性平。归胃、肝、胆经。

功效主治：具有祛风湿、清湿热、止痹痛之功效。用于风湿痹痛，筋脉拘挛，骨节酸痛，日晡潮热，小儿疳积发热。

【药理作用】

1. **抗炎** 秦艽有明显的抗炎作用。秦艽乙醇浸出液对大鼠甲醛和蛋清所致的关节肿胀和足肿胀均有明显的抑制作用。但对于切除肾上腺的大鼠则无此抗炎作用。秦艽碱甲在抗炎同时能降低大鼠肾上腺内维生素 C 的含量，切除垂体或戊巴比妥钠麻醉的大鼠则无此作用。说明秦艽碱甲抗炎作用是通过兴奋下丘脑、垂体，使 ACTH 分泌增多，从而增加肾上腺皮质的功能而起抗炎作用的。抗炎主要有效成分为龙胆苦苷。

2. **镇静、镇痛、退热作用** 秦艽碱甲本身无催眠作用。用小剂量秦艽碱甲给大鼠、小鼠腹腔注射时，动物表现安静，与戊巴比妥钠合用，能延长戊巴比妥钠对大鼠、小鼠的睡眠时间。秦艽碱甲对小鼠和大鼠均有一定的镇痛作用，与延胡索、草乌合用可增强其镇痛作用。秦艽对酵母所致的大鼠实验性发热有退热作用。

3. **抗过敏** 秦艽碱甲对组织胺所致的哮喘、抽搐和过敏性休克及蛋清所致的大鼠过敏反应有保护作用。

4. **抑制免疫功能** 秦艽水煎液连续灌胃 7 日，能明显抑制绵羊红细胞（SRBC）所致的小鼠迟发超敏反应（DTH）和降低小鼠的胸腺指数。秦艽醇提物对小鼠胸腺淋巴细胞和脾脏淋巴细胞的增殖有抑制作用。

【现代应用】

1. **风湿及类风湿性关节炎** 秦艽注射液肌注治疗风湿性关节炎、类风湿性关节炎，具有明显的镇痛、消肿、退热和恢复关节功能作用；配防风、羌活、桑枝对风寒引起的周身酸痛和风湿性腰腿痛有止痛效果。

2. **小儿急性黄疸型肝炎** 以秦艽为主随证加用其他中药可治疗小儿急性黄疸型肝炎。

防 己

来源：本品为防己科植物粉防己 *Stephania tetrandrae* S. Moore 的干燥根。

主要化学成分：粉防己含有多种生物碱，主要有粉防己碱（tetrandrine，汉防己甲素）含量约 1%，防己诺林碱（汉防己乙素，demethyltetrandrine）含量约 0.5%，轮环藤酚碱（cyclanoline）、汉防己丙素（hanfangchin C）等。此外，本品尚含有黄酮苷、多糖、酚类、有机酸、挥发油等。

性味归经：防己味苦，性寒。归膀胱、肺经。

功效主治：具有利水消肿、祛风止痛之功效。用于水肿脚气，小便不利，湿疹疮毒，风湿痹痛；高血压病。

【药理作用】

1. **抗炎** 粉防己及粉防己碱具有抗炎作用，能降低大鼠毛细血管的通透性，减少中性粒细胞游走，抑制 β-葡萄糖醛酸酶释放和兔多形核白细胞和全血白三烯 B_4 及血栓素 A_2（TXA_2）的生物合成。粉防己碱亦能抑制炎症因子 IL-1、TNF-α、TNF-β 的产生。

2. **抑制免疫** 粉防己及粉防己碱具有抑制免疫功能作用。粉防己醇提物能抑制小鼠脾脏和胸腺淋巴细胞增殖；粉防己碱选择性抑制 T 细胞依赖性免疫反应，尤其是淋巴细胞增殖和分化阶段。体外实验结果表明，粉防己碱抑制丝裂原诱导的淋巴细胞转化，抑制抗体形成，抑制迟发性超敏反应，抑制小鼠移植心脏的排斥反应，延长其存活时间。

粉防己碱抑制 ConA 刺激的人淋巴细胞磷酸肌醇代谢、胞浆 Ca^{2+} 升高和蛋白激酶的活性，从而抑制以磷酸肌醇分解产物三磷酸肌醇和二酰甘油为第二信使的跨膜信号传递系统。粉防己碱抑制此系统是其抗炎和抑制免疫的共同机制之一。

3. **对心血管系统的作用**

(1) **降低血压作用** 粉防己碱对麻醉猫、犬、豚鼠和清醒的正常大鼠和高血压大鼠均有降低血压作用。静脉注射粉防己碱，即刻引起舒张压和平均动脉压的下降，而心率和收缩压不变。降压作用与直接扩张外周血管有关。

(2) **抗心肌缺血及再灌注损伤** 粉防己碱能使结扎冠状动脉左前降支的犬心肌梗死范围减小，心电图 S-T 段抬高的程度降低，血中磷酸激酶减少。对心肌缺血再灌注损伤也有保护作用，尤以对心肌舒张功能及冠脉循环的保护作用更为显著。

(3) **抗心律失常** 粉防己碱可抗氯化钡引起的心律失常；缩短哇巴因致室性早搏及室性心动过速的持续时间；对大量 Ca^{2+} 引起大鼠心室颤动致死有一定的保护作用；能显著降低阻断麻醉大鼠冠脉血流 5min 后复灌所致心律失常的严重程度，减少室速和室颤的发生率。

(4) **阻滞 Ca^{2+} 通道作用** 粉防己碱具有阻滞 Ca^{2+} 通道的作用。研究表明，6mol/L 的粉防己碱可阻断 50% 以上的跨膜钙离子内流。粉防己碱是一种天然的可逆性 L 型钙通道阻滞剂。

4. **抗脑缺血** 粉防己碱能显著提高脑细胞对缺血缺氧的耐受性。粉防己碱腹腔注射可明显延长小鼠断颅后的喘息时间，明显改善大鼠的脑电活动，可降低脑静脉血中乳酸脱氢酶和磷酸肌酸激酶含量。粉防己碱的脑缺氧保护作用与抑制 L 型与 N 型钙通道的长时间开放，减少钙内流，减轻细胞内钙超载引起的损伤有关。

5. **其他作用**

(1) **抗肿瘤作用及抗肿瘤多药耐药性** ①抗肿瘤作用。粉防己碱能使恶性淋巴瘤 BM-136T4，白血病 CEM-CT 及 HL-60 细胞系发生凋亡，对白血病 L_{7712}，肉瘤 S_{180} 细胞 DNA、RNA 和蛋白质合成均有抑制作用。粉防己碱诱导肿瘤细胞凋亡的机制尚未确定，目前初步认为与其钙拮抗作用及干扰跨膜信号传递有关。②抗肿瘤多药耐药性。体外实验表明，粉防己水煎液能使 MCF-7/ADM（野生型阿霉素多药耐药细胞株）恢复并增加其对阿霉素的敏感性。粉防己碱可逆转肿瘤多药耐药性，可明显提高柔红霉素（DNR）及高三尖杉醋碱（HHT）对耐药细胞（K562/AO_2，K562/HHT）的毒性作用，IC_{50} 值分别下降至 1/15.8 及 1/19.1。粉防己碱还能完全逆转 MCF-7/ACL 或 KBr_{200} 对阿霉素或长春新碱的抗药性。粉防己碱逆转肿瘤多药耐药性（MDR）的作用机制与其具有钙拮抗作用，干扰 MDR 细胞上 P-糖蛋白（Pgp）的药物外排和逆转 MDR 细胞凋亡抗性有关。

（2）抗糖尿病作用 粉防己水煎液能降低链尿菌素诱发的糖尿病小鼠的血糖。粉防己碱能降低糖尿病大鼠的高血糖,增加血清胰岛素浓度及降低血浆高血糖素浓度。实验表明,粉防己碱的降血糖作用除了与促进胰岛素分泌及抑制胰高血糖素外,还与其消除氧自由基、抑制脂质过氧化、保护体内抗氧化酶活性及对受损胰岛细胞的修复有直接关系。

（3）抗纤维及胶原增生 粉防己碱能显著抑制器官与组织的纤维及胶原增生。粉防己碱能抑制肝纤维化的形成,其机制在于抑制贮脂细胞的增殖分化,减少Ⅳ型胶原在肝组织中的沉积。能抑制矽肺病理变化过程中胶原过量合成导致肺细胞的纤维化。粉防己碱对人皮肤成纤维细胞生长有明显抑制作用,能有效抑制瘢痕成纤维细胞与胶原基质网的收缩效应,防止增生性瘢痕的形成。

（4）抗血小板聚集及抗凝血 粉防己碱在体外能抑制 ADP、花生四烯酸和胶原诱导的血小板聚集,也可明显抑制由卡西霉素和血小板活化因子（PAF）所致的血小板聚集,并浓度依赖性抑制卡西霉素诱导血小板释放 PAF,其抑制血小板聚集作用与抑制 Ca^{2+} 内流和内源性PAF 释放有关。粉防己碱在体外能促进家兔纤维蛋白溶解和抑制凝血酶引起的血液凝固,具有抑制血栓形成的作用。

（5）抗肾缺血再灌注损伤 粉防己碱对大鼠急性缺血再灌注肾损伤有保护作用,能明显降低血清肌酐和尿素氮水平。其机制是粉防己碱直接或通过抑制 Ca^{2+} 内流而间接抑制磷脂酶 A_2 活性,影响花生四烯酸及其代谢产物释放,减少多种炎症介质合成,改善肾脏血流动力学,增加肾损伤大鼠的肾小球滤过率和肾血浆流动,降低肾小管上皮细胞凋亡,减轻肾组织细胞损伤,促进肾组织修复。

综上所述,防己的抗炎、抑制免疫是其祛风止痛功效的药理学基础。对心血管系统药理作用、抗脑缺血作用及其他作用是现代研究对其活性的新认识。

【现代应用】

1. **高血压病** 粉防己碱为钙离子阻滞剂,口服或静脉注射治疗有效。

2. **心绞痛** 粉防己碱静脉注射可治疗心绞痛,对劳累型心绞痛效果显著。

3. **阵发性室上性心动过速** 粉防己碱 150mg 加入生理盐水 20ml 中静脉注射可治疗阵发性室上性心动过速。

4. **矽肺** 粉防己碱治疗矽肺有一定疗效。

5. **肝纤维化及门脉高压** 粉防己碱长期服用治疗慢性肝病所致肝纤维化有一定疗效,能减少肝硬化患者门静脉、肠系膜上静脉及脾静脉血流量,降低食管曲张静脉压力和门静脉压力。

【不良反应】

粉防己碱（20mg/kg）连续给大鼠用药 21 日,大部分实验动物的肝、肾和肾上腺均出现不同程度的实质细胞变性、坏死,甚至发生灶状坏死和继发性炎性细胞反应。当剂量增加 2 倍（每日 40mg/kg）及 4 倍（每日 80mg/kg）,实验动物的肝、肾和肾上腺的毒性损害逐渐加重。当剂量加大至每日 400mg/kg,全部大鼠均于 7 日内死亡。

五加皮

来源：本品为五加科植物细柱五加 *Acanthopanax gracilistylus* W. W. Smith 的干燥根皮。

主要化学成分：五加皮主要含有皂苷和挥发油。五加苷 B（eleutheroside B）和五加苷 D（eleutheroside D）是皂苷类主要成分。挥发油中主要含有马鞭草烯酮（verbenone）和反式马鞭草烯醇（trans verbenol）。

性味归经：五加皮味辛、苦，性温。归肝、肾经。

功效主治：具有祛风湿、补肝肾、舒筋骨之功效。用于风湿痹痛，筋骨痿软，小儿行迟，体虚乏力，水肿，脚气。

【药理作用】

1. **抗炎** 五加皮的乙醇提取液对大鼠蛋清性及甲醛性关节炎有抑制作用。体外与体内实验研究结果表明，五加皮醇提物对环氧化酶-1（COX-1）和环氧化酶-2（COX-2）均有抑制作用，在相同剂量时，对 COX-2 的抑制率大于 COX-1。实验结果提示，抑制环氧化酶是五加皮抗炎的作用机制之一。

2. **抗肿瘤** 五加皮提取液对白血病细胞株 MT-2 的增殖有较强的抑制作用，抑制率与其浓度有较好的量效关系，醇提液灌胃 15 日，能改善腋下接种白血病细胞株 MT-2 的荷瘤小鼠的一般情况，缩小肿瘤结节，延长生存期。五加皮提取液抗肿瘤的作用机制与其提高单核细胞对肿瘤细胞的吞噬作用，促进单核细胞的 TNF-α、IL-12 等细胞因子产生有关。

3. **其他作用** ① 细柱五加皮水煎液灌胃给药，可延长小鼠游泳时间。② 细柱五加皮水煎液灌胃给药，可延长热应激小鼠存活时间。③ 细柱五加皮水煎液灌胃给药连续 4 日，可抑制四氧嘧啶所致大鼠高血糖。④ 抗免疫性肾炎：五加皮注射液对小鼠实验性肾毒血清肾炎有治疗作用，给肾毒血清肾炎小鼠五加皮注射液后，其血清白蛋白升高，尿蛋白、血清尿素氮、血清总胆固醇均降低。

综上所述，五加皮的抗炎作用是其祛风湿功效的药理学基础；抗肿瘤及其他作用是现代研究对其生物活性作用的新发现，其临床应用价值尚待深入探索。

【现代应用】

1. **坐骨神经痛** 五加皮配用其他药可治疗坐骨神经痛。

2. **风湿性关节炎** 五加皮配伍独活、桂皮等可治疗风湿性关节炎。

雷公藤

来源：本品为卫矛科雷公藤 *Tripterygium wilfordii* Hook. f. 属多种植物的根及根茎。

主要化学成分：雷公藤主要含有生物碱类、二萜类、三帖类、倍半萜、多糖和木脂系类化合物。生物碱类成分主要有雷公藤碱（wilfordine）、雷公藤次碱（whforine）等。二萜类成分主要有雷公藤甲素（triptolide）、雷公藤乙素（tripdiolide）等。三萜类成分主要有雷公藤内酯甲（wilforlide A）、雷公藤内酯乙（wilforlide B）等。倍半萜类成分主要有雷公藤素（wilfornide）等。除此之外，尚含有雷公藤总苷、谷甾醇、多糖及挥发油等化合物。

性味归经：雷公藤味苦，性寒，有大毒。归心、肝经。

功效主治：具有祛风除湿、活血通络、消肿止痛、杀虫解毒之功效。用于类风湿关节炎、风湿性关节炎、跌打损伤等。

【药理作用】

1. **抗肿瘤** 雷公藤的多种成分具有显著的抗肿瘤作用。对早期肿瘤作用弱，指数期肿瘤作用强。雷公藤甲素能延长 L_{615} 白血病小鼠存活时间，抑制乳癌和胃癌细胞系集落的形成，在体外对 K562 细胞（白血病细胞）和 HL-60 细胞（急性骨髓白血病细胞）具有显著的细胞毒性作用。雷公藤多苷能诱导 HL-60 细胞凋亡，还能通过抑制卵巢功能，使雌二醇、黄体酮处于低水平状态，引起血清促卵泡素和促黄体生成素的增加，使子宫肌瘤细胞凋亡。雷公藤素和雷公藤醇对 P-388 小鼠白血病细胞株的生长有显著抑制作用。雷公藤素 D 对 A-549 人肺腺癌细胞具有显著的抑制作用,其机制是诱导凋亡和抑制血管增生。

2. **抗炎** 雷公藤总苷是雷公藤抗炎作用的主要有效成分之一。雷公藤总苷 30mg/kg 腹腔注射,抑制大鼠实验性关节肿、组胺引起的皮肤毛细血管通透性增高;20mg/kg 腹腔注射,抑制大鼠棉肉芽肿。雷公藤的抗炎作用机制与抑制炎症介质的产生和释放有关,并通过兴奋下丘脑-垂体-肾上腺皮质系统,促进肾上腺皮质激素释放。

3. **抑制免疫** 雷公藤对非特异性免疫和特异性免疫都产生显著影响。雷公藤及其提取物能使大鼠胸腺、脾脏、淋巴器官萎缩;雷公藤内酯能抑制小鼠碳粒廓清及腹腔巨噬细胞的吞噬活性;雷公藤总苷能减少白细胞数和淋巴细胞总数,增加中性粒细胞与单核细胞,说明选择性作用于淋巴细胞;雷公藤具有抑制 B 细胞增殖和抗体生成作用,能抑制 B 细胞生长分化和免疫球蛋白类别转换。

4. **抗生育** 雷公藤多苷可使雄性大鼠附睾精子成活率明显下降,畸形率上升,灌服抗生育剂量并不影响大鼠垂体-睾丸轴的内分泌功能,可能是直接作用于睾丸与附睾中精子,使其变态与成熟。雷公藤抗生育的机制与睾丸变态期精子细胞组蛋白-精核蛋白取代反应受阻,导致附睾精子核蛋白异常有关。

5. **其他作用**

(1)抗菌作用 雷公藤对金黄色葡萄球菌、607 分枝杆菌、枯草杆菌、无核杆菌有明显的抑制作用,对革兰阴性菌也有一定作用。对真菌尤其是皮肤白念珠菌有显著抑制作用。抑菌主要成分是雷公藤红素。

(2)抗艾滋病作用 雷公藤生物碱具有较强的抗艾滋病作用。

综上所述,雷公藤的抗炎、抑制免疫作用是其祛风除湿、活血通络、消肿止痛功效的药理学基础。

【现代应用】

1. **类风湿关节炎** 雷公藤、雷公藤甲素和雷公藤多苷对类风湿关节炎有显著治疗作用。

2. **银屑病** 临床治疗银屑病,除传统的雷公藤水煎剂外,主要用雷公藤多苷片(10mg/片),一般成人用量为每日 60～80mg,分 3～4 次口服,用于治疗脓疱型、红皮病型及关节型银屑病,也可用于寻常型银屑病的急性进行期。

3. **红斑狼疮** 雷公藤对各型红斑狼疮均有明显疗效,轻型单用本药,急性合用激素则疗效更好。

4. **过敏性皮肤病** 对多型性日光皮炎及接触性皮炎治疗效果较好。

【不良反应】

雷公藤对各种动物毒性不同,它对人、犬、猪及昆虫的毒性很大,可以发生中毒甚至死亡,但是对羊、兔、猫、鼠、鱼却无毒性。

1. **消化系统** 雷公藤致消化系统不良反应发生频率最高,且在正常剂量范围内就可发生,主要表现为恶心、呕吐、胃部不适、腹痛、腹鸣、腹泻、便血、食欲减退、口干、食管下部烧灼感等。约有三分之一的患者服用雷公藤后会导致 ALT 升高,严重者出现黄疸、肝大、肝脏出血及肝坏死,多发生在用药后 2～4 周,且雷公藤片较雷公藤多苷更易引起肝损害。另有少数患者出现伪膜性肠炎,更有严重者导致消化道出血使患者呕血、便血。

2. **皮肤黏膜损害** 色素沉着、黄褐斑、红斑、口腔及唇糜烂、指(趾)甲变薄及软化、脱发等。有报道显示,雷公藤可导致皮肤变应性血管炎,多形性红斑型药疹,结节性红疹,下肢及头面部水肿。一般停药后即逐渐消失,但再次服药时上述症状又可发生。

3. **骨髓抑制** 雷公藤对骨髓有抑制作用,可引起白细胞、红细胞、血小板及全血细胞减少、弥散性血管内凝血、再生障碍性贫血、类白血病反应和继发性白血病,骨髓造血障碍和停滞亦有报道。

4. **生殖系统毒性** 男性表现为精子数量显著减少、活动力下降、畸形率增加,造成生育能力下降或不育,长期用药可造成性欲减退、睾丸萎缩、男性乳房增大,男性少儿可因药物致青春期性腺发育障碍而引起生殖器发育不良。女性因卵巢功能受抑制而表现为月经紊乱如月经增多、减少或闭经,育龄妇女可致不孕。

5. **心血管系统毒性** 主要表现为心慌、胸闷、气短、心律失常及心电图改变。心电图显示有房室传导阻滞、室性逸搏、室性早搏及心肌损害。常发生于超常用量及原有心血管疾病患者。严重中毒者可出现血压急剧下降,心肌供血不足,甚至出现心源性休克,心力衰竭。

6. **泌尿系统损害** 在中草药引起的肾损害中,雷公藤诱致占相当大比例。雷公藤中毒患者中有三分之一可同时伴有肾损害,其损害主要类型为急性肾衰竭,表现为少尿或无尿、浮肿、血尿、蛋白尿、管型尿、腰痛或伴肾区叩击痛,氮质血症、酸中毒,肾功能异常,甚至因急性肾衰竭而死亡,实验显示可见血肌酐、尿素氮明显增高、肌酐清除率明显降低。另有报道,雷公藤可致尿崩症。

7. **神经系统毒性** 口服雷公藤后,经吸收可引起神经细胞变性并导致中枢神经系统损害,主要表现为头晕、头痛、乏力、失眠或嗜睡、肌肉疼痛、四肢麻木、抽搐,并可导致听力减退、复视、记忆力减退、周围神经炎、脑水肿、不宁腿综合征,表现为双上肢及两腿膝关节下有难以忍受的酸胀麻木感。

8. **免疫抑制** 治疗剂量的雷公藤对免疫功能有抑制效应。超量中毒则会引起淋巴器官的萎缩和淋巴细胞凋亡以及免疫功能降低。无论生药还是提取物的制剂,均可发现这一不良反应。

9. **肝毒性** 雷公藤致肝损害临床表现类似于急性病毒性肝炎,有乏力、食欲缺乏、厌油、恶心、呕吐等症状,中度黄染,肝大质充实。另有患者表现为起病缓慢,出现重症胆汁瘀积性肝脏损害。雷公藤急性中毒实验发现肝脏可产生小灶性肝细胞凝固性坏死,少数动物出现弥散性大片坏死,转氨酶升高。

第十一章

化湿药

凡气味芳香,具有化湿运脾作用的药物称为化湿药,或芳香化湿药。常用的药物主要有厚朴、苍术、广藿香、佩兰、草豆蔻、白豆蔻、砂仁等。主要用于湿浊困脾证,也可用于湿温、暑湿等证。

脾喜燥而恶湿,湿性重浊黏滞,若脾为湿困,则运化失常,可致舌苔白腻、口甘多涎、食少体倦、食欲不振、脘腹痞满、消化不良、呕吐泛酸、大便溏薄等证。从其病理改变可见,湿浊困脾证与消化系统疾病如急慢性胃肠炎、胃肠神经症、胃溃疡、胃无力或胃下垂、胃肠过敏、消化不良、痢疾等疾病相关。

本类药物辛香苦燥,可疏畅气机、宣化湿浊、运化脾胃。适用于湿困脾胃、身体倦怠、脘腹痞满、胃纳不馨、口甘多涎、大便溏薄、舌苔白腻等。

经现代研究发现,芳香化湿药具有如下主要药理作用(图 11-1):

1. **调节胃肠运动** 化湿药均含挥发油,具有健胃祛风功效,可刺激或调整胃肠运动功能。如佩兰、白豆蔻能提高肠道紧张度;砂仁可兴奋肠管平滑肌,促进肠管运动。而厚朴、苍术、藿香等对乙酰胆碱、氯化钡等引起的离体肠肌痉挛却有程度不等的解痉作用。

芳香化湿药对胃肠运动的作用效果,与机体的功能状态相关。如苍术煎剂既能对抗乙酰胆碱所致小肠痉挛,又能对抗肾上腺素所致平滑肌抑制。此外,药物作用的不同与剂量也有一定的关系。如厚朴煎剂对小鼠和豚鼠离体肠管,在小剂量下表现为兴奋,而大剂量则为抑制。

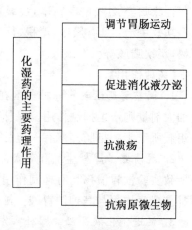

图 11-1 化湿药的主要药理作用

2. **促进消化液分泌** 芳香化湿药如厚朴、广藿香、白豆蔻、草豆蔻、草果等所含有的挥发油,通过刺激嗅觉、味觉感受器,或温和地刺激局部黏膜,反射性地促进消化液分泌。

3. **抗溃疡** 苍术、厚朴、砂仁等化湿药,具有较强的抗溃疡作用。其主要作用环节包括:

①增强胃黏膜保护,促进黏膜修复:厚朴乙醇提取物对四氯化碳-乙醇胃黏膜损伤,厚朴酚对应激性溃疡均有显著的保护作用。从苍术中提取的氨基己糖具有促进胃黏膜修复作用。苍术还能提高胃液中前列腺素的含量,保护胃黏膜免遭多种外源性因素的损伤。

②抑制胃酸分泌过多：厚朴酚能明显对抗四肽胃泌素及氨甲酰胆碱所致胃酸分泌增多，砂仁可抑制胃酸分泌，对幽门结扎性及应激性胃溃疡有较好的预防作用。

4. **抗病原微生物** 体外实验研究表明，厚朴酚、苍术提取物、广藿香酮对金黄色葡萄球菌、溶血性链球菌、肺炎球菌、百日咳杆菌、大肠埃希菌、枯草杆菌、变形杆菌、痢疾杆菌、铜绿假单胞菌等具有抑制或杀灭作用。其中尤以厚朴抗菌活性较强，抗菌谱广。苍术对黄曲霉菌，藿香对许兰黄癣菌、趾间及足跖毛癣菌和鼻病毒，厚朴对丝状真菌、肝炎病毒，佩兰、砂仁、白豆蔻对腮腺炎病毒、流感病毒等均有一定抑制作用。

此外，化湿药还具有不同程度的保肝、抗血栓形成、抑制血小板聚集、祛痰、抗病毒、抗肿瘤、抗过敏、抗炎等药理作用。

综上所述，芳香化湿药疏畅气机、宣化湿浊、运化脾胃等功效主要与调节胃肠运动、促进消化液分泌、抗溃疡、抗病原微生物等药理作用相关。

厚　朴

来源：本品为木兰科植物厚朴 *Magnolia officinalis* Rehd. et Wils 或凹叶厚朴 *M. offcinalis* Rehd. et wils. var. *biloba* Rehd. et Wils 的干燥干皮、根皮及枝皮。

主要化学成分：厚朴主要含有多种酚类、挥发油和少量生物碱。酚类物质约占 5%，其中包括厚朴酚(magnolol)、四氢厚朴酚(tetrahydromagnolol)、异厚朴酚(iso‐agnolol)及和厚朴酚(honokiol)等。挥发油约占 1%，已测出 33 种成分，主要为 β‐桉叶醇(β‐eudesmol)，其含量高达 44.7%，其次为愈创醇，达 26.4%，此外还有 α‐蒎烯、β‐蒎烯、莰烯等。生物碱类成分主要为厚朴碱(magnocurarine)、柳叶木兰碱(salicifoline)、木兰花碱(magnoflorine)、番荔枝碱(anonaine)等。

性味归经：厚朴味苦、辛，性温。归脾、胃、肺、大肠经。

功效主治：具有燥湿、消积、行气、平喘之功效。用于湿滞伤中，脘痞吐泻，食积气滞，腹胀便秘，痰饮喘咳等。

【药理作用】

1. **调整胃肠运动** 厚朴煎剂在一定剂量范围内对兔、豚鼠、小鼠离体肠管产生兴奋作用，但加大剂量则产生抑制作用。厚朴碱静脉注射使麻醉猫在体小肠张力下降；厚朴酚和厚朴碱对组胺所致十二指肠痉挛有一定的抑制作用。

2. **抗溃疡** 厚朴生品和姜炙品、厚朴酚有抗胃溃疡作用。对结扎幽门、水浸应激、HCl‐乙醇所致实验性胃溃疡均有抑制作用，可减少因应激、胃泌素、氨甲酰胆碱所致的胃酸分泌增多。厚朴抗溃疡作用与其抑制胃酸分泌过多有关。

3. **促进消化液分泌** 厚朴挥发油能通过刺激嗅觉、味觉感受器，或温和地刺激局部黏膜，反射性地增加消化腺的分泌。

4. **抗病原微生物** ①抗菌作用：厚朴抗菌作用较强，抗菌谱较广。厚朴酚对金黄色葡萄球菌、大肠埃希菌、链球菌有明显的抑制作用，厚朴酚对体内炭疽杆菌也表现出明显的抗菌活性，对幽门螺旋杆菌具有抑制其生长的作用。厚朴酚、和厚朴酚、四氢厚朴酚等对口腔中变形链球菌有很强的抑制作用，具有抗龋齿作用。②抗真菌：厚朴醇提物对致病性皮肤真菌及结核杆菌有较强的抑制作用。③抗病毒：厚朴中所含新木脂素对 Epstein-Barr 病毒激活有抑制作用。

5. 保肝　厚朴酚可抗肝炎病毒,对小鼠实验性病毒性肝炎有一定的保护作用,可减轻细胞变性坏死等实质性病理损害,并防止肝纤维化及肝硬化的形成。

6. 抗炎、镇痛　厚朴醇提物对醋酸引起的小鼠腹腔毛细血管通透性升高、二甲苯所致耳廓肿胀、角叉菜胶引起的足肿胀均有抑制作用,对小鼠醋酸所致扭体反应及热痛刺激甩尾反应也呈现抑制作用。

此外,厚朴还具有一定的中枢抑制、肌肉松弛、抗脑缺血、抗氧化、抑制血小板聚集、降压、抗过敏、抗肿瘤等作用。

厚朴调节胃肠运动、抗溃疡、促进消化液分泌、抗病原微生物作用为其燥湿、消积、行气功效提供了药理学依据。

【现代应用】

1. 细菌性痢疾　用厚朴粉 4.5～9g,每日 2～3 次,治疗菌痢有较好疗效。

2. 肌强直　用厚朴 9～15g,加水煎 2 次,顿服,治疗肌强直,有一定疗效。

【不良反应】

厚朴中有毒成分主要是木兰箭毒碱,给小鼠腹腔注射的 LD_{50} 为 45.55mg/kg。大剂量厚朴可致呼吸肌麻痹而死亡。长期灌服厚朴甲醇提取物,对小鼠肾脏有明显损害。

苍　术

来源:本品为菊科多年生植物茅苍术 *Atractylodes lancea*(Thunb.) DC. 或北苍术 *A. chinensis*(DC.) Koidz. 的干燥根茎。

主要化学成分:茅苍术根茎挥发油含量约 5%～9%,北苍术根茎含挥发油约 1.5%,挥发油的主要成分为苍术醇(atractylol),为 β-桉叶醇(β-eudesmol)和茅术醇(hinesol)的混合物;此外,还含有苍术酮(atractylone)、苍术素(atractylodin)、维生素 A 样物质、维生素 D 等。

性味归经:苍术味辛、苦,性温。归脾、胃经。

功效主治:具有燥湿健脾、祛风湿之功效。用于湿阻中焦,风寒湿痹,脚膝肿痛,痿软无力,雀目夜盲等。

【药理作用】

1. 调节胃肠运动　苍术对胃肠运动功能有兴奋和抑制的双向调节作用。苍术煎剂、苍术醇提物在一定剂量范围内能对抗乙酰胆碱、氯化钡所致胃肠平滑肌痉挛,而对肾上腺素所致小肠运动抑制,也有一定的对抗作用,对正常胃平滑肌则有轻度兴奋作用。苍术丙酮提取物、β-桉叶醇及茅术醇对氨甲酰胆碱、Ca^{2+} 及电刺激所致小肠收缩加强,均有明显对抗作用。茅术醇、β-桉叶醇能促进正常小鼠的胃肠运动,β-桉叶醇对新斯的明负荷小鼠引起的胃肠运动加快有明显的拮抗作用。苍术煎剂对番泻叶所致"脾虚泄泻"模型大鼠的小肠推进运动亢进有明显对抗作用。

2. 抗溃疡　苍术对胃溃疡有较强的抑制作用,能显著抑制幽门结扎型胃溃疡、幽门结扎-阿司匹林动物的胃液量、总酸度、总消化能力,减轻胃黏膜损害。水溶液部分与挥发油部分抗胃溃疡作用相当。

苍术抗溃疡作用机制主要有两个方面:

①抑制胃酸分泌:苍术醇可通过抑制皮质激素的释放,减轻皮质激素对胃酸分泌的刺激作用,抑制胃酸分泌;β-桉叶醇具有抗 H_2 受体作用,能抑制胃酸分泌,并可对抗皮质激素对胃

酸分泌的刺激作用。

②增强胃黏膜保护作用：北苍术可增强胃黏膜组织血流量，增强胃黏膜保护作用。从苍术中提取的氨基己糖具有促进胃黏膜修复作用。

3．保肝 苍术及 β-桉叶醇、茅术醇、苍术酮对四氯化碳及 D-氨基半乳糖诱发的肝细胞损害均有显著的预防作用。

此外，苍术煎剂可明显促进肝脏蛋白质的合成。

4．抗病原微生物 苍术提取物具有较强的抗菌作用，对下列细菌具有高度的抗菌活性：耐药福氏痢疾杆菌，铜绿假单胞菌，金黄色葡萄球菌，枯草杆菌黑色变种芽孢等。

此外，苍术浸出液还具有抗真菌作用，体外试验显示对红色毛癣菌、石膏样毛癣菌等真菌有明显的抑制作用。

5．排钠 苍术水煎剂给大鼠灌胃，可显著增加钠、钾的排泄。

6．其他作用 苍术还具有的药理作用包括：①调节血糖水平：可使正常家兔血糖水平升高，却对四氧嘧啶性糖尿病家兔具有降血糖作用。可能机制为苍术有效成分和腺嘌呤核苷酸在同一线粒体上起竞争性抑制作用，而抑制细胞内氧化磷酸化作用，干扰能量的转移过程。②抗缺氧：β-桉叶醇对氰化钾所致小鼠缺氧模型，可延长小鼠存活时间，降低死亡率。③中枢抑制：具有镇静作用，可抑制小鼠自发活动，增强巴比妥类睡眠作用。小剂量使脊髓反射亢进，较大剂量则呈抑制作用，甚至使呼吸麻痹而导致死亡。其药理活性成分主要是 β-桉叶醇和茅术醇。④抗肿瘤作用：茅术醇、β-桉叶醇在体外对食管癌细胞有抑制作用。⑤促进骨骼钙化：苍术中含有与钙、磷吸收有关的维生素 D，其挥发油具有促进骨骼钙化作用。⑥对心血管系统的影响：苍术对蟾蜍心脏有轻度抑制作用，对血管也有轻度的扩张作用。

综上所述，苍术调节胃肠运动、抗溃疡、抗病原微生物是其燥湿健脾、祛风湿功效的药理作用基础。

【现代应用】

1．腹泻 苍术可用于急慢性腹泻、吸收不良、慢性溃疡性结肠炎等的治疗。

2．佝偻病 苍术挥发油微囊对治疗儿童佝偻病有较好的疗效。

3．夜盲症 常配伍猪肝、羊肝等，用于治疗夜盲症。

4．皮肤病 如可用于皮肤瘙痒症、多形性渗出性红斑等皮肤病的治疗。

5．空气消毒 可用苍术制备消毒剂，具有使用方便、杀菌作用强、无刺激性、无残留污染等优点。亦有用熏蒸的方法进行空气消毒，预防水痘、腮腺炎、猩红热、感冒和气管炎等。

广藿香

来源：本品为唇形科植物广藿香 *Pogostemon cablin* (Blanco) Benth. 的干燥地上部分。

主要化学成分：广藿香主要含挥发油约 1.5%，油中主要成分是广藿香醇（patchouli alcohol），占 52%～57%，以及广藿香酮（pogostone）。其他成分有苯甲醛、丁香油酚、桂皮醛、广藿香吡啶等。此外，尚含有多种倍半萜及黄酮类成分。

性味归经：广藿香味辛，性微温。归脾、胃、肺经。

功效主治：具有化湿、解表、止呕、解暑等功效。用于湿浊中阻，胸闷不舒，鼻渊头痛，脘痞呕吐，暑湿倦怠，寒湿闭暑等。

【药理作用】

1. **促进胃液分泌** 广藿香所含挥发油可刺激局部胃黏膜,促进胃液分泌,增强消化能力。

2. **抗病原微生物** ①抗菌作用:体外试验表明,广藿香具有较强的抗菌作用。其所含广藿香酮可抑制金黄色葡萄球菌、肺炎链球菌、溶血性链球菌、大肠埃希菌、痢疾杆菌、铜绿假单胞菌;藿香煎剂对钩端螺旋体有抑制作用。②抗真菌作用:藿香煎剂、水浸出液、醚浸出液、醇浸出液对许兰黄癣菌、趾间及足跖毛癣菌等多种致病性真菌有抑制作用,煎剂抗菌作用弱于后者;③抗病毒作用:藿香黄酮类物质有抗病毒作用,可抑制消化道、上呼吸道鼻病毒的生长繁殖。

3. **其他作用** ①调节胃肠运动:藿香水提物、去油水提物和挥发油均可抑制乙酰胆碱及氯化钡引起的离体兔肠痉挛性收缩,以挥发油的抑制作用最强。在整体实验中,挥发油则对正常小鼠肠推进运动无影响。②细胞毒活性:藿香二萜类成分在体外对多种人癌细胞株具有细胞毒活性。

广藿香的促进胃液分泌、抗病原微生物及调节胃肠运动药理作用为其化浊、开胃止呕的功效提供了药理学依据。

【现代应用】

1. **急性胃肠炎** 藿香用于治疗急性胃肠炎有一定疗效。

2. **口臭** 藿香煎剂,时时漱口,可去口臭。

第十二章

利水渗湿药

凡能通利水道、渗泄水湿的药物，称为利水渗湿药。根据功效可分为利水消肿药、利尿通淋药、利湿退黄药三类。利水消肿药包括茯苓、猪苓、泽泻、玉米须、薏苡仁、半边莲等；利尿通淋药包括车前子、木通、萹蓄、瞿麦等；利湿退黄药包括茵陈、金钱草等。主要用于水湿内停所致的各种病症：小便不利、水肿、淋证、黄疸、湿疮、带下、湿温、湿痹等。

水湿的生成与脾、肾、肺、膀胱等脏腑的功能失调有关。若肺失通调、脾失健运、肾失开合，则膀胱气化无权，三焦水道失畅，水湿内停。水湿致病，既可泛滥于全身而呈水肿，也可同其他外邪相夹杂，侵犯人体某一脏腑、部位。从现代医学角度看，水湿所致的疾病与泌尿系统感染或结石、肾脏病变、慢性支气管炎时的痰液积留以及胸水、腹水等体腔内的异常液体和各种原因所致的水肿、代谢异常、变态反应性疾病、消化系统功能低下等疾病有关。

经现代研究发现，利水渗湿药具有如下主要药理作用（图12-1）：

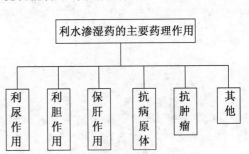

图 12-1　利水渗湿药的主要药理作用

1. **利尿作用**　多数利水渗湿药（如茯苓、猪苓、泽泻、玉米须、萹蓄、石韦、海金沙、瞿麦、车前子及车前草、金钱草、茵陈等）均具有不同程度的利尿作用。其利尿作用的机制不尽相同，如猪苓、泽泻通过抑制肾小管对钠离子的重吸收而利尿，茯苓素通过抗醛固酮，泽泻通过增加心钠素（ANF）的含量而利尿。适用于肾性水肿、肝性水肿、慢性心功能不全水肿等。

2. **利胆作用**　本类药物中，茵陈、半边莲、金钱草、玉米须、虎杖等均有明显的利胆作用，能扩张奥狄括约肌，收缩胆囊，促进胆汁中固体物、胆酸及胆红素的排出。临床用于胆道结石和胆汁引流不畅。

3. **保肝作用**　茯苓、猪苓、泽泻、茵陈、垂盆草、虎杖等有保肝作用。如泽泻能改善肝脂肪代谢，抗脂肪肝；能抑制脂质过氧化损伤，促进肝细胞修复。茵陈具有一定的抗肝炎病毒和抑制病毒复制的作用；能促进肝细胞再生、恢复肝功能；并能减轻四氯化碳所致肝细胞损伤，防治肝纤维化。

4. **抗病原体**　多数利水渗湿药具有抗菌、抗真菌、抗病毒作用。如茯苓、猪苓、茵陈、金钱草、滑石、车前子、萹蓄、石韦、海金沙等有一定的抗菌作用。茵陈、车前子、木通、萹蓄等具有抗真菌作用。金钱草、茵陈等具有抗病毒作用。

5. 抗肿瘤　茯苓多糖、茵陈香豆素类、猪苓多糖、泽泻、玉米须及其多聚糖、薏苡仁、虎杖苷等均具有抗肿瘤作用。其抗肿瘤作用机制主要涉及两方面：一为直接抑杀肿瘤细胞，二为增强机体的免疫能力，提高机体免疫监督作用而抑制肿瘤。

6. 其他作用　①降血脂：泽泻、车前子、茵陈、虎杖、五苓散、茵陈蒿汤等均有降血脂作用。②降血糖：泽泻具有降血糖作用。③降血压：利水渗湿药均具有一定的降压作用，与其利尿和扩张血管作用有关。

综上所述，利水渗湿药利水消肿、利尿通淋、利湿退黄等功效主要与利尿、利胆、保肝、调节血脂等药理作用相关。

茯　苓

来源：本品为多孔菌科真菌茯苓 *Poria cocos*（Schw.）Wolf 的干燥菌核。

主要化学成分：主要含 β-茯苓聚糖（β-pachyman），约占干重 93%。另含三萜类茯苓素（poriatin）、茯苓酸（pachymic acid）、茯苓醇等成分；此外，尚含有蛋白质、麦角甾醇及无机盐成分（钾、钠、镁、磷）等。

性味归经：茯苓味甘、淡，性平。归心、肺、脾、肾经。

功效主治：具有利水渗湿、健脾宁心之功效。用于水肿尿少，痰饮眩悸，脾虚食少，便溏泄泻，心神不安，惊悸失眠等病症。

【药理作用】

1. 利尿作用　茯苓具有一定程度的利尿作用，但其利尿作用与实验动物的种属、不同生理病理状态、给药途径等密切相关，如茯苓醇提液对正常家兔慢性实验有利尿作用，但在犬静脉注射煎剂、大鼠及家兔灌服茯苓煎剂下均不出现利尿作用。茯苓对健康的动物和人利尿作用不明显，但可明显增加水肿患者的尿量，且对于浮肿严重的肾炎患者及心脏病患者，茯苓的利尿作用更为显著。

茯苓素是茯苓发挥利尿作用的有效成分，其化学结构与醛固酮及其拮抗剂相似，可与肾小管细胞浆膜的醛固酮受体结合，拮抗醛固酮活性，提高尿 Na^+/K^+ 比值，产生排钠利尿作用。另外，茯苓素还可显著激活 Na^+-K^+-ATP 酶和细胞中总 ATP 酶，促进机体的水盐代谢，产生利尿作用。茯苓的利水渗湿作用与其对机体水盐代谢的调节相关。

2. 免疫调节作用　茯苓多糖、羧甲基茯苓多糖、茯苓素具有增强机体免疫功能的作用，表现为：①对非特异性免疫功能的影响：能增强小鼠腹腔巨噬细胞的吞噬功能；能增加免疫器官胸腺、脾脏、淋巴结的重量；能对抗 ^{60}Co 照射所致小鼠外周血白细胞减少，可增加醋酸萘酯酶染色阳性淋巴细胞数。②对特异性免疫功能的影响：可使小鼠脾脏抗体分泌细胞数明显增多；可提高玫瑰花结形成率及植物血凝素诱发的淋巴细胞转化率。茯苓多糖增强机体免疫功能的作用机制与其诱导产生 IL-2 有关。

茯苓三萜化合物低剂量时具有免疫增强作用，但在高剂量时却表现为抑制作用。茯苓素可增强小鼠腹腔巨噬细胞的吞噬功能，提高非特异性免疫功能，但对植物血凝素、大肠杆菌内毒素、刀豆球蛋白 A 诱导的淋巴细胞转化及对小鼠血清抗体及脾细胞抗体产生能力均有显著抑制作用。茯苓素对 IL-2 的产生呈剂量依赖性的抑制作用。

中医认为"脾主为卫","四季脾旺不受邪",说明脾具有维持脏腑正常功能与增强元气以抗御病邪的能力,与机体免疫功能息息相关。茯苓对免疫功能的调节作用可认为是其"健脾"的药理学基础。

3. 抗肿瘤作用 茯苓素和茯苓多糖均具有显著的抗肿瘤作用。茯苓素能明显抑制小鼠实体瘤 S_{180} 的生长,抑制小鼠 L_{1210} 和人白血病细胞系 HL-60 的增殖,对小鼠 Lewis 肺癌转移也有抑制作用。茯苓多糖能显著抑制体外培养的小鼠腹水型肉瘤 S_{180} 细胞和人慢性骨髓白血病 K562 细胞的增殖,能使 Lewis 肺癌和肉瘤 S_{180} 荷瘤小鼠低下的吞噬功能恢复正常。

抗肿瘤作用机制为:①茯苓素可能是通过抑制肿瘤细胞的核苷转运而抑制肿瘤细胞 DNA 合成,及明显提高巨噬细胞产生肿瘤坏死因了(TNF)的能力,增强杀伤肿瘤细胞作用。②茯苓多糖通过提高宿主的免疫系统功能及直接的细胞毒作用(如改变肿瘤细胞膜磷脂生化特性)而发挥抗肿瘤作用。

4. 保肝 茯苓醇具有促进实验性肝硬化动物肝脏胶原蛋白降解,促进肝内纤维组织重吸收的作用。羧甲基茯苓多糖可使四氯化碳所致肝损伤及其代谢障碍明显减轻,血清丙氨酸转氨酶活性降低。

5. 对胃肠功能的影响 茯苓对家兔离体肠管有直接松弛作用,对幽门结扎所形成的溃疡有预防作用,并能抑制胃酸分泌。

6. 其他药理作用 ① 镇静作用:茯苓煎剂腹腔注射能明显降低小鼠的自发活动,增强戊巴比妥钠的麻醉时间,并对抗咖啡因所致的小鼠兴奋过度。羧甲基茯苓多糖能增强硫喷妥钠对小鼠的中枢抑制作用,使麻醉时间显著延长。② 抗炎作用:新型羧甲基茯苓多糖对大鼠佐剂性关节炎或继发性炎症有较强的抑制作用。③ 抗衰老作用:茯苓多糖有较好的抗老龄动物衰老作用。能降低动物体内自由基水平,提高动物体内 SOD 活力和抗过氧化损伤能力。茯苓还具有抗皮肤衰老作用,主要是通过提高皮肤中羟脯氨酸含量而抗衰老,该作用呈剂量依赖性。

综上所述,茯苓利尿、增强免疫功能、抗炎、影响胃肠功能、保肝、镇静等作用是其利水渗湿、健脾宁心的药理学基础,其主要有效成分是茯苓多糖、茯苓素等。

【现代应用】

1. 水肿 茯苓对水肿患者的利水消肿作用明显,有较好的疗效。

2. 婴幼儿腹泻 单味茯苓粉可治疗由轮状病毒感染所致的婴幼儿秋冬季腹泻。

3. 失眠、精神分裂症 茯苓水煎剂可治疗失眠、慢性精神分裂症有效。

4. 肿瘤 羧甲基茯苓多糖能抑制肿瘤生长,延长肿瘤患者的生存期。临床可采用静脉注射或肌肉注射,并配合化疗,用于治疗胃癌、肝癌、鼻咽癌等,可延缓病情,改善症状。

5. 其他 以茯苓为主药治疗胃下垂合并胃炎及溃疡病者,能改善症状。

猪 苓

来源:本品为多孔菌科真菌猪苓 *Polyporus umbellatus* (Pers.) Fries 的干燥菌核。

主要化学成分:猪苓多糖(glucan)、猪苓酸 A(poly-prorenic acid A)、猪苓酸 C(poly-prorenic acid C)、麦角甾醇(ergosterol)、蛋白质、无机盐等。

性味归经:猪苓味甘、淡,性平。归肾、膀胱经。

功效主治:具有利水渗湿之功效。用于小便不利,水肿,泄泻,淋浊,带下。

【药理作用】

1. **利尿作用** 猪苓主要是通过抑制肾小管对水和电解质的重吸收,增加水、钠、钾、氯等的排泄而产生明显的利尿作用。

2. **增强免疫功能** 猪苓具有增强机体免疫功能的作用,最主要的有效成分为猪苓多糖。猪苓多糖能增强荷瘤小鼠及化疗小鼠腹腔巨噬细胞的吞噬能力;可直接促进小鼠免疫细胞(B 细胞)的有丝分裂以及对抗原刺激的反应性,增加抗体形成;能明显促进小鼠 T 细胞对 ConA 和 B 细胞对细菌脂多糖(LPS)的增殖反应,增强小鼠异型脾细胞诱导的迟发型超敏反应,并明显增强小鼠异型脾细胞激活的细胞毒 T 细胞(CTL)对靶细胞的杀伤活性。

3. **抗肿瘤作用** 猪苓抗肿瘤作用的主要有效成分为其多糖成分,如猪苓多糖。猪苓多糖具有广谱抗肿瘤活性,对小鼠肉瘤、小鼠肝癌、小鼠膀胱癌均具有显著的抑制作用。其抗肿瘤机制为:①直接作用于肿瘤细胞,抑制其 DNA 合成,及促进瘤细胞 IFN-γ、TNF-α 的表达,与 IFN-γ、TNF、IL-2 共同抑制肿瘤细胞的分裂增殖而发挥抗肿瘤作用;②增强机体的免疫功能。

4. **保肝作用** 猪苓多糖能减轻四氯化碳、D-半乳糖(D-Galn)所致动物肝损伤,降低血清谷丙转氨酶(ALT),促进肝脏的再生和修复;猪苓多糖还具有抗病毒性肝炎作用,其注射液对 HBeAg、HBV-DNA 转阴有一定的疗效。

综上所述,猪苓利尿作用、增强免疫功能作用是其利水渗湿功效相关的药理学基础。

【现代应用】

1. **水肿** 常配伍其他中药用于治疗各种水肿,有较好疗效。

2. **肝炎** 将猪苓多糖与干扰素、乙肝疫苗、卡介苗、胸腺肽、免疫核糖核酸、无环鸟苷等药物联合应用治疗各种类型肝炎,能显著改善肝功能,抑制肝炎病毒的复制。

3. **肿瘤** 猪苓多糖配合化疗、放疗可用于治疗肺癌、肝癌、鼻咽癌、急性白血病等。

4. **免疫功能低下** 猪苓多糖注射液可增强免疫功能低下儿童体质。

5. **银屑病** 猪苓多糖注射液对银屑病也有较好疗效。

【不良反应】

猪苓多糖注射液可引起关节痛、肌肉痛、皮疹、淋巴结肿大、血管神经性水肿等,甚至引起过敏性休克(过敏性休克多发生于用药后的前 10min 内)。

泽 泻

来源:本品为泽泻科植物泽泻 *Alisma orientalis*(Sam.)Juzep. 的干燥块茎。

主要化学成分:泽泻萜醇 A(alisol A)、泽泻萜醇 B(alisol B)、泽泻萜醇 A、B、C 的醋酸酯、表泽泻萜醇 A(epialisol A)、泽泻醇(alismal)、泽泻素(alismin)等。

性味归经:泽泻味甘,性寒。归肾、膀胱经。

功效主治:具有利水渗湿、清湿热之功效。用于小便不利,水肿胀满,泄泻尿少,痰饮眩晕、热淋涩痛等。

【药理作用】

1. **利尿作用** 泽泻具有明显的利尿作用。其利尿作用的程度与药材采收季节、药用部位、炮制方法、给药途径及实验动物的种类等相关:冬季采收的泽泻利尿作用最大,而春季采收的泽泻利尿效能稍差;泽泻块茎利尿作用强,泽泻须稍有利尿作用,而泽泻草根则无利尿作用;生品、酒炙、麸炙者有利尿作用,而盐炙者无利尿作用;小鼠皮下注射泽泻萜醇 A 醋酸酯可增加尿钾的分排泄,而灌服同样剂量则无效;健康人口服泽泻煎剂可产生利尿作用,而家兔灌服煎剂利尿作用甚微。

泽泻利尿作用的主要有效成分为:泽泻萜醇 B、泽泻萜醇 A-24-醋酸酯。利尿机制包括:①直接作用于肾小管的集合管,抑制 K^+ 的分泌,同时抑制 Na^+ 的重吸收;②抑制肾脏 Na^+-K^+-ATP 酶活性,减少 Na^+ 的重吸收;③升高血浆心钠素(ANF,具有排钠利尿作用)含量。

2. 抗实验性肾结石 泽泻水提物或甲醇提取物能有效抑制大鼠肾脏草酸钙结石的形成。主要有效成分为四环三萜类化合物。机制可能为抑制肾间 α-胰蛋白酶抑制物的表达和肾脏骨桥蛋白(OPN)的 mRNA 表达,减少肾组织内草酸钙结晶的形成,而抑制肾结石的形成。

3. 降血脂、抗动脉粥样硬化 泽泻降血脂有效成分有泽泻萜醇 A 醋酸酯、泽泻萜醇 B 醋酸酯、泽泻萜醇等,可降低高脂血症动物的血清胆固醇、甘油三酯、低密度脂蛋白水平,升高高密度脂蛋白水平。降血脂机制可能为降低胆固醇在小肠的吸收及抑制小肠胆固醇的酯化。

泽泻提取物可明显抑制实验性动脉粥样硬化家兔的主动脉内膜斑块的生成,具有抗实验性动脉粥样硬化作用。其机理与降血脂、调整动脉壁内微量元素含量、调节 PGI_2/TXA_2 的动态平衡、抗氧化、抑制动脉壁内钙异常升高、改善血液流变性等多种作用有关。

4. 抗脂肪肝 泽泻具有抗脂肪肝作用。作用机制为促进肝细胞对脂肪的代谢,增加脂蛋白的合成,抑制肝内脂肪的堆积,改善肝功能,增加 SOD、过氧化氢酶、谷胱甘肽酶活性,清除机体自由基,减少自由基对肝脏细胞的损伤等。抗脂肪肝的有效成分为胆碱、卵磷脂、不饱和脂肪酸。

5. 免疫调节作用 泽泻多种成分可增强网状内皮系统活性和抗补体活性,抑制脂多糖激活的巨噬细胞产生 NO 和抗过敏等多种免疫调节作用。

6. 抗炎作用 泽泻能减轻二甲苯引起的小鼠耳廓肿胀,抑制大鼠棉球肉芽组织增生,具有抗炎作用。

7. 其他作用 ① 降血压:泽泻有轻度的降压作用,其降压机制为:Ca^{2+} 拮抗和抑制交感神经元释放去甲肾上腺素。② 对心脏的作用:能显著增加冠脉流量,对心率无明显影响,对心肌收缩力呈轻度的抑制作用。③ 抗血小板聚集和抗血栓作用:可抑制 AA 或 ADP 诱导的血小板聚集,使实验性血栓长度缩短,血栓干重减轻。④ 降血糖:泽泻醇提物可使糖尿病小鼠血糖降低,其降低血糖作用与促进胰岛素的释放有关。⑤ 抗肿瘤:泽泻可显著抑制 Lewis 肺癌的自发性转移,具有抗恶性肿瘤转移作用。

综上所述,泽泻利尿、降血脂、抗动脉粥样硬化、保肝、抗炎、免疫调节作用是其利水渗湿、清湿热功效的药理学基础。

【现代应用】

1. 高脂血症 泽泻对 Ⅱa、Ⅱb、Ⅵ、Ⅴ 型高脂蛋白血症均有一定疗效。

2. 梅尼埃病 泽泻对梅尼埃病有改善症状作用,可使发作性眩晕等症状消失。

3. 脂肪肝 泽泻配伍其他中药治疗脂肪肝疗效较好。

【不良反应】

泽泻含刺激性成分,内服过量可引起胃肠炎,贴于皮肤可引起发泡等。泽泻还可致过敏反应的发生。

茵　陈

来源：本品为菊科植物茵陈蒿 *A. capillaris* Thunb. 或滨蒿 *Artemisia scoparia* Waldst. et Kit. 的干燥地上部分。

主要化学成分：6，7-二甲氧香豆素（6，7-dimethoxycoumarin）、7-甲氧基香豆素（7-methoxycoumarin）、茵陈色原酮（capillarisin）、茵陈黄酮（arcapillin）、蓟黄素（cirsimaritin）、茵陈香豆酸 A（capillartemisin A）、茵陈香豆酸 B（capillartemisin B）、绿原酸（chorogenic acid）、咖啡酸（caffeic acid）、水溶性多糖、水溶性多肽、6，7-二甲氧七叶苷元、挥发油（如 β-蒎烯、茵陈二炔、茵陈二炔酮）、微量元素等。

性味归经：茵陈味苦、辛，性微寒。归脾、胃、肝、胆经。

功效主治：具有清湿热、退黄疸之功效。用于黄疸尿少，湿疮瘙痒等。

【药理作用】

1. 利胆　茵陈具有显著的利胆作用。作用机制在于改善肝细胞功能，促进肝细胞再生，增加胆酸、磷脂、胆固醇的分泌排泄，从而使依赖胆酸部分的胆汁分泌量增加，同时还可扩张胆管，收缩胆囊。利胆的有效成分众多，主要有 6，7-二甲氧基香豆素、茵陈色原酮、茵陈黄酮、对羟基苯乙酮、蓟黄素、绿原酸、咖啡酸、茵陈水溶性多糖、水溶性多肽、6，7-二甲氧基七叶苷元、茵陈二炔、茵陈二炔酮等十多种成分，其中以茵陈色原酮的利胆作用最强。

2. 保肝　茵陈具有较强的保肝作用。能促进肝细胞再生、恢复肝功能；能减轻四氯化碳等所致肝细胞损伤，防治肝纤维化；还具有一定的抗肝炎病毒和抑制病毒复制的作用。保肝作用机制为：诱导肝药酶、增强肝脏的解毒功能、保护肝细胞膜的完整和促进肝细胞的再生，抑制体内的过氧化反应。主要的有效成分为 6，7-二甲氧基香豆素、茵陈色原酮、东莨菪内酯、茵陈黄酮、丰富的微量元素等。其中 6，7-二甲氧基香豆素具有抗脂质过氧化作用，可阻止 MDA 的形成，发挥保肝作用；还具有防止肝细胞坏死及肝脂肪变性的作用，能抑制 D-氨基半乳糖、四氯化碳损伤过程中胆固醇及甘油三酯的升高。6，7-二甲氧基香豆素、茵陈色原酮、东莨菪内酯、茵陈黄酮等黄酮和香豆素成分对四氯化碳所诱发的肝细胞毒性也具有治疗作用。茵陈生药中所含丰富的 Zn、Mn 等微量元素为机体所必需元素，可直接参与机体的核酸、糖、脂肪、蛋白质代谢，促进肝细胞再生，保护肝细胞膜的完整性，具有显著的保肝作用。

3. 降血脂及抗动脉粥样硬化　茵陈能够降低实验性高胆固醇家兔的血脂水平，降低主动脉壁胆固醇含量，防止血管壁和内脏的脂肪沉着，还具有促进家兔主动脉粥样硬化（As）病灶及冠状动脉 As 病灶消退的作用。

4. 抗病原微生物　茵陈对多种病原微生物：细菌（金黄色葡萄球菌、痢疾杆菌、溶血性链球菌、肺炎双球菌、白喉杆菌、结核杆菌、大肠杆菌、伤寒杆菌、铜绿假单胞菌、枯草杆菌等）、皮肤真菌（黄曲霉菌、杂色曲霉菌等）、病毒（流感病毒、$ECHO_{11}$ 病毒）、寄生虫（阴道毛滴虫等）具有较强的抑制作用。活性成分主要是茵陈炔酮、对羟基苯乙酮和其他挥发油成分。

5. 抗肿瘤　茵陈可延长荷瘤小鼠的存活期，抑制小鼠移植肿瘤的成长。茵陈蒿对肿瘤细胞有明显的细胞毒作用，瘤细胞被阻滞于 G_0/G_1 期，能明显抑制癌物黄曲霉素 B_1、亚硝酸钠或 N-甲基苄胺致癌、致突变作用，抗癌的有效成分为香豆素类、茵陈色原酮等。

6. 解热、镇痛、抗炎　茵陈水煎剂、茵陈醇提物、6，7-二甲氧基香豆素对伤寒联合菌苗所致家兔体温升高有明显的解热作用。6，7-二甲氧基七叶苷元、香豆素类等成分尚具有抗炎、镇痛作用,可对抗热板及醋酸所致疼痛,及角叉菜胶所致大鼠足跖肿胀。

7．其他作用　①利尿:茵陈水煎剂、挥发油、绿原酸均具有不同程度的利尿作用。②降血压:茵陈水、醇浸液及挥发油均具有降压作用。③平喘作用:滨蒿内酯腹腔注射可明显延长过敏介质诱发的豚鼠哮喘潜伏期,减轻哮喘发作严重程度,具有一定的平喘作用。

综上所述,茵陈利胆、保肝、降血脂、抗病原微生物、解热、镇痛、抗炎作用是其清湿热、退黄疸功效相关的药理基础。

【现代应用】

1．黄疸　茵陈是中医治疗黄疸的要药,复方茵陈蒿汤是治疗湿热黄疸证的传统经典方剂。黄疸的形成是由于血清胆红素的升高,中医认为其病因为肝胆失于疏泄,胆汁不循常道而引流不畅。茵陈可诱导促进胆红素的葡萄糖醛酸化的肝微粒体二磷酸尿核苷葡萄糖醛酸酶(UDPGT),从而促进胆红素的代谢,对黄疸有显著的疗效。

2．胆石症及胆道感染　茵陈具有利胆、抗胆道感染、减轻肝细胞损害和恢复肝功能等作用,用于治疗胆石症及胆道感染,其疗效显著。

3．急慢性肝炎　茵陈蒿汤配伍清热解毒药治疗重症肝炎,可提高患者存活率。茵陈蒿汤加味治疗黄疸性肝炎、病毒性肝炎,疗效显著。

4．高脂血症　茵陈治疗高胆固醇血症有较好疗效。

5．痤疮　以茵陈治疗痤疮,有较好疗效。

【不良反应】

少数病人服用茵陈后,可出现头昏、恶心、上腹饱胀、灼热感,个别出现腹泻及短暂心慌等反应。

第十三章

温里药

凡以温里祛寒为主要作用,主治里寒证的药物,称为温里药,又称祛寒药。

寒邪是导致疾病的重要邪气之一,寒邪所导致的病症,称为寒证,有表寒证和里寒证之分。表寒证由外感寒邪所致,可用辛温解表药进行治疗,如麻黄、桂枝、紫苏、羌活等;若外寒不解而入里,或寒邪直中于里,或素体阳虚而致寒从中生,即可形成里寒证。里寒证包括实寒与虚寒,前者表现为脘腹冷痛拒按、呕吐泄利等症,后者则多见畏寒肢冷、脘腹冷痛而喜按、小便清长等症,虚寒之甚者,或可见肢冷汗出,脉微欲绝之亡阳证。《内经》曰:"寒者热之。"《本经》曰:"疗寒以热药。"因此有了里寒证,我们就可以酌情选择"温里药"进行治疗。

本类药物多具辛味及温热之性。归经多样化,但以归心、脾、肾经为主。辛则能散,温能祛寒通经,故本类药物以其辛散温通、偏走脏腑而有温里散寒、温经止痛之功,可用于治疗里寒证;个别药物还有助阳、回阳之效,而可用于治疗亡阳证。其中里寒证主要包括以下几种:脾胃虚寒或受寒,症见脘腹冷痛、呕吐、泄泻等;肺寒痰饮,症见痰鸣咳喘、痰白清稀等;肝经受寒,症见少腹冷痛、经行腹痛等;肾阳不足,症见腰膝冷痛、夜尿频多等;心肾阳虚,症见心悸怔忡、畏寒肢冷等。亡阳证的主要表现为四肢厥逆、畏寒嗜卧、汗出神疲、脉微欲绝。

经现代研究发现,温里药具有如下主要药理作用(图 13-1):

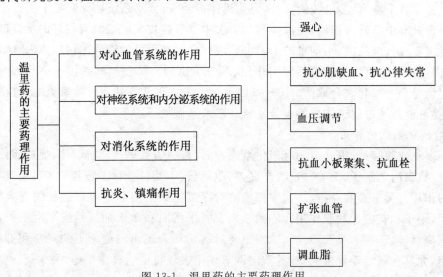

图 13-1 温里药的主要药理作用

1. 对心血管系统的作用

（1）强心 有研究表明,附子中的附子苷、去甲乌药碱、尿嘧啶为抗心力衰竭的活性成分。吴茱萸中的吴茱萸碱、吴茱萸次碱、辛弗林、消旋去甲乌药碱等成分具有强心作用。干姜的强心成分为姜酚和6-姜烯酮。

（2）抗心肌缺血、抗心律失常 研究发现,附子提取物对大鼠心肌缺血和心律失常有显著的对抗作用;荜澄茄中柠檬醛是其抗室性心律失常和产生负性肌力作用的活性成分。

（3）血压调节 附子可升高心衰动物、休克动物的血压,其机理是兴奋肾上腺素 α 受体和 β 受体;干姜的辛辣成分可兴奋迷走神经引起降压,兴奋血管运动中枢和交感神经及收缩末梢血管引起升压;荜澄茄挥发油(0.2%,1ml/kg)给犬静脉注射能引起动脉压下降,柠檬醛是其活性成分;荜茇酰胺 0.1mg/kg 有明显降低犬血压的作用;吴茱萸醇-水提取物给麻醉猫静注还具有升高血压的作用,以兴奋 α 受体为主的对羟福林可能是其升压的主要活性成分,吴茱萸是通过多种活性成分、多种机理产生降压效应的。

（4）抗血小板聚集、抗血栓 温里药附子、干姜、肉桂、吴茱萸、丁香、高良姜、荜澄茄、花椒能抗血栓形成,作用的强度大致与抗凝血因子多寡有关。干姜、花椒、吴茱萸、荜澄茄、丁香、高良姜和肉桂都对抗 ADP 和胶原诱导血小板聚集,其中丁香水提物和吴茱萸水煎剂抑制血小板聚集作用最强,高良姜水提物和肉桂水提物抑制作用最弱。

（5）扩张血管 附子有扩张外周血管的作用;丁香酚水溶液能对抗外源性去甲肾上腺素、组胺和刺激动脉周围交感神经引起的血管收缩;肉桂水煎剂对全身血管有扩张作用;吴茱萸次碱能松弛血管平滑肌,有内皮依赖性;荜澄茄中的柠檬醛能对抗肾上腺素引起的血管收缩。

（6）调血脂 胡椒碱、荜茇宁有降血脂作用。

2. 对神经系统和内分泌系统的作用

目前有研究认为,交感神经-肾上腺系统功能活动的减弱是寒证形成的重要因素,主要表现为交感神经兴奋性降低,副交感神经紧张度上升。小茴香、吴茱萸、肉桂三味温里药挥发油与水煎液部分能增加寒证大鼠尿内 17-羟皮质类固醇(17-OHCS)的排出量;小茴香挥发油与水煎液部分、肉桂挥发油与水煎液部分、吴茱萸挥发油可以增加尿内儿茶酚胺(CAs)类物质肾上腺素、去甲肾上腺素排出量,提高寒证大鼠交感神经-肾上腺功能的作用。附子、干姜能增加动物脑中去甲肾上腺素、多巴胺的含量,促使机体神经-内分泌系统功能恢复平衡。小茴香油、茴香脑对青蛙有中枢麻痹作用;胡椒碱和3,4-次甲二氧桂皮酰吡啶具有较好的抗抑郁作用;肉桂油及其主要成分肉桂醛、小剂量的干姜水煎液对小鼠有明显的镇静作用。体内、体外实验均已证明,肉桂提取物有直接的抗糖尿病作用,其分子机制与抑制核转录因子 NF-kappaB 活力从而抑制诱导型一氧化氮合成酶 iNOS 基因表达有关。正常雄性新西兰家兔的降血糖实验表明,高良姜可能是通过促进体内胰腺分泌胰岛素来降血糖。

3. 对消化系统的作用

寒证多见脘腹疼痛、呕吐泄泻等消化系统方面的症状,温里药能抗溃疡,促进胆汁分泌,调节肠运动,抗腹泻。附子、干姜、肉桂、高良姜、荜澄茄、荜茇、花椒、丁香和吴茱萸均具有一定的抗溃疡的作用。吴茱萸和花椒、小茴香挥发油对四氯化碳所引起的小鼠肝脏的毒害能够起到保护作用,附子和花椒无利胆作用。除附子兴奋肠平滑肌和荜澄茄抑制肠平滑肌外,干姜、肉桂、花椒、高良姜、丁香和吴茱萸这六味温里药对肠活动表现出程度不等的兴奋和抑制的双向调节作用,尤其在肠活动异常时,这种双向调节作用表现得更明显。干姜、吴茱萸、高良姜有止呕的药理作用,其有效成分分别是姜酮、姜烯酮混合物,高良姜素和山柰素。

4. 抗炎、镇痛作用

二甲苯致小鼠耳壳肿胀试验、乙酸提高小鼠腹腔毛细血管通透性试验和角叉菜胶致大鼠足跖肿胀试验结果表明,附子水煎剂和丁香醚提物、水提物镇痛作用强。抗炎作用强的为丁香水提物和肉桂水提物,其次为花椒醚提物和水提物、吴茱萸水煎剂、干姜醚提物和水提物以及高良姜水提物。

多数温里药是抑制花生四烯酸代谢,促进糖皮质激素释放,以及局部麻醉作用来镇痛、抗炎。研究发现,肉桂醛及其衍生物是抗炎的活性成分,反式肉桂醛有望发展成一种新型的 NO 抑制剂;高良姜素是高良姜镇痛的主要有效成分。

5. 其他药理作用

温里药还具有抗缺氧、抗肿瘤、抗菌、抗氧化、促渗透等作用。

附 子

来源: 本品为毛茛科植物乌头 *Aconitum carmichaeli* Debx. 子根的加工品。其主根为川乌和草乌的块根(即乌头)。

主要化学成分: 附子主要含乌头碱(aconitine)、中乌头碱(mesaconitine)、次乌头碱(hypaconitine)、塔拉乌头胺(talatisamine)、和乌胺(higeramine)[即消旋去甲基衡州乌药碱(demethylcoclaurine)]、棍掌碱氯化物(coryneine chloride)、异飞燕草碱(isodelphinine)、苯甲酰中乌头碱(benzoyl mesaconitine)、新乌宁碱(neoline)、附子宁碱(fuziline)、北乌头碱(beiwutine)、多根乌头碱(karakoline)、去氧乌头碱(deoxyaconitine)、附子亭碱(fuzitine)、准噶尔乌头碱(songorine)、尿嘧啶(uracil)、江油乌头碱(jiangyouaconitine)、新江油乌头碱(neojiangyouaconitine)、去甲猪毛菜碱(salsolinol, SAL)等。

性味归经: 附子味辛、甘,性大热;有毒。归心、肾、脾经。

功效主治: 具有回阳救逆,补火助阳,散寒止痛的功效。主治亡阳欲脱,肢冷脉微,阳痿宫冷,心腹冷痛,虚寒吐泻久痢,阴寒水肿,阳虚外感,风寒湿痹,阴疽疮疡。

【药理作用】

1. 抗炎作用和对内分泌的影响 大鼠口服附子 20% 煎剂 2.5ml/100g 或 50% 煎剂 2ml/100g 对甲醛或蛋清引起的大鼠踝关节肿均有非常显著的抑制作用($P<0.01$)。熟附片煎剂 0.5g/kg 亦能非常显著地抑制大鼠蛋清性足肿。生附子的甲醇提取物能抑制蛋清引起的小鼠腹腔血管渗透性增加和角叉菜胶引起的踝关节肿。大鼠口服 300mg/kg 对踝关节的佐剂性关节炎的作用比口服 50mg/kg 保泰松强,口服 30mg/kg 时,对棉球肉芽肿的抑制作用比口服 20mg/kg 可的松强。附子水煎醇沉液(1ml=2g 生药)给予大鼠腹腔注射不同剂量,对蛋清性关节肿胀具有不同的抑制作用,其强度与药物剂量呈正相关性。对附子抗炎作用的机制看法不一:曾有报道给附子后,肾上腺内维生素 C 和胆甾醇含量减少,尿排泄 17-酮类固醇增加,血中嗜酸性白细胞减少,碱性磷酸酯酶和肝糖原增加,似有兴奋垂体-肾上腺皮质系统的作用。亦有报道,在切除肾上腺后,附子的抗炎作用仍保存,故认为其抗炎作用与垂体-肾上腺皮质系统无关。也有人认为,附子本身具有糖皮质激素样作用。

2. 镇痛、镇静和对体温的影响 附子 0.1~1g/kg 给予动物,能抑制压迫大鼠尾部引起的疼痛和腹腔注射醋酸引起的小鼠扭体反应。附子水煎醇沉液(1ml=2g 生药)腹腔注射给予小鼠,可提高小鼠的痛阈值。小鼠口服生附子冷浸液,能延长环己巴比妥钠的睡眠时间,减少自主运动,并能降低体温达 2h 之久,而炮制附子在相同剂量下则无上述作用。但在寒冷情况下,附子冷浸液和水煎剂均能抑制寒冷引起的鸡和大鼠的体温下降,甚至使降低的体温恢复,延长生存时间,降低死亡率。附子水煎剂 20g/kg 灌胃给予小鼠,可显著延长受寒小鼠的存活率($P<0.01$)。附子水煎剂能显著对抗小鼠水浸应激和大鼠盐酸损伤性溃疡;另外还能显著对抗蓖麻油和番泻叶引起的小鼠药物性腹泻,在热板法等中的镇痛作用等,被认为是附子温中止痛的药理学基础。

3. 对心血管系统的作用

(1)强心和升压作用 去甲乌药碱是附子中的强心成分之一,含量甚微。它对心血管系统的作用很强,能明显增加离体蛙心、在体兔心和豚鼠衰竭心脏的心肌收缩力,给麻醉犬静脉注射 $1\sim2\mu g/kg$ 后,左心室压力上升最大速率和心输出量均增加,冠脉、脑和外周动脉以及全身血管阻力降低,心肌氧耗量增加,大鼠培养心肌细胞搏动频率和幅度也增加。上述作用可被心得安阻断,这些都与异丙肾上腺素的作用相似。附子中的去甲猪毛菜碱是一种弱 β 兴奋剂,它能兴奋豚鼠离体心房,增加收缩的频率,静脉注射能升高正常和毁脊髓大鼠血压,加快心率,而毁脊髓大鼠对去甲猪毛菜碱的升压作用比正常大鼠更敏感,因而认为去甲猪毛菜碱对 β 受体及 α 受体均有兴奋作用。附子中棍掌碱具有明显的升压和强心作用,静脉注射 $40\mu g/kg$ 可使大鼠血压升高 50%。对毁脊髓猫也有上述作用。它的升压作用可被 α-肾上腺素能受体阻滞剂——酚妥拉明取消,其升压作用及对豚鼠右心房的作用也能被神经节阻断药——六烃季胺所对抗,表明其作用与兴奋神经节或节前纤维有关。

(2)对心率和心律失常的影响 去甲乌药碱能加速心率,对实验性缓慢型心律失常有改善作用。临床观察也证实了去甲乌药碱对缓慢型心律失常有明显的治疗作用。静脉注射后,患者的心率均有不同程度的增加,窦性心动过缓恢复到正常水平,窦房阻滞和结区房室传导功能得到改善,从而使传导阻滞减轻或消失,其机理主要为缩短 A—H 间期。实验还表明,去甲乌药碱和异丙肾上腺素对 β-肾上腺素能受体的亲和力相似,但内在活性明显小于异丙肾上腺素,从而直接证明去甲乌药碱是 β-肾上腺素能受体部分激动剂。对气管 β_2 受体也有明显的激动作用,此作用比直接激动心肌 β_1 受体强,这为解释附子的回阳救逆提供了部分证据。

附子的水溶部分(不含乌头碱类生物碱的水溶部分)60mg/kg、120mg/kg(相当于小鼠静脉注射 LD_{50} 的 $1/10\sim1/5$)或生理盐水(对照)静脉注射给予大鼠,给药 5min 后静脉注射乌头碱 $30\mu g/kg$,记录出现心律失常时间均比对照组明显延迟($P<0.001$)。给 120mg/kg 组的 6 只大鼠 20min 内均未出现心率失常($P<0.001$)。大鼠口服附子水溶部分 550mg/kg、1100mg/kg,对抗乌头碱所致的心律失常作用,亦得到上述类似的结果。附子的水溶部分对静脉注射乌头碱 $40\mu g/kg$ 和 $20\mu g/kg$ 的大鼠,出现心律失常 5min 后,分别静脉注射 200mg/kg、400mg/kg 和十二指肠给予 500mg/kg、1000mg/kg,均可显著转为正常心律($P<0.001$)。但附子水溶部分对哇巴因或氯仿所致的心律失常无效。有意义的是,在同一生药中同时存在引起和对抗心律失常的化学成分。

(3)对休克的影响 附子水溶部分 $2mg/(kg \cdot min)$ 或 1 次 30mg/kg 静脉滴注给予由内毒素引起休克的猫,结果可明显对抗主动脉压力(BP)、左心室收缩压力(LVP)和左心室压力上升最大速率(LV dp/dt max)的降低,心率减慢并延长生存时间。这表明对内毒素引起的休克有治疗作用。另外,附子提取物可显著延长烫伤休克大鼠的存活时间。

（4）对血流量的影响　附子有扩张外周血管的作用，附子煎剂可明显扩张麻醉犬和猫的后肢血管，乌头煎剂也有此作用。静脉注射附子水溶部分 7.5mg/kg、15mg/kg 和 30mg/kg，可使麻醉犬股动脉血流量分别增加 30%、70% 和 129%，阻力降低 0.42% 和 50%，作用可维持 10min 左右，此作用可解释用附子后四肢变暖的原因。

（5）对心肌缺血的影响　附子注射液和水溶部分对急性心肌缺血有明显的保护作用。可明显延长小鼠耐缺氧时间，降低碱性磷酸酶活性。对抗垂体后叶素引起的大鼠急性心肌缺血；显著减少结扎前降支引起的麻醉犬心外膜电图 ST 段的提高以及 ST 段升高的总数。

（6）其他作用　附子水提物能明显延长白陶土部分凝血酶原时间及凝血酶原消耗时间。附子强心注射液（每毫升含去甲乌药碱 3mg）4ml，加入 5% 葡萄糖注射液 400ml 中，分别于犬急、慢性病窦模型中维持静脉点滴，同时进行心房内调搏测定窦房结恢复时间（SNRTc）及心外膜起搏点标测。结果发现，附子注射后除心率加快，SNRTc 缩短外，心脏的起搏点也发生移动，绝大多数的次级起搏点上移至窦房结区，为临床治疗病窦提供了依据。附子水提物有促进血小板聚集等作用。乌头多糖有降低血糖作用。

4. 对免疫功能的影响　观察附子注射液对小鼠血清溶菌酶活性、血液抗体及脾脏抗体细胞和对豚鼠血清补体含量的影响，发现可提高小鼠体液免疫功能及豚鼠血清补体含量，但对小鼠血清溶菌酶活性无明显影响；以 RE 花环及细胞转化实验研究对机体细胞免疫影响时发现，附子注射液可使 T 细胞和 RE 花环形成细胞明显上升，0.4ml/(kg·d) 共 9 天（皮下注射），可使兔淋巴细胞转化率显著上升，与对照比较 $P<0.01$。

5. 对阳虚动物模型的作用机制　高效液相色谱-电化学检测联用，以樟脑磺酸为离子对照试剂，测定可的松阳虚大鼠及正常大鼠下丘脑单胺类神经递质。观察助阳药附子的效果，结果表明：可的松阳虚大鼠下丘脑去甲肾上腺素较正常大鼠下降，肾上腺素升高（P 均小于 0.05）。用附子后能恢复正常，且可使可的松阳虚大鼠及正常大鼠多巴胺均升高（P 分别小于 0.05 及 $P<0.01$），3,4-二羟基苯乙酸（DOPAC）下降（$P<0.001$），并使正常大鼠 5-HT 升高（$P<0.001$），用药后阳虚及正常大鼠都表现为 DA/DOPAC 及 5-HT/5-羟吲哚醋酸（5-HTAA）比值升高[$P<(0.01\sim0.001)$]，提示附子似有抑制下丘脑单胺氧化酶活性作用。

【现代应用】

1. 休克　以附子为主组成的四逆汤、参附汤治疗各种休克具有肯定疗效。

2. 缓慢型心律失常　附子注射液或以附子为主的复方可以治疗病态窦房结综合征、窦性心动过缓、窦房阻滞、房室传导阻滞等。

3. 风湿性关节炎、关节痛、腰腿痛、神经痛　附子或其复方有一定疗效，可减轻疼痛，改善活动能力和其他症状。

【不良反应】

附子为毒性较大的中药，其毒性主要由乌头碱类生物碱引起。人口服乌头碱 0.2mg 即可引起中毒，乌头碱的致死量为 3~4mg。中毒症状主要以神经系统、循环系统和消化系统的表现为主，常见恶心、呕吐、腹痛、腹泻、头晕眼花、口舌、四肢及全身发麻、畏寒，严重者出现瞳孔散大，视觉模糊，呼吸困难，手足抽搐，躁动，大小便失禁，体温及血压下降等；乌头碱对心脏毒性较大，心电图表现为一过性心率减慢，随即出现房性、室性期外收缩和心动过速、心室颤动等。附子经过炮制，乌头碱类生物碱含量大大降低，毒性也明显降低。

肉　桂

来源：本品为樟科植物肉桂 *Cinnamomum cassia* Presl 的干皮及枝皮。

主要化学成分：肉桂含挥发油 1％～2％，挥发油中主要成分为桂皮醛（cinnamic aldehyde）约 85％、桂皮酸（cinnamic acid）、醋酸桂皮酯（cinnamyl acetate）、桂二萜醇（cinnzeylanol）、乙酰桂二萜醇（cinnzeylanine）等，并含少量乙酸桂皮酯、桂皮酸、乙酸苯丙酯等。

性味归经：肉桂味辛、甘，性大热，归脾、肾、心、肝经。

功效主治：具有补火助阳，引火归源，散寒止痛，活血通经的功效。主治阳痿、宫冷、腰膝冷痛、肾虚作喘、阳虚眩晕、目赤咽痛、心腹冷痛、虚寒吐泻、寒疝、奔豚、经闭、痛经等。

【药理作用】

1. 对血液和心血管系统的药理作用　肉桂水煎剂对全身血管有扩张作用，桂皮油对兔离体心脏有抑制作用，对末梢血管有持续性扩张作用。肉桂醛在人富血小板血浆和贫血小板血浆中都剂量依赖性地减少 ADP 和胶原蛋白诱导的血小板聚集。以 ADP 为诱导剂，按比浊法测定血小板聚集率，处理家兔血得到富血小板血浆和贫血小板血浆，分别用肉桂油、桂皮醛、肉桂酸处理以上两种血浆。结果证明，肉桂油、桂皮醛对 ADP 诱导的血小板凝聚具有显著的抑制作用，这与肉桂活血通经的传统功效一致，抑制率分别为 76.6％ 和 82.5％，而肉桂酸对血小板凝聚的抑制作用较弱，这说明了桂皮醛是肉桂油抑制血小板凝聚的主要活性成分。

血压的变化受多种因素的调节，其中心脏的排出量和外周阻力是影响血压最主要的因素。肉桂醛对心脏具有负性变力和变时效应，即心抑制效应。而心抑制效应则可使心脏排出量显著降低，最终引起血压降低。

2. 对消化系统的药理作用

（1）对胃肠运动影响　肉桂水提物对蓖麻油和番泻叶引起的小鼠腹泻有明显的抑制作用，醚提物对蓖麻油小鼠腹泻有明显的抑制作用，但对番泻叶小鼠腹泻无作用。临床上肉桂用于治疗脾胃虚寒、功能性腹泻、消化不良性腹泻、脘腹冷痛及小儿脾虚流涎等症。药理研究证明，肉桂具有温里散寒、止痛止泻的效果，使胃肠功能失调得到改善。

（2）抗溃疡　肉桂水提物和醚提物对小鼠水浸应激型溃疡和 0.6mmol/L 盐酸引起的大鼠胃溃疡有显著的抑制作用，醚提物能显著抑制消炎痛加乙醇型胃溃疡的发生率；桂皮和桂丁水提取物对大鼠应激性胃溃疡、5-羟色胺皮下注射引起的胃溃疡和半胱氨酸诱发的十二指肠溃疡均有显著的抑制作用。肉桂水提物对寒冷和水浸应激所致的大鼠胃溃疡有抑制作用，能抑制大鼠胃液分泌和胃蛋白酶的活性，对胃黏膜氨基己糖的含量有明显增加作用，对胃黏膜血流量有明显促进作用。

（3）对肝胆作用　肉桂对多种溃疡模型有效，对蓖麻油和番泻叶引起的小鼠腹泻有显著对抗作用，对麻醉大鼠有明显利胆作用。

3. 对机体免疫功能的影响　肉桂水提物能抑制网状内皮系统吞噬功能和抗体形成，然而肉桂多糖却有增强网状内皮系统功能的作用，无论腹腔注射还是灌服都能提高小鼠巨噬细胞吞噬炭粒的能力。对其抗炎机理的研究表明，肉桂醛及其衍生物主要是通过抑制 NO 的生成而发挥抗炎作用的，反式肉桂醛更有望发展成一种新型的 NO 抑制剂。

4. 抗菌作用　桂皮煎剂、桂皮的乙醇或乙醚浸出液对许兰氏毛癣菌等多种致病性皮肤真菌有很强的抑制作用。肉桂醛对 8 种酵母及酵母样真菌，7 种皮癣菌及 4 种深部真菌皆有一定的抑菌和杀菌作用。肉桂油对真菌的抑菌活性最强,真菌中又以青霉菌对肉桂油最为敏感。又因肉桂油具有较好的挥发性,在气相扩散抑菌试验中,肉桂油不与菌体直接接触,在密封容器内以挥发气体的形式在混合菌和酵母菌体表面同样具有抑菌活性,而且抑菌效果较为明显。

5. **降血糖作用**　中药肉桂单方及复方具有降低血糖、调节血脂的作用,其作用机制可能为保护和刺激胰岛 β 细胞,以促进胰岛素分泌,增加血清胰岛素的含量;提高胰岛素的敏感性,改善胰岛素抵抗作用;清除自由基,抗脂质过氧化等。糖尿病大鼠试验证明:肉桂醛可以升高胰岛素受体底物 1(IRS-1)和降低磷脂酰肌醇 -3 -激酶调节亚基 $P85\alpha$ 的水平,这两方面均可改善胰岛素信号传导和胰岛素抵抗,两者叠加作用可能更明显。

6. **抗肿瘤**　肉桂酸是调节植物细胞生长和分化的激素,在美国等国家作为植物添加剂已有很长的历史。但近年研究发现,肉桂酸能抑制人胶质母细胞瘤、黑色素瘤和激素不敏感的前列腺癌等细胞系的增殖,对高转移人肺癌细胞恶性表型有逆转和抑制侵袭作用,能诱导人肺腺癌细胞、人肝癌细胞、人早幼粒白血病细胞等的分化,是一种对多种细胞有分化作用的天然分化诱导剂。

7. **镇痛作用**　桂皮的热水提取物有强的抗炎活性,并分离出其活性成分鞣酸样物质。桂皮醛能明显提高小鼠对热刺激的痛阈,并能显著抑制乙酸所致的小鼠扭体次数,桂皮水提物能显著延迟热刺激痛觉反应时间。

8. **平喘作用**　肉桂能明显降低血清中 ET、NO、IL-5 的含量。肉桂的平喘机制可能在于减少 ET 的分泌,进而抑制内源性 NO 的分泌,使血中 ET、NO 水平降低,从而达到舒张支气管和减轻炎症反应的作用。

9. **抗氧化**　肉桂油是一种有效的自由基清除剂,对 DPPH·及 O_2^-·与 OH·等自由基都表现出较好的清除作用,且清除 3 种自由基的能力都随浓度的增大而增强,其中以清除 OH·的效果最好。

10. **对中枢神经系统和内分泌系统的影响**　肉桂水提取物可抑制氟美松阳虚小鼠的胸腺萎缩和肾上腺中胆固醇升高,甲醇提取物能使大鼠肾脏 β_2 -肾上腺素能受体的最大结合容量由正常转变为亢进;肉桂能提高雄性大鼠血浆睾酮水平并降低血浆三碘甲状腺原氨酸水平,但不影响血浆皮质酮水平肉桂油中含有的肉桂醛对小鼠有明显的镇静作用;对小鼠正常体温和用伤寒、副伤寒混合疫苗引起的人工发热均有降温作用;对刺激引起发热的家兔,肉桂醛及桂皮酸钠均有解热作用。

【现代应用】

1. **支气管哮喘、慢性支气管炎**　肉桂粉的乙醇提取物和 2%普鲁卡因混匀,注入双侧肺俞穴,治疗哮喘有一定疗效。单位肉桂粉或以肉桂为主的复方可用于慢性支气管炎的治疗。

2. **腰痛**　采用肉桂粉内服(每次 5g,1 日 2 次)治疗肾阳虚腰疼(包括风湿性和类风湿性脊椎炎、腰肌劳损等),疗效良好。

3. **面神经麻痹**　肉桂粉外敷穴位,疗效较好。

4. **银屑病、荨麻疹**　采用肉桂苯哌嗪治疗有疗效。

5. **小儿流涎**　用醋调肉桂粉,每晚敷贴双侧涌泉穴疗效良好。

6. **其他**　失眠的治疗和预防晕船。

【不良反应】

肉桂醚提物 LD_{50} 为(8.24±0.50)ml/kg。小鼠灌服肉桂水提物 120g(生药)/kg,观察 7 天,无一例死亡。

干 姜

来源：本品为姜科植物姜 *Zingiber officinale* Rosc. 的干燥根茎。

主要化学成分：干姜挥发油中主要成分为姜烯（zingiberene），占 33.9％，姜醇（zingiberol），还有姜烯酮、没药烯、芳樟醇等，辣味成分为姜辣素（gingerol，姜酚）、姜酮（zingerone）、姜烯酮（shogaol）等。

性味归经：干姜味辛，性热，归脾、胃、心、肺经。

功效主治：具有温中散寒，回阳通脉，温肺化饮之功效。主治脘腹冷痛，呕吐泄泻，肢冷脉微，寒饮喘咳。

【**药理作用**】

1. **镇痛抗炎作用** 干姜的镇痛抗炎成分主要是脂溶性姜酚类化合物，另外还有未知的水溶性成分。干姜的醚提物和水提物都具有显著镇痛抗炎作用。其醚提物抗炎作用的机制可能与促进肾上腺皮质激素释放有关。干姜乙醇提取物可抑制二甲苯所致小鼠耳壳肿胀及醋酸所致小鼠扭体反应。

2. **抗肿瘤作用** 干姜提取物具有抗肿瘤作用。研究发现，6-姜酚和 6-非洲豆蔻醇对人脊髓细胞性白血病（HL-60）的生存和 DNA 合成具有抑制作用。其细胞毒性和抑制肿瘤增殖机制与促进细胞凋亡有关。淋巴细胞增殖试验中，通过促细胞分裂剂刀豆球蛋白 α 作用诱导的增殖作用，干姜提取物具有抑制作用。

3. **抗菌作用** 姜酮、姜烯酮等对伤寒杆菌、霍乱弧菌、沙门菌、葡萄球菌、链球菌、肺炎球菌等有明显抑制作用。

4. **对消化系统作用**

（1）**对胆汁的影响** 采用胆总管插管引流胆汁方法，观察干姜醇提取物对大鼠对胆汁分泌的作用。结果显示，干姜醇提取物经口或十二指肠给药能明显增加胆汁分泌量，维持时间长达 3～4h，口服作用更强。

（2）**对胃肠功能影响** 干姜醚提物能对抗水浸应激性、吲哚美辛加乙醇性、盐酸性和结扎幽门性胃溃疡的形成；能对抗蓖麻油引起的腹泻，但对番泻叶引起的腹泻无作用；水提物能对抗结扎幽门性溃疡形成，对抗番泻叶引起的腹泻。

5. **抗缺氧作用** 干姜不同提取物产生抗缺氧能力不同。研究表明，干姜水提物无抗缺氧作用，而醚提物具有抗缺氧作用，其机制可能是通过减慢机体耗氧速度产生的。干姜能够降低细胞乳酸脱氢酶（LDH）释放减少，从而减少心肌细胞的损伤。

6. **改善局部血液循环** 干姜擦剂治疗手足皲裂，总有效率达到 88.16％。这主要是因为干姜辛热，含挥发油等辛辣成分，可以促进局部的血液循环，起到保护创面，促进愈合作用。干姜的水提物和挥发油具有抑制血小板聚集、预防血栓形成的作用。干姜水提物能够明显地抑制血小板聚集，并且存在剂量依赖性关系。干姜对去甲肾上腺素的血小板致聚作用具有明显的抑制作用，且抑制强度呈剂量依赖性关系。

【**现代应用**】

1. **呕吐** 用于术后恶心呕吐有较好疗效，也可用于胃寒呕吐等。

2. **冠心病** 干姜胶囊能降低心脾两虚或夹气滞血瘀型冠心病患者血浆 TXB_2 水平，稳定血浆 6-Keto-PGF1α 水平，明显降低全血及血浆黏度。

3. **晕船**　干姜粉具有较好的抗晕船作用。

【**不良反应**】

小鼠灌服干姜醇提物的 LD_{50} 为 108.9g/kg；小鼠灌服干姜醚提物的 LD_{50} 为 $(16.3\pm2.0)ml/kg$。大鼠长毒试验表明，干姜醇提物 18g/kg、10g/kg 灌服 2 个月，大鼠体重、血液学、血液生化指标、各脏器病理学检查均无异常影响。小鼠灌服干姜水提物 120g 生药/kg，观察 7 天，无一死亡。

吴茱萸

来源：本品为芸香科植物吴茱萸 *Evodia rutaecurpa*（Juss.）Benth.、石虎 *E. rutaecarpa*（Juss.）Benth. var. *officinalis*（Dode）Huang 或疏毛吴茱萸 *E. retaecarpa*（Juss.）Benth. var. *bodinieri*（Dode）Huang 的干燥近成熟的果实。

主要化学成分：挥发油：含量 0.4% 以上，主要成分为吴茱萸烯（evodene），是其香气成分；并含罗勒烯（ocimene）等。生物碱：吴茱萸碱（evodiamine）、吴茱萸次碱（rutaecarpine）、羟基吴茱萸碱、去氢吴茱萸碱、吴茱萸喹诺酮碱（evocarpine）、二氢吴茱萸喹诺酮碱、吴茱萸素（evoxine）以及 N,N-二甲基-5-甲氧基色胺（N,N-dimethyl-5-methoxytryptamine）、N-甲基邻氨基苯甲酸胺（N-methylanthranylamide）、芸香胺（rutamine）、去甲乌药碱、辛弗林等。此外，尚含柠檬苦素（limonin）、吴茱萸苦素（ruta-evine）、吴茱萸内酯醇（evodol）及花色苷、甾体等。

性味归经：吴茱萸味辛、苦，性热，有小毒。归肝、脾、胃、肾经。

功效主治：具有散寒止痛、降逆止呕、助阳止泻功效。用于厥阴头痛，寒疝腹痛，寒湿脚气，经行腹痛，脘腹胀痛，呕吐吞酸，五更泄泻；外治口疮，高血压病。

【**药理作用**】

1. **驱蛔及抗菌作用**

（1）吴茱萸醇提物体外对猪蛔虫有较显著作用；对蚯蚓、水蛭亦有效。

（2）抗菌作用　吴茱萸煎剂对霍乱弧菌有较强抑制效力（琼脂挖沟平板法）。10% 水浸剂在试管内对絮状表皮癣菌有抑制作用；1∶3 水浸剂对奥杜盎氏小芽孢癣菌等 11 种皮肤真菌有不同程度的抑制。

2. **对消化系统的作用**　吴茱萸有镇吐作用，能显著减少硫酸铜所致鸽呕吐频率，与生姜配伍作用加强。其煎剂能抑制大鼠胃条的自主活动，对抗乙酰胆碱和氯化钡引起的胃痉挛，但不影响小鼠的胃排空。其煎剂有抗应激性、盐酸性及消炎痛加乙醇诱发胃溃疡的作用。吴茱萸苦素有苦味健胃作用。吴茱萸对离体小肠活动有双向作用，低浓度兴奋，高浓度抑制，既能抑制乙酰胆碱、氯化钡等引起的小肠兴奋，又能拮抗阿托品和肾上腺素对小肠的抑制作用。上述作用与其所含去甲乌药碱、辛弗林、芸香胺以及去氢吴茱萸碱等有关。吴茱萸对肠管的双向作用，有利于调节机体的肠道运动。临床用于治疗幼儿腹泻与胃肠功能紊乱和消化不良性腹泻均有良效。

3. **镇痛作用**　日本产吴茱萸醇提物有镇痛作用，用兔齿髓电刺激法证明，10% 醇提物静脉注射 0.1~0.5ml/kg 有镇痛作用。静注 0.2ml，镇痛效力和安替匹林或氨基比林（各用 1% 2ml）大致相等。而在寒冷时，比此二药为强。0.1% 异吴茱萸碱盐酸盐 0.1~0.5ml/kg，对家兔亦有镇痛作用。

4. **收缩血管作用**　吴茱萸属植物 10% 醇提物，给兔注射 0.5~1.0ml，血压有短暂而轻微的升高，且增加颈动脉血流量。王秀坤等对吴茱萸提取物收缩血管作用的体内体外研究表明，其能够引发钙依赖性和非钙依赖性血管收缩,其中机制包括细胞外钙内流,α 受体、ROK 和 IP_3 受体信号通路以及 MLCK 的激活等。吴茱萸的收缩血管作用不仅包括细胞膜钙通道的调节机制,也包括对细胞内钙的调节。

5. 对人胃腺癌细胞 SGC-7901 的作用　最近的研究表明,吴茱萸碱可明显抑制胃癌细胞侵袭力,胃癌 SGC-7901 细胞经吴茱萸碱处理后,恶性增殖和穿膜细胞数均明显下降。其机制可能与下调 PLK1 基因表达及诱导其凋亡,使细胞停滞于 G_2/M 期有关。

此外,吴茱萸次碱的分解产物芸香碱有较强的子宫收缩作用。

【现代应用】

1. 治疗高血压病　将吴茱萸研末,每次取 30～50g,用醋调敷两足心,用布包裹。一般敷 12～24h 后血压即开始下降,自觉症状减轻。轻症敷 1 次,重的敷 2～3 次即显示降压效果。

2. 治疗消化不良　取吴茱萸粉 2.5～3g,用食醋 5～6ml 调成糊状,加温至 40℃ 左右,摊于两层方纱布上(约 0.5cm 厚),将 4 周折起;贴于脐部,用胶布固定。12h 更换 1 次。本法有调节胃肠功能、温里祛寒、止痛及帮助消化等作用。对胃肠功能紊乱所致的腹泻效果较好,对细菌感染所致的腹泻配合应用抗生素可产生协同作用。

3. 治疗湿疹、神经性皮炎　吴茱萸研末,用凡士林调成软膏;取 30% 吴茱萸软膏和等量氧化锌软膏调匀,配成复方吴茱萸软膏。对亚急性和一般慢性湿疹及阴囊湿疹在亚急性期或早期或多年慢性阴囊湿疹者均适用。局部搽药,每日 2 次。对神经性皮炎搽软膏后再配合热电吹风,每日 1 次,每次 20min。此方法对湿疹初期及亚急性湿疹疗效较好,治愈时间短者 3 天;对一般慢性湿疹,治愈时间最短者 10 天,且此法止痒效果显著。

4. 治疗黄水疮　将吴茱萸研粉用凡士林调制成 10% 软膏,局部涂擦,每日 1～2 次。擦药前先用温水洗净患处,一般 4～6 次即愈。

【不良反应】

吴茱萸有小毒,含有多种生物碱,对中枢神经有兴奋作用,大量可致神经错觉、视力障碍。服用后可出现猩红热样药疹,表现为四肢皮肤灼热、瘙痒不适,出现针尖大小鲜红色丘疹,压之褪色,颈前及上胸融合成片,界限不清,皮温升高。中毒后主要表现为:强烈的腹痛、腹泻、视力模糊、错觉、脱发、胸闷、头疼、眩晕或皮疹。$4\mu g/ml$ 的吴茱萸次碱可使肝肾细胞活力均下降,且相同浓度下的吴茱萸次碱对肝细胞的抑制作用大于肾细胞;$4\mu g/ml$ 的吴茱萸次碱使肝细胞上清液中的 AST、ALP、LDH 水平均升高;而整体实验也表明,小鼠静脉给予 $10mg/kg$ 吴茱萸次碱 7 天后,血清中的 ALP 水平有极显著的上升。因此,大剂量吴茱萸次碱可能对肝肾具有一定的毒性作用。

第十四章

理气药

凡以疏畅气机，调整脏腑功能，消除气滞、气逆为主要功效，主治气滞和气逆病症的药物，称为理气药。常用药物有枳实、枳壳、青皮、陈皮、木香、香附、乌药、大腹皮、薤白、沉香、甘松、佛手等。主治气滞所致的各种胀、闷、痛，及气逆所致的恶心、呕吐、呃逆、喘息等。

本类药大多辛温芳香，可理气醒脾、疏肝解郁、降气平喘，部分理气药还具有健胃、祛痰、散结等作用。据现代医学研究，本类药主要对消化系统的功能有调节作用，有的能兴奋胃肠平滑肌，使其收缩加强，从而有利于胃肠积气的排除，消除或缓解痞满、胀痛等症状，或促进消化液的分泌，改善消化吸收功能，起到健脾开胃作用。有的则抑制胃肠道蠕动，缓解其痉挛而止痛。有的能抑制过敏介质的释放，缓解支气管平滑肌痉挛而发挥降气平喘作用。有的能强化气管分泌功能，使痰液稀释而易于排出，起到祛痰或化痰作用。

理气药的主要药理作用（图 14-1）如下：

1．调节胃肠运动

（1）缓解胃肠平滑肌痉挛　本类药物大多数有抑制胃肠平滑肌的作用。如陈皮、青皮、枳实、枳壳、乌药、厚朴、香附、木香等，此等药物均可降低实验动物离体肠管的紧张性，对抗乙酰胆碱引起的肠平滑肌痉挛性收缩。以理气药为主制成的复方木香注射液（含广木香、乌药、枳实、黄荆子）对多种动物的离体肠管亦有抑制作用。分析实验资料表明，药物的解痉作用可能与 α 受

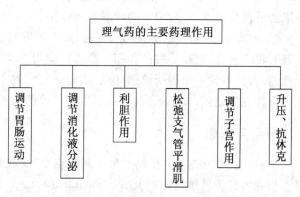

图 14-1　理气药的主要药理作用

体、胆碱受体及对肠管平滑肌的直接抑制有关。青皮、陈皮、枳实、枳壳中皆含有对羟福林，为一种 α 受体兴奋剂。本类药物具有抑制胃肠平滑肌收缩，缓解肠管痉挛的效应，从而发挥降逆、止吐、止泻痢、除痛等治疗作用。

（2）增强胃肠运动　已证明部分理气药能兴奋胃肠平滑肌，增强肠管蠕动。枳实、枳壳、乌药对在体肠管（胃瘘、肠瘘或麻醉动物在体肠）表现出兴奋效应，使胃肠运动节律增加，收缩加强。复方木香注射液灌胃给药亦能明显增强胃肠道蠕动，促进肠内容物的推进。理气药的

这种兴奋胃肠道的作用,有利于肠运动恢复,增强蠕动,排出肠腔积气积物。临床应用枳实治疗胃下垂,用木香注射液及理气方药治疗胃肠胀气已取得一定效果,治疗后多数患者的腹胀、腹痛、便秘等症状缓解。对腹部手术后患者恢复肠蠕动的效果亦佳。外科临床就以行气法作为急性肠梗阻的治则之一。枳壳等药或协同攻里通下药用于增强梗阻近端肠管蠕动,或解除痉挛性肠梗阻的平滑肌痉挛,均取得了良好的效果。

2. **调节消化液分泌** 陈皮具有理气健脾的作用,木香健胃消食,厚朴治宿食不消,皆为治脾不健运,不饥食少,消化不良的常用药;理气药具有的这种健胃、助消化作用,可能与药物中含有的挥发油有关。有人认为,陈皮挥发油能促进胃液分泌,有助于消化。实验中观察到乌药有增加消化液分泌的作用。对病理性胃酸增加,如大鼠结扎幽门所引起的实验性胃溃疡,以理气药为主组成的理气开郁方(木香、枳壳、陈皮、郁金、柴胡、白芍、甘草)可降低溃疡发病率,使胃液分泌减少,游离酸与总酸度降低。厚朴酚也有抗大鼠应激性溃疡和拮抗中枢性胃酸分泌的作用。

3. **利胆作用** 实验证明,不少理气药如沉香、香附、陈皮、青皮、枳壳有不同程度提高大鼠分泌胆汁的能力,使胆汁流量明显增加。青皮、枳壳并能增加胆汁中胆酸盐的含量,沉香则使胆汁中胆固醇含量降低。这些作用对维持机体正常消化功能,防止胆固醇结石发生,可产生有利影响。胆道手术后患者服用理气方(白芍、陈皮、木香、枳壳),能显著松弛奥狄括约肌和降低胆囊压力。

4. **松弛支气管平滑肌** 木香、青皮、陈皮、佛手、香附还具有松弛支气管平滑肌的作用。有些药并能缓解组胺引起的支气管痉挛。支气管哮喘与自主神经功能紊乱,特别是副交感神经功能亢进,以及变态反应有关。理气药,如木香既能直接扩张支气管,又能抑制迷走神经中枢;枳实有抗过敏介质释放的作用。这些皆与药物的平喘作用有关。

5. **调节子宫的作用** 枳实、枳壳能兴奋子宫。香附有直接抑制子宫平滑肌的作用,可使痉挛的子宫肌松弛,并有微弱的雌激素样作用。

6. **升压、抗休克** 枳实、枳壳、青皮、陈皮对麻醉动物均可产生明显的升压效应。枳实、陈皮并有收缩血管、兴奋心脏的作用。临床已应用枳实注射液治疗感染中毒性、心源性、药物中毒性、脑出血等各种原因所致的休克,均有一定疗效。中医古代文献未见理气药有类似升高血压或抗休克的记载,这些近代研究成果,为传统药物的应用开辟了新途径。

枳实与枳壳

来源:枳实为芸香科植物酸橙及其栽培变种或甜橙 *Citrus sinensis*(L.)Osbeck 的干燥幼果。枳壳为芸香科植物酸橙 *Citrus aurantium L.* 及其栽培变种的干燥近成熟果实。

主要成分:黄酮类:苦橙素(aurantiamarin)、橙皮苷(hesperidin)、新橙皮苷等;挥发油类:右旋柠檬烯、柠檬醛、右旋芳樟醇等;生物碱及有机胺类:喹诺林(quinoline)、那可汀(narcotine)、去甲肾上腺素(noradrenaline)、辛弗林及 *N*-甲基酪胺(*N*-methyltyramine)等。

性味归经:枳实和枳壳味苦、辛、酸,性温,归脾、胃经。

功效主治:具有破气消积、化痰散痞、理气宽中、行滞消胀的功效。主治积滞内停,痞满胀痛,泻痢后重,大便不通;胸胁气滞,胀满疼痛,食积不化,痰饮内停等。

【药理作用】

1. **对胃肠平滑肌的作用** 枳实与枳壳对胃肠平滑肌呈现双重作用,既能兴奋胃肠,使蠕动增强,又有降低肠平滑肌张力和解痉作用,这与机体功能状态和药物浓度的不同有关。实验表明,枳实和枳壳煎液灌胃给药,对胃瘘、肠瘘犬的胃肠运动有兴奋作用,可使胃肠收缩节律增加。正常人口服枳壳煎剂,亦能使肠鸣音脉冲幅度增大,在 X 射线下可观察到小肠蠕动波明显加深。枳实对胃肠平滑肌的兴奋作用是中医临床用于治疗胸脘痞满、胃扩张、胃下垂、胃肠无力性消化不良、脱肛、疝气等疾病的药理学基础。枳实和枳壳对小鼠和家兔、豚鼠的离体肠平滑肌却主要呈现抑制效应,明显降低其张力,抑制其收缩。枳实在高浓度时抑制肠平滑肌,而低浓度时则在短时间后出现兴奋作用。枳实和枳壳的这些作用对病理状态下胃肠功能失调所致腹痛、泄泻等治疗是有利的。

2. 对子宫的作用　枳实和枳壳煎液、酊剂、流浸膏对家兔离体或在体子宫,不论已孕或未孕,均呈兴奋作用。水煎液能使未孕家兔子宫瘘的收缩增强,张力升高,收缩节律加强,甚至出现强直性收缩。枳实提高子宫紧张性的作用与临床用于治疗子宫脱垂是一致的。

3. 对心血管系统的作用　枳实注射液静脉注射可使麻醉犬血压明显升高,并能明显收缩肾、脑血管,提高肾及脑血管阻力,使股动脉血流量减少,且使总外周阻力增高,提示枳实的升压作用与收缩血管、提高外周阻力有关。现已知枳实的升压有效成分是对羟福林和 N-甲基酪胺。离体和整体实验表明,枳实注射液、对羟福林及 N-甲基酪胺皆有增强心肌收缩力、增强心输出量、改变心脏泵血功能的作用,心率略有增快但很少出现异位节律;枳实还能改善心肌代谢,这些作用对休克十分有利。

4. 其他作用　此外,近期对枳实提取物的药理研究表明,枳实还具有抗氧化,抗菌,镇痛,护肝和降血糖,抗血栓及降血脂等多项作用。

【现代应用】

1. 休克

2. 胃下垂、子宫脱垂、脱肛

【不良反应】

小鼠静脉注射枳实注射液的 LD_{50} 为(71.8±6.5)g 生药/kg,腹腔注射的 LD_{50} 为(267±37)g 生药/kg。

陈　皮

来源:本品为芸香科植物橘 *Citrus reticulata* Blanco 及其栽培变种的干燥成熟果皮,分为陈皮和广陈皮。

主要化学成分:主要成分为挥发油和黄酮类化合物。挥发油:包括柠檬烯、γ-松油烯、β-月桂烯、α-蒎烯等。药材产地、储存时间的不同,挥发油含量有较大差别,但成分基本相同。黄酮类化合物:该类化合物基本母核为 2-苯基色原酮(2-phenylchromone),其中以橙皮苷(3.4%~8.7%)、新橙皮苷、川陈皮素(0.051%~0.509%)、柚皮苷、柚皮芸香苷(0.1%~1.6%)和3,5,6,7,8,3′,4′-七甲氧基黄酮(0.081%~0.104%)为主要成分。其他:陈皮富含多种人体生命必需的营养元素,如肌醇、维生素 B,维生素 C 等。

性味归经:陈皮性温,味辛、苦。入脾、胃、肺经。

功效主治:具有理气健脾,调中,燥湿,化痰之功效。主治脾胃气滞之脘腹胀满或疼痛、消化不良,湿浊阻中之胸闷腹胀、纳呆便溏,痰湿壅肺之咳嗽气喘。

【药理作用】

1. 对消化系统的作用

（1）对胃肠平滑肌的作用　陈皮水提取物能抑制动物离体胃肠平滑肌活动。陈皮水煎剂对兔和大鼠胃、十二指肠和结肠平滑肌均有抑制作用。陈皮水提物有促进胃排空和肠推进作用，对阿托品所致的肠推进抑制有拮抗作用，但对去甲肾上腺素和异丙肾上腺素所致的肠推进抑制无明显作用。陈皮水煎剂显著降低小鼠胃残留率，并显著提高小肠推进率。从这些实验来看，陈皮水提物具有中等强度的促胃肠动力作用，机理可能与 α-肾上腺素能受体无关，但是否与拮抗多巴胺能神经有关以及何种成分起主要作用，值得进一步探讨。

（2）抗消化性溃疡的作用　幽门螺旋杆菌是慢性胃炎和消化性溃疡致病和复发的原因之一。橙皮苷和柚皮苷等体外具有抗幽门螺旋杆菌活性。从巴伦西亚橙皮中提取得到的类胡萝卜素也有抗幽门螺旋杆菌活性。

2. 对心血管系统的影响

（1）降脂作用　橙皮苷能抑制过多的胆甾醇，显著降低血 TC、LDL、TG 和脂质总量，升高 HDL 水平。机理是抑制血浆和肝脏 HMG-CoA 还原酶和乙酰 CoA_2 胆固醇转移酶活性；橙皮苷还通过抑制胰脂酶活性、增加甘油三酯从粪便中排出而降低血浆 TG 水平。

（2）抗血小板聚集作用　采用能引起血栓的饲料喂大鼠，发现橙皮苷的使用能使大鼠的存活期延长 16~71d，说明橙皮苷具有很强的抗血栓作用。0.08mg/ml 橙皮苷即能有效抑制肾上腺素和 ADP 诱导的血小板凝聚，还能阻止白细胞和红细胞聚合。

3. 抗肿瘤作用　陈皮有效成分陈皮素浓度为 $10\mu g/ml$ 时，对人体肾癌、直肠癌和肺癌的杀伤率为 54.31%、31.92% 和 48.66%。其抗癌机理是抑制癌细胞增殖的 G_2—M 期、阻断 G_0—G_1 期细胞趋于同步化，具有促使癌细胞凋亡的作用。这一特性已引起美国、日本等国家的普遍关注，认为是一种有开发前景的抗肿瘤中药提取物。

4. 对呼吸系统的作用

（1）祛痰作用　陈皮所含挥发油有刺激性祛痰作用，使痰液易咯出，发挥此作用的主要成分为柠檬烯和蒎烯。

（2）平喘作用　鲜陈皮煎剂对家兔支气管有较好的扩张作用。陈皮醇提物对豚鼠离体气管有较强的松弛作用，对芸香科 11 种理气药试验，结果以陈皮的平喘效价最高，其醇提物 0.02g（生药）/ml 可完全拮抗组胺所致豚鼠离体气管的收缩。另外，本品尚有免疫调节、抗炎等作用。

5. 其他作用　陈皮及其提取物还有许多药理作用，如抗菌、抗病毒、抗过敏，对 γ 射线诱发的 DNA 损伤的放射保护作用，减轻抗癌药环磷酰胺等的基因毒性等。

【现代应用】

1. 胸腹胀满等症　橘皮辛散通温，气味芳香，长于理气，能入脾肺，故既能行散肺气壅遏，又能行气宽中，用于肺气壅滞、胸膈痞满及脾胃气滞、脘腹胀满等症。常与木香、枳壳等配伍应用。

2. 腹泻，以及痰多咳嗽等症　橘皮苦温燥湿而能健脾行气，故常用于湿阻中焦、脘腹胀闷、便溏苔腻等症，可配伍苍术、厚朴同用。又善于燥湿化痰，为治湿痰壅肺、痰多咳嗽的常用要药，每与半夏、茯苓同用。

3. 饮食减少、消化不良，以及恶心呕吐等症　本品燥湿而能健脾开胃，适用于脾胃虚弱、饮食减少、消化不良、大便泄泻等症,常与人参、白术、茯苓等配合应用。因其既能健脾又能理气,故往往用作补气药之佐使,可使补而不滞,有防止壅遏作胀作用。

4. 急性乳腺炎　取陈皮50g,甘草6g,每日1剂,煎服2次;严重者可每日2剂,煎服4次。据临床观察,发病在1～2天内治疗者,大都获得良好效果,治愈率在70%以上,一般2～3天即愈。发病时间愈长,疗效愈差。已化脓者无效。

青　皮

来源:本品为芸香科植物橘 *Citrus reticulata* Blanco 及其栽种变种的幼果或未成熟果实的果皮。

主要化学成分:主要含有挥发油、黄酮苷类等成分。其中挥发油主要为右旋柠檬烯(D-limonene)、枸橼醛(citral)、对伞花烃(*p*-cymene)等,黄酮苷主要有橙皮苷(hesperidin)、枸橼苷(poncirin)、柚皮苷(naringin)等。此外,尚含有少量对羟福林(synephrine)。

性味归经:青皮味苦、辛,性温。归肝、胆、胃经。

功效主治:具有疏肝破气,消积化滞之功效。主治肝郁气滞之胁肋胀痛,乳房胀痛,疝气疼痛;食积气滞之胃脘胀痛,以及气滞血瘀所致的癥瘕积聚,久疟痞块。

【药理作用】

1. **调整胃肠功能**　青皮挥发油对胃肠道有温和的刺激作用,促进消化液分泌和排除肠内气体,主要表现为调整胃肠功能的作用,青皮注射液除抑制离体平滑肌外,静脉注射也能抑制麻醉犬在体空肠的蠕动。经胃灌入青皮药液(20%)后30min内,胃肠平滑肌基本节律无变化,而峰电活动则明显增强,显示峰电活动的变化与血浆胃动素水平的变化无相关性。结果表明:青皮调和促进胃肠运动功能的机制在于不改变胃肠平滑肌基本频率的前提下增强其峰电活动和/或促进胃动素释放,以提高血浆胃动素水平。

2. **利胆作用**　青皮注射液能显著增加大鼠的胆汁排出并能舒张豚鼠离体胆囊平滑肌,对抗氨甲酰胆碱引起的胆囊收缩。青皮水煎剂对正常及四氯化碳肝损伤大鼠均有较强的利胆作用,可促进胆汁分泌。提高胆汁量,并对肝细胞功能有保护作用。

3. **祛痰平喘作用**　青皮挥发油有祛痰作用,其祛痰作用是由于呼吸道分泌细胞受到局部刺激使黏液分泌增加,痰液容易咯出所致;青皮注射液能拮抗组胺引起的离体支气管痉挛性收缩,并能减轻组胺引起的豚鼠支气管肺灌流量减少。

4. **对心血管系统的作用**

(1) 升压　静脉注射青皮注射液可使麻醉的大鼠血压从给药前11kPa升至16kPa,平均持续5.3s后恢复到正常水平。狗和家兔也有相似结论。其升压的主要有效成分为对羟福林,但其他途径给药无明显升压效应。青皮的升压作用可被妥拉唑啉或酚苄明拮抗,但不受六烃季铵及普萘洛尔影响,表明青皮升压机制不是通过神经节,也与β受体无关,而是通过兴奋α受体而实现的。

(2) 抗休克　青皮注射液静脉注射对犬、猫、兔及大鼠等多种动物的各种休克,均具有显著的疗效,对豚鼠和家兔的急性过敏性休克及组胺性休克,具有较好的预防和治疗作用。

(3) 兴奋心脏　青皮注射液静脉注射对蟾蜍在体心肌的兴奋性、收缩性、传导性和自律性均有明显的正性作用。

5. 其他作用

(1) 治疗乳腺增生　青皮沉降下行,善于疏理肝胆之滞气,因气郁所致的乳房胀痛或结块,可单用本品煎服。采用自拟中药柴芥乳增消(柴胡、白芥子、青皮、浙贝母、穿山甲、白芍、香附等)内服配合外敷治疗妇女乳腺增生 40 例,结果总有效率 100%,揭示中药行气化瘀,消痰散结,通络止痛疗效确切。

(2) 对能量代谢的影响　从能量的生成、储存和调节三个途径探讨配伍方剂常用的补气药(人参、黄芪、党参、白术)与理气药(枳实、厚朴、青皮、乌药)的作用。实验发现:① 能量的生成:补气药人参、黄芪可降低耗氧速度与呼吸控制率,而党参、白术的作用不明显,理气药总的趋势是升高耗氧速度与呼吸控制率;② 能量的储存:补气药与理气药均显著升高肌酸激酶活力,而理气药又明显高于补气药;③ 能量的调节:补气药均可增加肝细胞能荷值,而理气药则降低能荷值。

(3) 对生殖系统的影响　内服(红藤、败酱草、黄柏、元胡、香附、青皮、郁金)加中药灌肠(丹参、蒲公英、红藤、败酱草、野菊花等)治疗慢性盆腔炎 102 例,总有效率 94%。(提示:本方具有清热解毒,理气活血,祛瘀消症的功效。)

【现代应用】

1. 抗休克

2. 食积、痞满、脘腹胀痛　配山楂、六曲等,如青皮丸。

3. 脾胃不和引起的胸胁胀痛　常与柴胡、郁金、香附伍用。

4. 支气管哮喘　临床试用。

5. 慢性肝炎、胆囊炎

香　附

来源:本品为莎草科植物莎草 *Cyperus rotundus* L. 的干燥根茎。

主要化学成分:主要含有挥发油,油中主要成分为香附子烯Ⅰ和Ⅱ(cyperene Ⅰ,Ⅱ)、香附子醇(cyperol)、异香附醇(isocyperol)、柠檬烯(limonene)等,另外,尚含有三萜类化合物、黄酮类及生物碱等。

性味归经:香附性微苦,微甘,平。归肝、脾、三焦经。

功效主治:具有行气解郁,调经止痛之功效。主治肝郁气滞,胸、胁、脘腹胀痛,食积不消,胸脘痞闷,寒疝腹痛,乳房胀痛,月经不调,经闭痛经。

【药理作用】

1. 对中枢神经系统的作用

(1) 对阈下剂量戊巴比妥钠的协同作用　给小鼠分别腹腔注射不同剂量香附挥发油 0.03ml/kg,0.06ml/kg 及 0.10ml/kg(LD_{50} 分别为 1/10,1/5,1/3),给药后 30min,各组的小鼠均腹腔注射阈下剂量的戊巴比妥钠 20mg/kg,以翻正反射消失为睡眠指标,观察各组的睡眠鼠数,结果表明,不同剂量的香附挥发油均能明显协同戊巴比妥钠对小鼠的催眠作用。

(2) 对正常家兔的麻醉作用　给家兔分别缓慢静脉注射不同剂量的香附挥发油 0.050mg/kg,0.075mg/kg 及 0.100mg/kg,平均麻醉时间依次为 9.0min,15.0min,28.5min。各组动物给药后翻正反射迅速消失,在 0.050mg/kg 剂量组,家兔痛反应及角膜反射迟钝,听反应存在;其余 2 个剂量组家兔痛反应及角膜反射完全消失,听反应存在,各组家兔在给药后均有四肢强直现象,约 3min 后消失。

（3）协同东莨菪碱麻醉作用　以翻正反射消失为麻醉指标,观察各组家兔的平均麻醉时间。第一组静脉注射香附挥发油 0.075ml/kg,均出现翻正反射消失。第二组脑室注射东莨菪碱,第三组静脉注射香附挥发油 0.035ml/kg（未出现翻正反射消失）,随后脑室注射东莨菪碱 2mg/kg,结果显示,0.035ml/kg 的剂量无麻醉作用,而能明显延长东莨菪碱的麻醉时间,但并不影响麻醉深度。

（4）对戊四唑惊厥的影响　给小鼠腹腔注射香附挥发油 0.1ml/kg（LD_{50} 为 1/3）,给药后 30min in 戊四唑 85mg/kg,观察小鼠阵挛性惊厥数。结果表明,香附挥发油对戊四唑引起的小鼠惊厥无保护作用。

（5）解热镇痛作用　给小鼠皮下注射 20% 香附醇提物,能明显提高小鼠的痛阈。给小鼠腹腔注射香附挥发油 0.1ml/kg,以腹腔注射盐吗啡 10mg/kg 作对照,分别于给药后 15min,30min,60min 及 90min 用热板法测定各鼠的痛阈。结果表明,香附挥发油无明显镇痛作用。据报道,香附醇提物中所含的三萜类化合物 5mg/kg 灌服的镇痛效果与 30mg/kg 乙酰水杨酸相当。

香附醇提物对注射酵母菌引起的大鼠发热有解热作用,其效价约为水杨酸钠的 6 倍,其解热有效成分也是三萜类化合物。

（6）降温作用　给大鼠腹腔注射香附挥发油 0.1ml/kg,以腹腔注射氯丙嗪 5mg/kg 作阳性对照,给药前后分别测定大鼠直肠体温。结果表明,给予香附挥发油 30min 后可明显降低大鼠正常体温（$P<0.05$）,较氯丙嗪的降温作用强,但作用不及氯丙嗪持久,随后大鼠体温逐渐恢复正常。

2. 对心血管系统的作用　给蛙皮下注射香附水或水-醇提取物,可使蛙心停止于收缩期。较低浓度时,对离体蛙心、在体蛙心、兔心和猫心有强心作用或减慢心率作用。香附总生物碱、苷类、黄酮类和酚类化合物的水溶液亦有强心和减慢心率作用,并且有明显的降压作用。

3. 雌激素样作用　去卵巢大鼠试验表明,香附挥发油有轻度雌激素样活性。挥发油 0.2ml,间隔 6h 皮下注射 2 次,48h 后阴道上皮完全角质化;0.3ml 给药三次时,在大量角质化细胞中出现很多白细胞,白细胞的出现可能是挥发油的刺激作用所致。从挥发油分离出的成分中,以香附子烯 I 的作用最强,但不及挥发油本身。

阴道内给药时,挥发油、香附子烯 I 和香附酮可致上皮角质化,而香附醇和香附子烯 II 则全无作用.有效成分全身给药的有效量不超过局部用药量一倍。

故认为,这些成分可能属于雌激素原（Proes TCMLI Bagen）一类,在体内转化后活性增强,香附的这一作用是其治疗月经不调的主要依据之一。

4. 对子宫的作用　5% 香附流浸膏对豚鼠、兔、猫和犬等动物的离体子宫,无论已孕或未孕,都有抑制作用,使其收缩力减弱,肌张力降低。其作用性质与当归素颇相似,但较弱。

5. 抗炎作用　香附醇提物 100mg/kg 腹腔注射,对角叉菜胶和甲醛引起的大鼠脚肿有明显的抑制作用,此作用强于 5～10mg/kg 氢化可的松。

研究证明,其抗炎成分为三萜类化合物,对角叉菜胶所致脚肿的抗炎作用,比氢化可的松强 8 倍,安全范围大 3 倍,对甲醛性脚肿亦有抑制作用。

灌胃和腹腔注射的效力之比为 1∶3,说明可能在消化道内只部分吸收。

6. **对肠管的作用** 按常规方法制备家兔离体肠管,用记纹鼓描记香附挥发油对离体肠管的影响,结果表明,当香附挥发油浓度为 $5\mu g/ml$ 时可抑制肠管的收缩,当浓度增加至 $20\mu g/ml$ 时,呈明显的抑制作用,使肠管收缩幅度降低,张力下降。

7. **抗菌作用** 体外试验表明,香附挥发油对金黄色葡萄球菌有抑制作用,对其他细菌无效,香附子烯Ⅰ和Ⅱ的抑菌作用比挥发油强,且对宋内氏痢疾杆菌亦有效。

氢化不影响其抗菌作用,香附酮则完全无效,香附提取物对某些真菌亦有抑制作用。

【现代应用】

胁肋胀痛;乳房胀痛;疝气疼痛;月经不调;脘腹痞满疼痛;嗳气吞酸,呕恶;经行腹痛;崩漏带下;胎动不安。

木 香

来源:本品为菊科植物木香 *Aucklandia lappa* Decne. 的干燥根。木香是菊科植物云木香和川木香的通称,是中国特有植物,它分布在四川、云南、西藏等地,多生长在高山草地和灌丛中,为野生植物,尚未由人工引种栽培。这两种植物的根茎都是重要的中草药。

主要化学成分:根主要含去氢木香内酯(dehydrocostuslactone)、木香烃内酯(costunolide),含量达 50%;根还含有天冬氨酸(aspartic acid)、谷氨酸(glutamic acid)、甘氨酸(glycine)等 20 种氨基酸,胆胺(cholamine),木香萜胺(saussureanine)A、B、C、D、E,左旋马尾松树脂醇-4-O-β-D-吡喃葡萄糖苷,毛连菜苷 B(picriside B),醒香苷(syringin)等。

性味归经:木香味苦、辛,性温,归肝、胆、胃经。

功效主治:具有疏肝破气,消积化滞之功效。主治肝郁气滞之胁肋胀痛,乳房胀痛,疝气疼痛;食积气滞之胃脘胀痛,以及气滞血瘀所致的癥瘕积聚,久疟痞块。

【药理作用】

1. **对消化系统的作用** 木香水提液、挥发油和总生物碱对离体大鼠先有轻度兴奋作用,随后紧张性和节律性明显降低。木香提取液 1ml(约为生药 50mg/kg)能使离体兔肠蠕动幅度和肠肌张力明显增强,并能对抗乙酰胆碱、组胺、氯化钡引起的肠肌痉挛。木香煎剂小剂量对离体小肠的作用无一定规律,大剂量则呈抑制作用。挥发油能抑制离体兔小肠运动,使其节率变慢,收缩不规则。去内酯挥发油、总内酯及木香内酯、二氢木香内酯等对兔离体小肠均有抑制作用,去内酯挥发油与二氢木香内酯作用较强。总生物碱能对抗乙酰胆碱与组胺对离体豚鼠回肠所致的痉挛作用。云木香碱 1~2mg 静脉注射亦能明显抑制猫在体小肠运动,使肠肌松弛,运动停止,但易于恢复;云木香成分对肠运动的影响类似罂粟碱,有直接作用。动物实验证明:木香内酯可作为利胆剂。

2. **对呼吸系统的作用** 动物实验表明:云木香水提液、醇提液、挥发油及总生物碱能对抗组胺与乙酰胆碱对气管和支气管的致痉作用,可用于支气管哮喘。其作用特点与罂粟碱相似,即直接作用于支气管平滑肌使之扩张。该作用与迷走中枢抑制有关。

水提液、醇提液、挥发油、去内酯挥发油与总生物碱静脉注射对麻醉犬呼吸有一定的抑制作用,可减慢频率、降低幅度。其中以挥发油的作用较强,但挥发油所含内酯成分对呼吸无明显影响。

3. **对心血管系统的作用** 木香水提液和醇提液小剂量能兴奋在体蛙心与犬心,大剂量则有抑制作用。挥发油低浓度对离体兔心有抑制作用,但不持久,易于恢复。挥发油中分离的内酯部分皆能不同程度地抑制豚鼠、兔与蛙离体心脏的活动。实验表明：木香有升高猫血压的作用。云木香碱1～2mg静脉注射能兴奋在体猫心，对心室的兴奋作用较心房明显。

木香水提液、醇提液给麻醉犬静脉注射有轻度升压反应。去内酯挥发油、总内酯、木香内酯、二氢木香内酯等静脉注射能使麻醉犬血压中度降低，降压作用比较持久。其降压的作用部位在外周，即与心脏抑制和血管扩张有关。但是，在整体情况下，亦不完全排除中枢神经的影响。云木香碱或总生物碱静脉注射对麻醉猫有轻度降压作用或无明显影响。

4. 抗菌作用　云木香水煎剂在试管内对副伤寒甲杆菌有轻微抑制作用，对痢疾杆菌、绿脓杆菌、葡萄球菌、链球菌则无抑制作用。对许兰黄癣菌等10种致病性真菌有抑制作用。木香挥发油1∶3000浓度能抑制链球菌、金黄色葡萄球菌、白色葡萄球菌的生长，对大肠杆菌和白喉杆菌的作用微弱；总生物碱无抗菌作用。从木香根油中分离得的倍半萜内酯可作为抗突变剂。木香内酯和去氢木香内酯具有抗突变作用，对4-硝基喹啉-1-氧化物引起的大肠杆菌WP 2S试验菌株突变有效。这些倍半萜内酯无细胞毒性。

【现代应用】

消化不良、食欲减退、胸腹胀满、呕吐泻痢等病症。

第十五章

消食药

凡以消化食积为主要作用,主治饮食积滞的药物,称为消食药,又称消导药或助消化药。

脾胃为生化之源,后天之本,主纳谷运化。消食药多味甘性平或甘温,主归脾胃二经。具有消食化积,以及健脾开胃,中和之功。主治宿食停留、饮食不消所致之脘腹胀满、嗳气吞酸、恶心呕吐、不思饮食、大便失常,以及脾胃虚弱、消化不良等证。

本类药物多属渐消缓之品,常根据不同病情而配伍其他药物同用,适用于病情较缓、积滞不甚者。若宿食内停,气机阻滞,需配理气药,使气行而积消;若积滞化热,当配苦寒清热或轻下之品;若寒湿困脾或胃有湿浊,当配芳香化湿药;若中焦虚寒者,宜配温中健脾之品;而脾胃素虚,运化无力,食积内停者,则当配健脾益气之品,以标本兼顾,使消积而不伤正,不可单用消食药取效。

消食药的主要药理作用(图 15-1)如下:

1. 助消化

(1) 补充消化酶　山楂、焦六曲含有脂肪酶,有利于脂肪的消化;麦芽、谷芽中淀粉酶活性较高,能促进碳水化合物的消化;山楂含柠檬酸等多种有机酸,能提高胃蛋白酶活性,促进蛋白质的消化。

(2) 促进消化液分泌　鸡内金含胃激素,可促进人体消化液分泌,增加胃液酸度和胃蛋白酶含量。山楂也有明显的促进胃液和胃酸分泌的作用。

(3) 维生素作用　本类药物多含有多种维生素,可促进食欲,对维持正常消化功能有一定作用。如麦芽、谷芽含有维生素 B;山楂含有大量维生素 C;焦六曲含有丰富的复合维生素 B;鸡内金含维生素 B_1、维生素 B_2、烟酸及维生素 C。

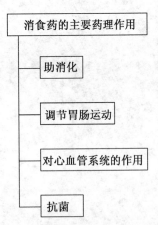

图 15-1　消食药的主要药理作用

2. 调节胃肠运动　消食药对胃肠运动有不同的影响。鸡内金能增强胃运动,促进胃排空。莱菔子能加强兔离体回肠的节律性收缩。消食药增强胃肠运动有利于消除胃肠积气,改善胀满症状。此外,山楂能对抗乙酰胆碱、钡离子引起的家兔离体十二指肠痉挛性收缩,促进大鼠松弛状态的胃平滑肌收缩活动,显示对胃肠活动的调节作用。

3. 对心血管系统的作用

（1）强心　山楂提取物对蟾蜍在体、离体、正常及疲劳的心脏均有一定程度的强心作用，持续时间较长。山楂总提取物对小鼠、兔及猫有直接的强心作用。

（2）增加冠脉流量及抗心肌缺血　消食药中个别药物有增加冠脉流量及抗心肌缺血等作用，能增加心肌营养性血流量。以山楂浸膏、水解物对家兔离体血管均有明显解痉作用。山楂黄酮 10mg/kg 和 20mg/kg 使家兔每分钟冠脉流量分别增加 45% 和 64%。山楂浸膏对垂体后叶素所致家兔急性心肌缺血有明显保护作用。北山楂提取物在大鼠、豚鼠和家兔中均有预防和减轻实验性心肌缺血缺氧和心肌坏死作用。结扎家兔冠状动脉前降支后形成的急性心肌梗死模型，给予山楂黄酮 3 天，能使结扎前降支引起的 ST 段抬高减轻，病理性 Q 波减少，ST 段恢复至等电位线的时间提前；在犬结扎前降支的急性心肌梗死模型一次给药后有类似作用，表明山楂黄酮能缩小心肌梗死范围，在所用剂量条件下，效果稍逊于心得安。

（3）降压　山楂黄酮、水解物、三萜醇三种提取物分别以静脉、腹腔及十二指肠给药，对麻醉猫有一定的降压作用。山楂总提取物或山楂总皂苷对小鼠、兔及猫均可引起血压下降。

4. 抗菌

莱菔子含抗菌物质莱菔素，对葡萄球菌和大肠杆菌有显著抑制作用。莱菔子水浸剂对皮肤真菌有抑制作用。山楂对志贺氏、福氏、宋内氏痢疾杆菌均有较强的抗菌作用，对绿脓杆菌、金黄色葡萄球菌、大肠杆菌、变形杆菌、炭疽杆菌、乙链球菌、白喉杆菌、伤寒杆菌等均有抗菌作用。生山楂和焦山楂对福氏、宋内氏痢疾杆菌、变形杆菌、大肠杆菌的抗菌作用无明显差别。

综上所述，与消食药消食化滞、促进消化功效相关的药理作用为助消化、调节胃肠运动等。

山 楂

来源：本品为蔷薇科植物山里红 *Crataegus pinnatifida* Bge. var. *major* N. E. Br. 或山楂 *C. pinnatifida* Bge. 的干燥成熟果实。

主要化学成分：目前，从山楂中发现且分离得到的物质有 150 多种，其中主要有黄酮类、黄烷醇及其聚合物类、有机酸类，另外还有三萜类和甾体类等。黄酮及其苷类化合物是山楂中的主要化学成分，主要是以芹菜素（apigenin）和木犀草素（luteolin）为苷元的一系列苷类。山楂还含有一定量的黄酮醇及苷类，其中以槲皮素（quercetin）为主，还含有山奈酚（kaempferol）、草质素（herbacetin）衍生物及它们的苷等。

性味归经：山楂性酸、甘、微温。归脾、胃、肝经。

功效主治：有消食化积、行气散瘀之功效，用于饮食积滞，泻痢腹痛，疝气痛，瘀阻胸腹痛，痛经。

【**药理作用**】

1. 对心血管系统作用

（1）强心作用　山楂具有增强心肌收缩力、增加心输出量、减慢心律的作用；可扩张冠状动脉血管、增加冠状动脉流量、降低心肌耗氧量和心肌氧利用率，改善心肌的血氧供应，并能降低外周阻力，对心血管系统起到调整和改善效果。该作用可能与其 β-肾上腺素能受体激动作用有关。

（2）降压作用　当将较小剂量山楂的流浸膏、黄酮提取物或其水解产物注射于麻醉猫、麻醉兔或麻醉小鼠，出现缓慢而持久的降压作用，其降压机制以扩张外周血管为主。而且山楂中的黄酮苷及复杂的二聚黄烷醇和多聚黄烷醇类，有显著的扩张血管、降低血压作用。

（3）调血脂作用　现代研究发现，山楂提取物能明显地降低高脂血症家兔和乳幼大鼠的血脂，并对实验性动脉粥样硬化有治疗作用。山楂总黄酮表现出显著的降血脂作用，对高脂血症所致大鼠血管功能损伤具有明显保护作用，其机制可能与血清中一氧化氮升高、内皮素（ET）合成减少有关。而且研究表明，山楂降血脂的有效成分为金丝桃苷和熊果酸。

（4）保肝作用　实验表明，生山楂可降低高脂饲料所致 SD 大鼠肝组织丙二醛（MDA）、TC、TG 的含量，清除肝内堆积的三酰甘油，减少脂肪酸（FFA）对肝细胞毒性作用，使谷丙转氨酶（ALT）、谷草转氨酶（AST）指标降低，达到降血脂、保肝作用。

2. **助消化作用**　山楂可单味应用，亦可与焦六曲、麦芽、莱菔子等配伍，加强消食化积之功。其所含维生素 C、维生素 B、胡萝卜素及多种有机酸，口服能增加胃中消化酶的分泌，所含蛋白酶、脂肪酸，可促进肉食分解消化。山楂醇提液对受刺激兔、鼠离体胃肠平滑肌收缩具有明显的抑制作用，表明服用山楂对胃肠功能紊乱有明显调节作用，达到健脾消食作用。

3. **抗氧化作用**　山楂中抗氧化作用的活性物质是其中的主要成分黄酮，这是公认的最具抗氧化潜力的一类化合物。山楂醇提物对羟自由基和超氧阴离子有清除和生成抑制作用，作用强度随提取物的质量浓度增加而增强。

4. **抗肿瘤、抑制畸变作用**　山楂总黄酮对正常细胞生长无明显影响，但能使肿瘤细胞内钙浓度升高，体外通过钙超载抑制 Hep-G2 细胞，进而导致细胞凋亡。山楂总黄酮可通过抑制肿瘤细胞 DNA 的生物合成从而阻止肿瘤细胞的分裂增殖。山楂提取物对环磷酰胺致小鼠精子畸变有抑制作用，使精子畸变数目显著下降，这可能与山楂中含有的大量亚油酸及维生素 C 有关。

5. **抗菌作用**　山楂对多种杆菌和球菌有抵抗作用，如宋内氏杆菌、福氏杆菌、斯密士杆菌、奈氏杆菌、变形杆菌、炭疽杆菌、白喉杆菌、伤寒杆菌和溶血性链球菌等。

综上所述，山楂的消食化积、行气散瘀之功效与其强心、助消化、抗氧化、抗肿瘤等药理作用密切相关。

【现代应用】

1. **高脂血症**　以山楂降脂汤结合西药治疗高脂血症疗效显著，且作用持久稳定。

2. **脂肪肝**　山楂饮联合己酮可可碱治疗酒精性脂肪肝的疗效满意。

3. **肿瘤**　抗癌扶正方联合化疗治疗中晚期非小细胞肺癌，可以改善临床症状，提高生活质量，且毒性低。

【不良反应】

多食山楂可引起胃酸过多，还有因吃山楂过量而造成胃石症和小肠梗阻的报道。中医认为，山楂只消不补，无积滞或脾胃虚弱者应慎用或不用。

麦　芽

来源：本品为禾本科植物大麦 *Hordeum vulgare* L. 的成熟果实经发芽干燥而得。将麦粒用水浸泡后，保持适宜温、湿度，待幼芽长至约 0.5cm 时，晒干或低温干燥。生用、烧黄或炒焦用。

主要化学成分：麦芽主要含 α- 及 β-淀粉酶（amylase），催化酶（catalyticase），过氧化异构酶（peroxidisomerase）等。另含大麦芽碱（hordenine），大麦芽胍碱（hordatine）A、B，腺嘌呤（ade-nine）胆碱（choline），蛋白质，氨基酸，维生素 D、E，细胞色素（cytochrome）C。尚含麦芽毒，即白栝楼碱（candicine）。

性味归经：麦芽性甘、平。归脾、胃经。

功效主治：具有行气消食、健脾开胃、退乳消胀之功效。用于食积不消，脘腹胀痛，脾虚食少，乳汁郁积，乳房胀痛，妇女断乳。生麦芽：健脾和胃，疏肝行气。用于脾虚食少，乳汁郁积。炒麦芽：行气消食回乳。用于食积不消，妇女断乳。焦麦芽：消食化滞。用于食积不消，脘腹胀痛。

【药理作用】

1. 助消化作用　本品含 α 和 β 淀粉酶。β 淀粉酶能将糖淀粉完全水解成麦芽糖，α 淀粉酶则使之分解成短直键缩合葡萄糖（即糊精），后者可再被 β 淀粉酶水解成麦芽糖。因此，淀粉在 α 和 β 淀粉酶的作用下可分解成麦芽糖与糊精。麦芽煎剂对胃酸与胃蛋白酶的分泌似有轻度促进作用。

2. 降血糖作用　麦芽浸剂口服可使家兔与正常人血糖降低。麦芽渣水提醇沉精制品制成的 5% 注射液给兔注射 200mg，可使血糖降低 40% 或更多，大多在 7h 后才恢复。

3. 抗真菌作用　本品所含的大麦碱 A 和 B 有抗真菌活性。

4. 抑制催乳素释放　生麦芽煎剂 100～200g/d 口服，可使健康人睡眠或灭吐灵试验时催乳素释放高峰受到抑制，这可能与妇女服用生麦芽汤回乳作用有关，对单纯乳溢症患者，可使乳溢消失或缓解，但灭吐灵试验反应高峰不受抑制，对有垂体催乳素瘤器质性病变的闭经-乳溢综合征无效。

5. 其他作用　本品所含的大麦碱其药理作用类似麻黄碱。1.0mg/kg 剂量能增强豚鼠子宫的紧张和运动，且随剂量的增加而增加。对新斯的明引起的猫支气管痉挛，可使之扩张，有效剂量为 0.5～1.0mg/kg，但对正常猫的作用很小。还有对放射性的防护作用。

综上所述，麦芽行气消食、健脾开胃、退乳消胀之功效与其帮助消化、抑制催乳素释放等药理作用相关。

【现代应用】

1. 治疗结肠炎　麦芽作为一种维持疗法药物，可延长结肠溃疡患者症状缓解期。溃疡性结肠炎患者在进行基础抗炎治疗的同时，每天服用 20～30g 麦芽，连服 24 周。服用麦芽组患者临床评分明显低于未服用组，未见副反应。可见麦芽长期服用可与短期服用一样治疗结肠炎。

2. 回乳　麦芽用于回乳已有上百年的历史。早在《滇南本草》中就有记载用于治妇人奶乳不收、乳汁不止的症状。

3. 治疗急慢性肝炎　取大麦低温发芽的幼根（长约 0.5cm），干燥后磨粉制成糖浆内服，另适当加用酵母或复合维生素 B 片，一般以 30d 为一疗程，连服至治愈后再服一个疗程可使急慢性肝炎患者肝痛、厌食、疲倦、低温等症状改善，有效病例的肝脏肿多有不同程度的缩小，转氨酶亦有不同程度的下降。

4. 助消化作用　用麦芽水煎液，对无消化病史的成人作胃内灌注，测试到可以轻度增加胃酸分泌，对胃蛋白酶的分泌也有轻度促进作用。

莱菔子

来源：本品为十字花科植物萝卜 *Raphnus sativus* L. 的干燥成熟种子。

主要化学成分：莱菔子含微量挥发油和 45% 脂肪油。挥发油中含甲硫醇，α-、β-乙烯醛和 β-、γ-乙烯醇等。脂肪油内含多量芥酸、亚油酸、亚麻酸以及芥子酸甘油酯等。另含植物抗生素莱菔子素、降压物质芥子碱硫氰酸盐以及一种以半胱氨酸为主的酞和两种油性成分辛烯醛、邻苯二甲酸丁二酯。此外，还含有硬脂酸(stearic acid)、γ-谷甾醇(γ-sitosterol)及 β-谷甾醇、正三十烷、氨基酸、蛋白质、糖、酚类、生物碱、黄酮苷、植物甾醇、维生素类(维生素 C、B_1、B_2、E)及辅酶 Q。莱菔子热水提取物的抗氧化活性强于常温水提取的，进一步分离鉴定了抗氧化活性化合物为 L-色氨酸。

性味归经：莱菔子味辛甘，性平。归脾、胃、肺经。

功效主治：具有消食导滞、降气化痰之功效。主治食积气滞，脘腹胀满，嗳气，下痢后重，咳嗽痰多，喘促胸满。

【药理作用】

1. 对胃肠运动的作用　实验表明，莱菔子生品和经炒、炙的炮制品能使离体兔肠的收缩幅度增高，但对离体兔肠的紧张性无明显影响；三种制品均能对抗肾上腺素对肠管的抑制作用。莱菔子生品能使豚鼠胃肌条紧张性降低，炒莱菔子和炙莱菔子则使其紧张性先升高后降低。三种制品均能使胃肌条的收缩幅度增高；使胃幽门部环行肌紧张性和收缩幅度增高。炒莱菔子对小鼠小肠有明显的推进作用；三种制品对小鼠胃排空均有抑制作用。

2. 抗病原微生物作用　莱菔子水提物对葡萄球菌和大肠杆菌等有显著的抑制作用，水浸剂对同心性毛癣菌、许兰氏黄癣菌、奥杜盎氏小孢子菌、铁锈色小芽孢癣菌、羊毛状小芽孢癣菌及星形奴卡氏菌也有不同程度的抑制作用。莱菔子素 1mg/ml 浓度在体外对多种细菌有明显的抑制作用，对葡萄球菌、痢疾杆菌、伤寒杆菌和大肠杆菌的 MIC 分别为 40mg/ml、125mg/ml、125mg/ml 及 200mg/ml。

3. 降压作用　莱菔子水提物具有明显的降压作用，对于麻醉兔、猫及犬，静脉注射时均可引起动物血压下降。研究莱菔子对于家兔急性缺氧性肺动脉高压影响的结果表明，莱菔子注射液(1ml 相当于生药 1g)0.3～1.2ml/kg 剂量静脉注射，能明显降低实验性肺动脉高压，又明显降低体动脉压。莱菔子降肺、体动脉压强度与酚妥拉明基本相同。增大莱菔子剂量未能使其降肺、体动脉压强度加大，只延长降压时间，比酚妥拉明明显延长。采用持续微量静脉注射能抑制急性缺氧导致的肺动脉高压，同时减少降低体动脉压的副作用。

4. 解毒作用　莱菔子素于体外与细菌外毒素混合后有明显的解毒作用，稀释为 1：200 时能中和 5 个致死量的破伤风毒素，1：500 可中和 4 个致死量的白喉毒素，稀释至 1：1600 时尚能降低白喉毒素的皮肤坏死作用。

5. 其他作用　大鼠长期饲喂莱菔子提取物，能干扰其甲状腺素的合成。莱菔子水提液给大鼠腹腔注射，对巴豆油性肉芽肿的炎性增生有明显抑制作用，但抗渗作用较弱。由莱菔子中分离提出的 β-谷甾醇有一定的镇咳、祛痰作用，为莱菔子治疗气管炎提供了理论根据，该成分尚能治疗人体血清胆固醇升高、防止冠状动脉粥样硬化，提示在治疗冠心病方面也可能有一定作用。

综上所述，莱菔子的消食导滞、降气化痰之功效与其增加胃肠运动、降低血压、中和毒素等药理作用密切相关。

【现代应用】

1. 消化系统疾病

（1）便秘 莱菔子生品、炒品都可用于治疗便秘。生品、炒品、老品均能使体外兔肠的收缩幅度增高，但生品的作用随浓度降低而减弱。莱菔子脂肪油部位具有明显的促进小鼠胃排空和肠推进的作用，并能提高大鼠血浆胃动素（MTL）的含量。

（2）腹胀 莱菔子有对抗肾上腺素对家兔离体回肠节律性收缩的抑制作用，莱菔子水煎剂可增强豚鼠体外胃窦环行肌条的收缩。莱菔子正己烷提取物有促进小鼠胃肠排空作用。

（3）胃炎 运用莱菔子治疗慢性萎缩性胃炎效佳，对老年患者更为适宜。

（4）肠梗阻 以含莱菔子的复方大承气汤加减中药保留灌肠治疗癌性不全肠梗阻，临床治愈率达90%。

2. 呼吸系统疾病 炒莱菔子的水提醇沉液具有平喘、镇咳和祛痰作用。生莱菔子醇提取物大剂量组和炒莱菔子水提取物大剂量组均具有非常显著的镇咳作用，生莱菔子醇提取物具有显著的祛痰作用，炒莱菔子水提取物具有一定的平喘作用。

3. 循环系统疾病

（1）高血压病 莱菔子水溶性生物碱对自发性高血压大鼠（SHR）给药8周后，SHR血压明显降低，同时大鼠心肌NOS活性和血清NO含量、血清SOD活性显著提高，MDA含量降低。

（2）高脂血症 莱菔子水溶性生物碱对ApoE基因敲除小鼠血脂的影响。发现莱菔子水溶性生物碱能够提高高密度脂蛋白胆固醇（HDLC）的含量，随着用药剂量的增加，其降血脂的作用越强。

4. 肿瘤 莱菔子素不仅在肿瘤发生的多个阶段发挥抑癌作用，而且它还是潜在的肿瘤治疗药物，莱菔子素与肿瘤的关系研究正成为肿瘤学和营养学研究的热点。

第十六章

活血化瘀药

凡能疏通血脉、祛除瘀血，临床用于治疗血瘀证的药物称为活血化瘀药。活血化瘀药善走散通行而有活血化瘀之功，并通过活血化瘀产生止痛、调经、破血消癥、疗伤消肿等作用。血瘀证主要表现在以下几个方面：

（1）血液流变学异常　一般均有血液"浓、黏、凝、聚"的倾向。浓，指血液的浓度增高，表现为血球压积增加，血浆蛋白、血脂等浓度增高等。黏，指血液黏稠，表现为全血和血浆比黏度增加。凝，指血液的凝固性增加，表现为血浆纤维蛋白原增加，凝血速度加快。聚，指血细胞聚集性增加，表现为红细胞和血小板在血浆中电泳缓慢，血小板对各种因素诱导的聚集性增高；红细胞沉降率加快等。由于上述变化，故血瘀患者血液运行不畅，易致血栓形成，血管栓塞。

（2）血流动力学异常　多表现为某个器官或部位的循环障碍，血管狭窄或闭塞，血流量降低。如冠心病患者冠脉循环障碍；缺血性中风患者脑循环障碍；血栓闭塞性脉管炎患者肢体循环障碍；慢性肝炎血瘀患者肝循环障碍等。

（3）微循环障碍　微循环一般是指微动脉与微静脉间的微血管血液循环。血瘀患者一般均有微循环障碍的表现，如微血流缓慢和瘀滞，甚至血管内凝血；微血管变形（管襻扭曲、畸形、顶端扩张等）；微血管周围渗血和出血；微血管缩窄或闭塞等。

活血化瘀药的主要药理作用（图 16-1）如下：

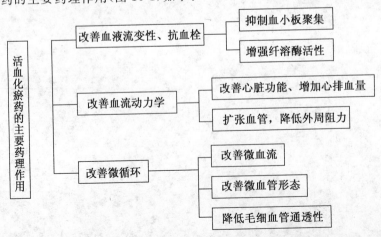

图 16-1　活血化瘀药的主要药理作用

1. **改善血液流变性、抗血栓**　活血化瘀药及其复方一般均能改善血瘀患者血液的浓、黏、凝、聚状态。其中以丹参、赤芍、川芎、益母草等作用更为明显。血瘀证常见于心肌梗死、脑血栓形成、血栓闭塞性脉管炎、视网膜血管阻塞等血栓闭塞性疾病，活血化瘀药治疗往往有效。其抗血栓形成作用机制可通过以下环节：

（1）抑制血小板聚集　活血化瘀药可改善血液流变学特性，因而减少了血小板的黏着和聚集；同时可降低血小板的表面活性，抑制血小板聚集。赤芍、鸡血藤、当归、川芎、红花、益母草、水蛭、三棱、莪术及以活血化瘀药为主组成的复方都能显著抑制由 ADP 诱导的血小板聚集作用，有的还能使已聚集的血小板发生解聚。血小板内 cAMP 含量增高能抑制花生四烯酸合成 TXA_2，而 TXA_2 是一个强烈的血小板聚集促进物；多种活血化瘀药能提高血小板内 cAMP 的含量，或直接抑制环加氧酶而使 TXA_2 的合成减少，从而抑制血小板聚集。

（2）增加纤溶酶活性　某些活血化瘀药，如益母草、赤芍、丹参、桃仁、红花等，可通过增加纤溶酶活性，促进已形成的纤维蛋白溶解而发挥其抗血栓形成作用。

2. **改善血流动力学**　血流动力学异常表现为心血管功能障碍。心脏射血功能降低，心排血量减少；某些器官血管痉挛、狭窄或闭塞，血管阻力增加，器官血流量减少；全身或局部器官供血、供氧不足。活血化瘀药可改善血流动力学，主要表现为以下方面：

（1）改善心脏功能、增加心排血量　川芎、红花、丹参、益母草、赤芍、延胡索等许多活血化瘀药具有增加冠脉流量及心肌营养血流的作用，从而改善心脏功能。

（2）扩张血管，降低外周阻力　活血化瘀药一般都有轻度扩张外周血管、降低外周阻力从而增加器官血流量的作用，但对不同部位的血管，不同的活血化瘀药选择性作用强度亦不同，如川芎、丹参、延胡索、红花、益母草、赤芍等对冠状动脉的扩张作用较强，而水蛭、莪术、桃仁、穿山甲对股动脉的扩张作用较为突出。

3. **改善微循环**　许多活血化瘀药都具有改善微循环的作用，如川芎、丹参、姜黄、红花、益母草以及以活血化瘀药为主组成的复方类药物。活血化瘀药改善微循环作用表现在以下几个方面：

（1）改善微血流　使流动缓慢的血流加速，改善血液的浓、黏、凝、聚倾向。如丹参活性成分丹参酮能明显改善小鼠耳廓微循环障碍，使细动脉、细静脉管径增加。

（2）改善微血管形态　缓解微血管痉挛，减轻微循环内红细胞的瘀滞和汇集，微血管襻顶瘀血减少或消失，微血管轮廓清晰，形态趋向正常。

（3）降低毛细血管通透性，减少微血管周围渗血。

综上所述，活血化瘀类中药通过改善血液流变性、抗血栓形成、改善血流动力学、改善微循环而产生疏通血脉、祛除瘀血的功效，并在临床发挥抗心肌缺血、脑缺血等疗效。

丹　参

来源：本品为唇形科植物丹参 *Salvia miltiorrhiza* Bge. 的干燥根及根茎。

主要化学成分：丹参的有效成分有水溶性及脂溶性两大类，其中水溶性成分主要是酚酸类化合物，如丹参酸 A、B、C（其中丹参酸 A 又称为丹参素），丹酚酸 A、B、C、D、E、F、G、H、I、J 等。丹参的脂溶性成分主要是二萜醌类化合物，包括丹参酮类（邻醌型）和罗列酮类（邻羟基对醌型）。如丹参酮 I（tanshinone I）、二氢丹参酮 I（dihydrotanshinone I）、丹参酮 ⅡA (tanshinone ⅡA)、丹参酮ⅡB(tanshinone ⅡB)、异丹参酮Ⅰ(isotanshinone Ⅰ)、隐丹参酮(cryptotanshinone Ⅰ)等化合物。

性味归经：丹参味苦，性微寒。归心、肝经。

功效主治：具有祛瘀止痛、活血通经、清心除烦之功效。用于月经不调，经闭，痛经，癥瘕积聚，胸腹刺痛，热痹疼痛，疮疡肿痛，心烦不眠，肝脾肿大，心绞痛。

【药理作用】

1. **改善血液流变性、抗血栓** 丹参可使冠心病、心肌梗死、缺血性中风等患者的血液黏稠度明显降低，对血瘀证患者血液的"黏、聚、滞"倾向有较好的改善作用。其中，脂溶性成分丹参酮ⅡA磺酸钠给大、小鼠静注可使血小板黏附和聚集功能均降低。体外实验表明，丹参具有很强的抗凝作用，以丹参酮作用最强，其他如丹参素、原儿茶醛也具有抗凝作用。丹参有抗血栓作用，乙酰丹参酸A可使大鼠大脑中动脉血栓显著减少，抗血栓作用与其抑制血小板聚集、抗凝血、促纤溶作用有关。丹参还有降血脂、抗动脉粥样硬化作用，对实验性动脉粥样硬化的研究表明，丹参可降低甘油三酯及 LDL，并能降低主动脉粥样硬化面积及主动脉壁的胆固醇含量。

2. **改善血流动力学** 丹参具有一定的扩张血管作用，丹参的扩血管作用为直接作用，但作用较弱。丹参注射液、丹参素、丹参酮ⅡA磺酸钠等可使一些重要组织如心肌、脑、肾脏的供血量增加。丹参增加组织供血作用除与其具有一定的扩血管作用外，还与其改善血液流变性、微循环有关。

3. **改善微循环** 丹参注射液可显著增加外周微循环障碍的模型动物(犬、家兔、小鼠等)微循环血流量，增加毛细血管网开放数目，扩张收缩状态的微动脉，从而消除血液瘀滞，促进侧支循环的建立。

4. **抗心肌缺血** 丹参、丹参酮ⅡA磺酸钠、丹参素等对垂体后叶素所致的家兔、大鼠心肌缺血有保护作用，可增加冠脉血流量，对抗缺血性心电图改变。丹参酮ⅡA磺酸钠对结扎冠状动脉左前降支引起的犬、猫心肌梗死，能明显缩小梗死范围。丹参对心肌缺血再灌往损伤的治疗效果明显，其抗心肌缺血作用与以下几个方面有关：①扩张冠脉，促进侧支循环开放，增加缺血心肌血氧供应。②调节心肌细胞的能量代谢，抑制钙超载。③显著降低脂质过氧化反应，减少细胞凋亡。④减慢心率，抑制心肌收缩力，降低心肌耗氧量，扩张外周血管，减轻心脏负荷。

5. **抗脑缺血** 丹参能降低沙土鼠、大鼠缺血所致脑卒中的发病率和死亡率，减轻脑水肿，还能改善脑组织微循环，减少脑缺血时的兴奋性氨基酸的释放，减轻缺血再灌注后神经元死亡。丹参酮ⅡA对大鼠的局灶性脑缺血再灌注损伤有较好的保护作用，这与其改善脑线粒体能量代谢，抗组织氧自由基损伤及抗 NO 神经毒作用有关。乙酰丹酚酸 A 是丹参有效成分的衍生物，对大鼠大脑中动脉血栓形成有预防作用，可显著降低脑梗死范围，改善行为障碍。

6. **促进组织的修复与再生** 丹参能调节肝、骨、皮肤、伤口等多种组织的修复与再生，其中促进肝组织的修复与再生作用尤为显著。

(1)**保肝** 丹参对乙醇、四氯化碳所致的急慢性肝损伤可明显减轻肝坏死和炎症反应，其作用机制主要与以下几方面有关：① 促进肝细胞再生及修复；② 改善肝内微循环障碍；③ 清除氧自由基；④ 阻滞钙离子内流；⑤ 抗肝纤维化。

（2）促进骨折愈合　丹参主要通过改善骨折处局部血液供应,促进软骨细胞向成骨细胞转化,加速成纤维细胞生长,对骨折愈合起促进作用,还可通过提高骨组织中锌含量、锌/铜比值,从而加速骨痂组织生长和钙化过程。

（3）促进皮肤、伤口的愈合　烧伤后期残余创面长期不愈合主要与局部血循环障碍和金黄色葡萄球菌感染有关。丹参酮可改善微循环,增加创面血管生长因子和成纤维细胞生长因子含量,促进新生毛细血管和成纤维细胞、上皮细胞的新陈代谢,对烧伤后期残余创面金黄色葡萄球菌感染有良好的抗菌作用,可促进创面的愈合,还可有效促进大鼠放射损伤合并局部创伤的溃疡和表皮创面愈合。

7. **抗菌、抗炎**　丹参含有多种抗菌、抗炎成分,主要是隐丹参酮。体外抑菌实验表明,丹参对大肠杆菌、金黄色葡萄球菌、白色葡萄球菌、变形杆菌、乙型链球菌均有抑制作用。丹参酮对多种致炎剂如组胺、蛋清、角叉菜胶、甲醛及巴豆油实验性炎症均有明显的抗炎作用,能减少炎症渗出,抑制白细胞游走,降低血中 $PGF2\alpha$ 和 $PGEI$ 含量,抑制中性粒细胞趋化性。总丹参酮对炎症的第一期、第二期以及急性和亚急性炎症有良好的治疗作用,而对炎症的第三期即慢性期无治疗作用。

8. **抗肝损伤**　丹参注射液对 CCl_4、对乙酰氨基酚、D-半乳糖引起的实验性肝损伤有保护作用,可降低 ALT,减轻肝脏病理损伤,降低动物死亡率。丹参还有抗肝纤维化的作用,能改善肝内微循环障碍,降低血液黏稠度,刺激胶原酶活性,促进胶原降解达到抗肝纤维化的作用。

综上所述,丹参祛瘀止痛、活血通经、清心除烦之功效与改善血液流变性、抗血栓形成、改善微循环、改善血流动力学、抗心肌缺血、抗脑缺血、促进组织修复与再生等多种药理作用有关。丹参的有效成分丹参酮、丹参素、丹酚酸等是其发挥药理作用的重要物质。

【现代应用】

1. **冠心病**　丹参治疗冠心病、心绞痛、心肌梗死等有较好的疗效,可明显减少心绞痛发作次数,使缺血心电图得到不同程度改善直至恢复正常。丹参注射液疗效优于口服给药。

2. **脑缺血**　丹参注射液治疗缺血性中风,可明显改善患者症状和体征。

3. **肝炎和早期肝硬化**　丹参广泛应用于迁延性、慢性肝炎、肝纤维化及早期肝硬化等各种肝病,可减轻症状,促进肝功能恢复。

4. **痤疮**　丹参酮片(0.25g/片),每日 3 次,每次 3～5 片,一般疗程为 10～60d,可治疗酒渣性及囊肿性痤疮。

【不良反应】

丹参注射液如应用不当可引起注射部位红肿、疼痛和全身乏力、嗜睡、头痛、呃逆等;还可出现过敏性药疹、丘疹样荨麻疹,甚至过敏性休克。

川　芎

来源:本品为伞形科植物川芎 *Ligusticum chuanxiong* Hort. 的干燥根茎。

主要化学成分:川芎主要含生物碱、酚性成分及挥发油。生物碱有川芎嗪(chuanxiongzine);酚性成分有阿魏酸(ferulic acid)、大黄酸(chrysophanic acid)等;川芎挥发油主要成分为内酯类,如藁本内酯(ligustilide)、丁基苯酞(butylphthalide)、3-丁叉苯酞(3-butylidenephthalide)、新蛇床内酯(neocinidilide)等。

性味归经:川芎味辛,性温。归肝、胆、心包经。

功效主治：具有活血行气、祛风止痛之功效。用于月经不调，经闭，痛经，癥瘕腹痛，胸胁刺痛，跌打肿痛，头痛，风湿痹痛。

【药理作用】

1. 对心血管系统的作用

（1）扩张血管、降低血压　川芎生物碱及酚性成分可以扩张冠脉，增加冠脉血流量，使心肌供氧量增加，也可扩张肢体血管，以扩张股动脉的作用较强。川芎、川芎总生物碱、川芎嗪能降低麻醉犬的外周阻力。不同剂量、不同给药途径对多种动物均可产生不同程度的降压作用。

（2）抗心肌缺血　对异丙肾上腺素所致大鼠心肌缺血，垂体后叶素所致的家兔、小鼠心肌缺血和结扎冠脉所致犬、家兔心肌梗死模型，川芎、川芎嗪、阿魏酸等能缩小梗死面积，减轻心肌损伤程度，其主要机制与扩张冠状动脉，降低心肌耗氧量，增强心肌耐缺氧能力，清除氧自由基，保护冠脉内皮，促进心肌细胞能量代谢及钙拮抗作用有关。

2. 抗脑缺血　川芎嗪能明显改善大脑中动脉栓塞所致脑缺血大鼠的行为障碍，缩小脑缺血区梗死面积，保护神经元，减少脑水肿；能抑制家兔脑缺血再灌注期间血浆及脑组织脂质过氧化反应和血清中 IL-8 的合成和释放。川芎治疗缺血性脑血管疾病的主要药理学基础是可迅速透过血脑屏障，扩张脑血管，改善微循环，降低细胞内 Ca^{2+} 的超载，保护脑细胞膜 Ca^{2+}-Mg^{2+}-ATP酶活性。

3. 抑制血小板聚集、抗血栓　川芎可明显抑制 ADP 诱导的大鼠血小板聚集，改善大鼠血液流变性；对已聚集的血小板有解聚作用。川芎能抗体外血栓形成，使血栓长度缩短、血栓干湿重量减轻；能抑制大、小鼠体内血栓的形成。川芎抗血小板聚集、血栓形成的有效成分主要是川芎嗪、阿魏酸、苯酞。其作用机制主要有：①抑制血小板花生四烯酸代谢，调节 TXA_2/PGI_2 的平衡。②增加血小板 cAMP 含量，抑制血小板聚集和释放反应。③使血小板内 Ca^{2+} 浓度降低，阻断钙离子对血小板激活。④增强一氧化氮合酶（NOS）的活性，刺激血小板中 NO 的生成。

4. 松弛平滑肌　川芎嗪有子宫平滑肌解痉作用，以藁本内酯、丁基苯酞、3-丁叉苯酞为主要解痉成分。这一作用与其临床用于调经止痛的用途相关。川芎嗪能抑制白三烯 C_4 和 D_4、组胺、前列腺素 PGF_{2a}、乙酰胆碱、氯化钡所致豚鼠离体气管条、肺动脉条的平滑肌收缩，通过抗炎、抗过敏、钙拮抗作用等来防治哮喘的发作。川芎嗪对主动脉平滑肌的松弛效应与异搏停的特性相似，可能为一种新的钙离子拮抗剂。

5. 镇静、镇痛　川芎有明显的镇静作用。川芎煎剂能抑制其自发活动，使戊巴比妥钠引起的小鼠睡眠时间延长，并能对抗咖啡因（20mg/kg）的兴奋作用。川芎嗪 300mg/kg 给予小鼠，有明显镇痛作用

综上所述，川芎扩张血管、降血压、抗心肌缺血、抗脑缺血、抑制血小板聚集和抗血栓、松弛平滑肌等作用是其活血行气、祛风止痛功效的药理学基础。川芎药理作用的物质基础为川芎嗪、阿魏酸、苯酞类等成分。

【现代应用】

1. 冠心病　川芎及其制剂治疗冠心病，可缓解症状，改善心电图，减少硝酸甘油的用量。

2. 血栓闭塞性脉管炎和缺血性脑病　川芎及其制剂在治疗血栓闭塞性脉管炎、脑栓塞及脑外伤失语等方面有较好疗效。川芎嗪还可用于治疗新生儿缺血缺氧性脑病。

3. **慢性肾衰竭**　血液流变学的异常、微循环的障碍、微血栓的形成,在慢性肾衰竭发生、发展中起了重要的作用。川芎及其制剂可以延缓肾功能进行性恶化,对氮质血症期和尿毒症早期患者可达逆转肾功能之效。

4. **脑梗死**　脑梗死患者临床出现血液的高黏、高浓、高凝倾向,与血栓形成有关,在接受川芎嗪注射液治疗后,红细胞压积、低切变率全血黏度、红细胞变形指数、红细胞聚集指数及纤维蛋白原均有明显变化。

6. **突发性耳聋**

川芎嗪注射液能迅速消除内耳膜迷路积水,降低内耳淋巴系统压力,减轻耳蜗及前庭器充血、水肿。

【不良反应】

不良反应较少且轻微,偶有胃部不适、口干、嗜睡等,对脑出血及有出血倾向者忌用。

延胡索

来源:本品为罂粟科植物延胡索 *Corydalis yanhusuo* W. T. wang 的干燥块茎。

主要化学成分:延胡索主要含生物碱,如延胡索乙素(DL-tetrahydropalmatine)、延胡索甲素(D-corydaline)、延胡索丑素(corydalis)、去氢延胡索甲素(de-hydrocorydaline)等,其中延胡索乙素是延胡索的主要有效成分,其异构体左旋四氢巴马汀(L-THP)也有很好的镇痛效应,又名颅通定(rotundine)。

性味归经:延胡索味辛、苦,性温。归肝、脾经。

功效主治:具有活血、行气、止痛之功效。用于胸胁、脘腹疼痛,经闭,痛经,产后瘀阻,跌打肿痛。

【药理作用】

1. **镇痛**　延胡索的醇制浸膏、醋制浸膏、散剂等均有明显的镇痛作用。延胡索乙素镇痛作用最强,丑素次之,甲素较弱。延胡索乙素镇痛作用较吗啡弱但优于复方阿司匹林,对钝痛的作用优于锐痛。与吗啡相比副作用少而安全,没有成瘾性。镇痛时对呼吸没有明显抑制,也无便秘等副作用。其镇痛作用机制与阻断脑内多巴胺 D_1 受体,使纹状体亮氨酸脑啡肽含量增加有关。

2. **镇静、催眠**　延胡索、左旋四氢巴马汀对多种实验动物有镇静催眠作用。左旋四氢巴马汀引起的睡眠浅而易醒,并具有一定的镇吐和降低体温作用,能对抗苯丙胺的中枢兴奋作用和毒性作用。大剂量时出现帕金森综合证反应。这些作用显示它与吩噻嗪类作用有相同之处,镇静催眠作用机制主要与阻滞脑内 DA 受体的功能有关。

3. **对心血管系统的作用**

(1)抗心肌缺血　延胡索总碱能增加离体兔心和麻醉狗冠脉流量;延胡索醇提物能减轻大剂量异丙肾上腺素所致的心肌坏死,提高动物对常压或减压缺氧的耐受力。去氢延胡索甲素有扩张冠脉,增加冠脉血流量及心肌营养性血流量,增强心肌耐缺氧能力,减少心肌缺血性损伤的作用。

(2)抗心律失常　延胡索乙素能阻滞 Ca^{2+} 通道,降低乌头碱及心肌缺血再灌注所致心律失常的发生率;左旋四氢巴马汀能有效对抗儿茶酚胺、乌头碱、氯化钙、氯仿及电刺激、结扎冠脉等多种原因所致的实验性心律失常。

4. **抗消化性溃疡**　去氢延胡索甲素能减少大鼠胃液、胃酸分泌量,降低胃蛋白酶的活性,并对抗幽门结扎或阿司匹林等多种原因所致大鼠实验性胃溃疡。

5. **抗炎、抗菌**　从延胡索甲醇提取物中分离的去氢延胡索碱(DHC)能够抑制 5-羟色胺和花生四烯酸所致的小鼠耳肿胀,具有一定的抗炎活性。

综上所述,延胡索镇痛、镇静、催眠和对心血管系统的作用是其活血、行气、止痛的药理学基础。延胡索中主要有效成分是生物碱。

【现代应用】

1. **各种疼痛**　适用于各种疼痛,如头痛、神经痛、分娩痛、痛经、风湿痛及各种手术后疼痛等。对钝痛的效果优于锐痛,无明显依赖性和耐受性。

2. **失眠**　睡前服用有助于入睡及减少多梦现象,且次日无明显头晕、乏力等后遗效应。

3. **冠心病**　用延胡索醇浸膏片治疗各类冠心病可降低急性心肌梗死率。

4. **胃溃疡**　口服延胡索制剂对慢性胃炎、胃溃疡、十二指肠溃疡有显著疗效。

【不良反应】

延胡索毒性较低,治疗剂量无明显不良反应,少数患者出现嗜睡、眩晕、乏力、恶心等现象。

莪 术

来源:本品为姜科植物蓬莪术 *Curcuma phaeocaulis* Val.、广西莪术 *C. kwangsiensis* S. G. Lee et C. F. Liang 或温郁金 *C. wenyujin* Y. H. Chen et C. Ling 的干燥根茎。

主要化学成分:莪术根茎主要含挥发油,其主要成分为多种倍半萜类:莪术酮(curzerenone)、莪术醇(curcumol)、莪术二酮(curdione)、β-榄香烯(β-elemene)、吉玛酮(germacrone)、姜黄素(curcumin)、龙脑(borneol)等。此外,还含有生物碱四甲基吡嗪和少量酚性成分。

性味归经:莪术味辛、苦,性温。归肝、脾经。

功效主治:具有破血行气、消积止痛之功效。用于癥瘕痞块,瘀血经闭,食积胀痛;早期宫颈癌。

【药理作用】

1. **抗肿瘤**　莪术油有很强的抗肿瘤作用,主要有效成分为莪术醇、莪术酮、莪术二酮和β-榄香烯。莪术注射液对 S_{180} 实体瘤有较好疗效,但对小鼠艾氏腹水癌无效。莪术醇和莪术二酮对小鼠肉瘤 37、宫颈癌 U_{14}、艾氏腹水癌 ECA 均有较高的抑制率,但对 S_{180} 实体瘤的抑制作用则较弱。莪术抗肿瘤的作用机制主要涉及以下几个方面:①直接杀伤癌细胞。②促进机体细胞免疫和体液免疫,增强癌细胞的免疫原性,从而诱发或促进机体对肿瘤的免疫排斥反应。

2. **抑制血小板聚集、抗血栓**　莪术能对抗由 ADP 和肾上腺素所诱导的血小板聚集,有显著的抗凝血及调节血液流变性作用,且醋制后此作用明显增强。榄香烯也可抑制血小板聚集,其主要机制为影响花生四烯酸的代谢途径,促进 PGI_2 合成,减少 TXA_2 生成。莪术油抗血栓形成的主要活性成分为姜黄素。

3. **镇痛**　莪术不同炮制品对化学刺激、热刺激所致疼痛均有较强的镇痛作用,其中醋炙莪术的镇痛作用强而持久。

4. **对胃肠平滑肌的影响**　莪术对消化道的作用与生姜相似,能直接兴奋平滑肌,故可增加胃肠蠕动。离体兔肠管试验发现,低浓度莪术使肠管紧张度升高,高浓度时使肠管松弛。另外,姜黄素有利胆作用。

综上所述,莪术抗肿瘤、抑制血小板聚集、抗血栓、镇痛等作用是其破血行气、消积止痛的药理学基础。姜黄素、莪术醇、莪术酮、β-榄香烯是其发挥药理作用的重要物质基础。

【现代应用】

1. 肿瘤 莪术油注射液、榄香烯均为安全可靠的广谱抗肿瘤药物,莪术油注射液主要应用于宫颈癌、卵巢癌、恶性淋巴癌、肝癌等多种肿瘤,尤其针对宫颈癌,能很好地改善症状,提高生存质量。

2. 宫颈糜烂 莪术挥发油制剂对轻度宫颈糜烂有较好疗效。

【不良反应】

莪术油注射液可致过敏样反应、皮疹、呼吸困难、过敏性休克,甚至死亡。

益母草

来源:本品为唇形科植物益母草 *Leonurus japonicus* Houtt 的新鲜或干燥地上部分。

主要化学成分:益母草主要含益母草碱(leonurine)$0.02\%\sim0.12\%$、水苏碱(stachydrine)$0.59\%\sim1.72\%$、益母草啶(leonuridine)、益母草宁(leonurinine)等多种生物碱。还含有亚麻酸、亚油酸、延胡索酸、月桂酸、油酸、花生酸、硬脂酸、软脂酸等脂肪酸类物质。

性味归经:益母草味苦、辛,性微寒。归肝、心、膀胱经。

功效主治:具有活血调经、利水消肿之功效。用于月经不调,痛经,经闭,恶露不尽,水肿尿少,急性肾炎水肿。

【药理作用】

1. 兴奋子宫 益母草煎剂、醇浸膏及益母草碱对多种动物的离体和在体子宫均呈兴奋作用。其煎剂对兔离体未孕、早孕、晚期妊娠及产后子宫均有兴奋作用。表现为子宫张力增强,收缩幅度增大,节律加快。兴奋子宫的主要成分为益母草碱,作用机制初步认为与兴奋子宫平滑肌的 H_1 受体和 α 受体有关。

2. 改善血流动力学、抗心肌缺血 益母草能增加犬股动脉血流量和降低血管阻力,对血管壁有直接的扩张作用。益母草注射液对结扎犬冠脉引起的实验性心肌梗死显示保护作用,能够减少梗死范围,减轻病变程度,减少心肌细胞坏死,对心肌细胞线粒体有保护作用。对异丙肾上腺素和垂体后叶素所引起的动物实验性心肌缺血有保护作用,可以改善缺血心电图或使之恢复正常,增加冠脉流量,改善微循环并减慢心率。

3. 改善血液流变性、抗血栓 益母草煎剂大鼠灌胃可使血栓形成时间延长,血栓长度缩短,重量减轻。还可使血小板计数减少,聚集功能减弱。益母草及其提取物能拮抗 ADP 诱导的血小板聚集;减少外周循环中血小板总数及其聚集物,显著降低红细胞聚集性。其抗血栓形成作用与其减少血小板数、抑制血小板聚集有关。

4. 利尿 益母草碱静脉注射能显著增加家兔尿量,对甘油肌注所引起的大鼠急性肾小管坏死模型,可明显降低血清尿素氮含量,减轻肾组织损伤;并对庆大霉素所致大鼠急性肾衰竭有一定的防治作用。

综上所述,益母草兴奋子宫、抗心肌缺血、改善血液流变性、抗血栓形成、利尿等作用是其活血调经、利水消肿的药理学基础。

【现代应用】

1. **产后子宫出血、复旧不全、痛经** 益母草膏、流浸膏广泛用于月经不调、痛经以及产后子宫出血、子宫复旧不全等症，疗效肯定，是临床安全有效的经产调理药。

2. **冠心病、心绞痛** 益母草注射液治疗冠心病心肌缺血有一定疗效。

3. **急性肾炎** 利尿消肿作用显著，对急性肾炎近期疗效较佳。

【不良反应】

益母草大剂量长期使用可引起肾间质轻度炎症及少量纤维组织增生、肾小管轻度脂肪变性，且随剂量的增大，病变也相对加重。与当归、川芎、木香配伍可降低益母草导致的大鼠实验性肾损伤程度，减轻其肾毒性。

第十七章

止血药

凡能促进血液凝固，抑制体内外出血的药物，称为止血药。止血药一般都具有收敛、化瘀、温经、凉血、清热、促进血液凝固等功效。适用于因寒热失调、情志内伤、气血功能紊乱或外伤引起的血不循常道溢于脉外引起的各种出血证，如咯血、衄血、吐血、尿血、便血、崩漏、紫癜及创伤出血。

血液的生理存在着凝血和抗凝血两种对立统一的过程。两者相辅相成以保持动态平衡，使血液既能在血管内不停地流动，也能在损伤的局部迅速凝血、止血。在病理情况下，平衡被打破即可发生栓塞性疾病或出血性疾病。造成出血的病因主要有血管损伤、血管通透性和脆性增加、凝血过程障碍（如血小板减少或功能障碍以及凝血因子缺乏或功能障碍）、纤维蛋白溶解系统功能亢进等。止血药能明显缩短凝血时间、凝血酶原时间、出血时间。

止血药药性有寒温之分，多入肝、肺、心、脾经。根据止血药的主要性能，可分为化瘀止血、收敛止血、凉血止血、温经止血四类。常用止血药有三七、蒲黄、白及、大蓟、小蓟、仙鹤草、侧柏叶、地榆、槐花、紫珠及茜草等。

止血药的主要药理作用（图17-1）归纳如下：

1. **收缩局部血管**　三七、紫珠、小蓟、槐花收缩局部小血管；白茅根、槐花降低毛细血管通透性，增强毛细血管对损伤的抵抗性。

2. **促进凝血因子生成**　大蓟促进凝血酶原激活物生成；小蓟含有凝血酶样活性物质；三七增加凝血酶含量；白茅根促进凝血酶原生成；艾叶、茜草等促进凝血过程。

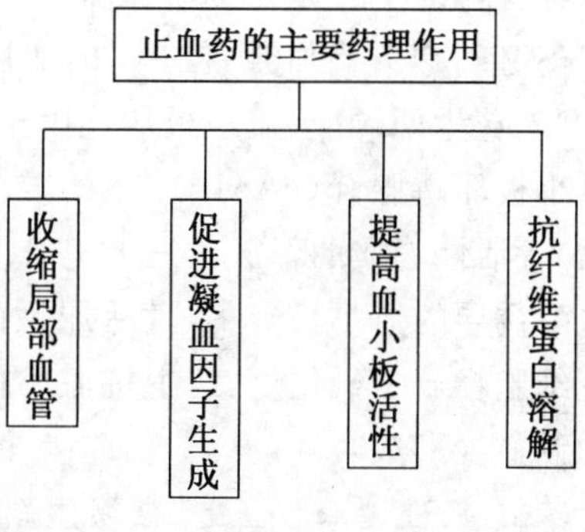

图 17-1　止血药的主要药理作用

3. **提高血小板活性**　三七增加血小板数，提高血小板的黏附性，促进血小板释放、聚集；白及增强血小板因子Ⅲ的活性；地榆增加血小板功能；蒲黄、小蓟、仙鹤草增加血小板数。

4. **抗纤维蛋白溶解**　白及、紫珠、小蓟、艾叶抗纤维蛋白溶解而止血。

综上所述，止血药收敛化瘀等功效主要与其收缩局部血管、促进凝血因子生成、增强血小板功能、抗纤维蛋白溶解等药理作用有关。

三 七

来源：本品为五加科植物三七 *Panax notoginseng*（Burk.）F. H. Chen 的干燥根。

主要化学成分：有三七皂苷、黄酮苷等。三七皂苷与人参皂苷相似，为达玛烷系四环三萜皂苷，总皂苷含量可达 8%～12%，其中所含单体有人参皂苷 Rb_1、Rb_2、Rc、Rd、Re、Rf、Rg_1、Rg_2、Rh 9 种，但以 Rb_1 和 Rg_1 为主。三七总皂苷（PNS）水解所得苷元为人参二醇（panaxadiol）和人参三醇（panaxatriol），但因无齐墩果酸而与人参不同。此外，还含有绞股蓝苷Ⅶ、Ⅹ，人参炔三醇。黄酮苷中有三七黄酮 A（槲皮素）、三七黄酮 B。止血有效成分为三七氨酸（dencichine，β-N-草酰基-L-α_1-β-二氨基丙酸）。三七氨酸的旋光异构体也有止血活性，但含量甚微。

性味归经：三七味甘、微苦，性温。归肝、胃经。

功效主治：具有散瘀止血、消肿定痛之功效。用于咯血、吐血、衄血、便血、崩漏、外伤出血、胸腹刺痛、跌打肿痛。

【药理作用】

1. 止血 三七散瘀血，止血而不留瘀，有"止血神药"之称，对出血兼有瘀滞者尤为适宜。三七粉灌胃，可使麻醉犬体外凝血时间和凝血酶原时间缩短。三七注射液能缩短家兔凝血时间、凝血酶原时间和凝血酶时间，同时增加血小板数，提高血小板的黏附性。三七注射液能使体外实验豚鼠的血小板伸展伪足、变形、聚集，并产生脱颗粒反应（主要是小颗粒、致密颗粒），增强血小板的功能。三七水溶性成分三七氨酸是止血的有效成分，可诱导小鼠的血小板释放凝血物质，缩短凝血时间，并显著增加血小板数。三七氨酸加热易被破坏，故三七止血宜生用。此外，三七中的钙离子和槲皮素等亦是止血活性物质。三七止血作用主要通过增加血小板数量，增强血小板功能实现。

2. 抗血栓 三七可止血（促凝）也可抗血栓（抗凝），具有双向调节功能。《玉楸药解》云："三七和营止血，通脉行瘀，行瘀血而敛新血。"三七粉口服可预防心瓣膜病变患者术后血栓形成。三七总皂苷（PNS）可明显抑制家兔、大鼠实验性血栓的形成。静脉注射 PNS 可以明显抑制凝血酶诱发的大鼠弥散性血管内凝血（DIC），防止血小板数降低，减少凝血因子的消耗。PNS 还可以升高血浆蛋白 C 的活性，促进抗凝活性和促纤溶活性。三七三醇苷（PTS）可抑制 ADP、花生四烯酸、血小板活化因子、凝血酶、胶原、Ca^{2+}、5-羟色胺等诱导的血小板聚集，提高血小板环磷腺苷（cAMP）含量，减少 TXA_2 的合成，抑制 TXA_2 与 TXB_2（为 TXA_2 的降解产物）等活性物质的释放。三七皂苷 Rg_1 能降低血小板 Ca^{2+} 含量，抑制实验性血栓的形成和凝血酶诱导的血小板聚集，激活尿激酶，促进纤维蛋白的溶解。三七皂苷 Rg_1 也可促进血管内皮细胞释放一氧化氮，产生抗血小板黏附、聚集，扩张血管、抗自由基作用，减轻内皮细胞损伤、抑制血栓形成。

3. 促进造血 三七"祛瘀生新"，具有补血作用。《本草纲目拾遗》称三七"颇类人参，人参补气第一，三七补血第一"。三七注射液可升高急性失血性贫血家兔和大鼠外周红细胞和网织红细胞数。三七绒根总皂苷可升高环磷酰胺所致白细胞减少的大鼠和小鼠的白细胞数。PNS 能诱导造血细胞 GATA-1 和 GATA-2 转录调控蛋白合成增加，并增高其与上游调控区的启动子和（或）增强子的结合活性而调控造血细胞增殖、分化相关基因的表达，促进各类血细胞分裂生长和增殖，进而促进造血。三七皂苷 Rb_1 可以增加人红细胞膜蛋白 α-螺旋度比例，即增加膜蛋白的有序性，改善红细胞膜功能。

4. 对心血管系统的作用

(1) 抗心肌缺血 PNS能改善家兔冠状动脉结扎所致的心肌缺血,增加冠脉血流量,促进缺血区侧支循环的建立,减少心肌细胞缺血损伤时细胞内酶的释放,减轻细胞形态改变。PNS能改善大鼠、家兔、犬的心肌缺血再灌注损伤,增加心肌超氧化物歧化酶(SOD)的活性,降低脂质过氧化物丙二醛(MDA)水平,减少过氧化对心肌的损伤,并抑制中性粒细胞内核因子-κB(NF-κB)的活化,减少细胞间黏附分子-1(ICAM-1)的表达及中性粒细胞浸润,起到保护心肌的作用。

(2) 抗心律失常 PNS及三七二醇皂苷(PDS)可对抗哇巴因、毒毛花苷、乌头碱、氯仿、氯化钡等所致实验性心律失常。PNS能对抗异丙肾上腺素引起的心率过快。三七皂苷 Rb_1 和 Rg_1 具有抗氧化作用,能保护大鼠心肌缺血再灌注所致的心律失常,并可对抗哇巴因所致豚鼠的室性早搏、室性心动过速和心室颤动。

(3) 降血脂、抗动脉粥样硬化 三七甲醇提取物能降低高脂血症大鼠的 β-脂蛋白、总脂、磷脂及游离脂肪酸的水平,且呈量效关系。三七叶苷能降低高脂血症家兔血清胆固醇和三酰甘油的含量,提高血清 HDL-C 的水平。PNS能升高动脉壁前列环素(PGI$_2$)含量,降低血小板 TXA$_2$ 水平,显著抑制实验性动脉粥样硬化兔动脉内膜斑块的形成。

(4) 扩张血管、降低血压 三七醇提物静脉注射可明显降低麻醉犬的血压,降压作用迅速而持久。PNS可直接扩张自发性高血压大鼠血管,降低血压,尤以降低舒张压作用明显。PNS特异性地阻断血管平滑肌上受体依赖性钙通道,减少 Ca^{2+} 的内流,也能明显减少去甲肾上腺素引起的 Ca^{2+} 内流。

5. 抗脑缺血 三七能扩张脑血管,降低脑血管阻力,改善脑血循环。PNS能扩张麻醉家兔和大鼠的脑及颈动脉血管。PNS能明显减轻大鼠全脑或局灶性脑缺血后再灌注水肿,显著增加局部脑血流量,改善能量代谢,保护脑组织。PNS可上调热休克蛋白70(HSP70)和下调转铁蛋白,减轻脑缺血再灌注引起的损伤性神经症状及海马 CA$_1$ 区神经元损伤的程度。PNS能阻滞大鼠脑损伤后神经细胞内钙超载,减少游离脂肪酸的释放和氧自由基的产生,降低脑损伤后脑组织中的 MDA 水平。三七皂苷 Re 能清除自由基,显著改善大鼠脑缺血再灌注损伤,提高 SOD 活性,降低 MDA 水平。三七皂苷 Rb_1 能缓解大鼠可逆性局灶性脑缺血引起的损伤,减少脑梗死范围,并抑制钙积累和钾丢失。三七皂苷 Rg_1 能提高大鼠海马神经细胞的耐缺氧能力,防止神经细胞的缺氧损伤。

6. 抗炎 PNS能明显抑制角叉菜胶诱导的炎症细胞增多,对急性炎症引起的毛细血管通透性升高、炎性渗出和组织水肿以及炎症后期肉芽组织增生均有抑制作用。抗炎的主要有效成分为皂苷,以人参二醇皂苷 Rb_1 为主。抗炎作用与兴奋垂体-肾上腺系统有一定的关系。豚鼠腹腔注射 PNS,血浆中皮质类固醇浓度升高,但对摘除肾上腺的大鼠仍有明显的抗炎作用,说明 PNS 的抗炎作用有垂体-肾上腺系统激活的参与,但不完全依赖于垂体-肾上腺系统。

7. 保肝 三七甲醇提取物可显著降低四氯化碳、D-半乳糖胺所致肝损伤大鼠血清 ALT、AST 及乳酸脱氢酶(LDH)活性,延长其生存期。PNS可减轻二甲基亚硝胺中毒所致肝损伤大鼠的肝细胞变性坏死程度,减少肝细胞间胶原纤维;减轻四氯化碳中毒所致肝纤维化大鼠的肝脏脂肪变性、炎症细胞浸润、肝细胞变性坏死,减少成纤维细胞和胶原的增生。PNS促进肝脏蛋白质合成,增加 ³H-胸腺嘧啶核苷(³H-TdR)对受损肝脏 DNA 的掺入速率,增加 ³H-亮氨酸对肝脏蛋白质的掺入速率。

8. 抗肿瘤

三七皂苷能降低大鼠胃黏膜上皮细胞表皮生长因子受体(ECRF)和 C-erB2、H-ras、bcl-2 等癌基因的异常表达,抑制胃癌前病变大鼠的胃黏膜改变。三七皂苷 Rg_3 能抑制前列腺癌 LNCaP 细胞的增殖,抑制 Lewis 肺癌的生长。三七皂苷 Rh_2 能诱导人肝癌 SK-HEP-1 细胞、鼠神经胶质瘤 C6Bu-1 细胞的凋亡。三七槲皮素可抑制突变型 P53 在人乳腺癌细胞的高表达。

9. 对神经系统的作用

(1)镇静　PNS 及 Rb_1 有镇静、催眠、安定的作用,能减少中枢突触体内谷氨酸含量,加强中枢抑制药的作用。

(2)镇痛　PNS 及 Rb_1 对化学性和热刺激性引起的疼痛均有镇痛作用。

(3)益智　Rb_1 及 Rg_1 能显著改善亚硝酸钠、乙醇所致小鼠的记忆障碍,其作用机制与影响海马突触膜 ATP 酶及钙调素活性有关。

10. 对物质代谢的影响

(1)对糖代谢的影响　PNS 能轻度升高正常小鼠空腹血糖水平,降低葡萄糖性高血糖反应。Rg_1 能降低四氧嘧啶所致小鼠糖尿病的血糖水平,且呈量效关系,其机制是促进组织对葡萄糖的摄取、氧化和糖原合成,并能拮抗胰高血糖素的作用。

(2)促进蛋白质和核酸代谢的合成　三七皂苷可促进小鼠肝、肾及睾丸 DNA 和蛋白质的合成。PNS 能升高小鼠心肌细胞核酸的表达和腺苷酸环化酶的活性,促进损伤心肌细胞的修复。

(3)降低血脂　三七具有降低血脂的作用,可明显降低高脂血症家兔血清胆固醇和三酰甘油的含量,显著提高血清高密度脂蛋白胆固醇。

11. 对免疫系统的作用

PNS 可促进大鼠免疫器官胸腺和脾增重,明显提高外周血中粒细胞和肺泡巨噬细胞的吞噬率。PNS 能明显促进刀豆蛋白 A(ConA)和脂多糖(LPS)对小鼠脾淋巴细胞的增殖反应,显著提高小鼠 IgG、IgG_1 和 IgG_{2b} 的抗体水平。三七人参皂苷 Re 对正常人外周血淋巴因子激活杀伤细胞(LAK 细胞)杀伤活性呈双向效应,低剂量增强,高剂量抑制,并增强自然杀伤性细胞(NK 细胞)活性。三七皂苷可显著抑制小鼠迟发型超敏反应。

12. 其他作用

(1)延缓衰老、抗氧化　PNS 能显著降低大鼠血、脑组织中 LPO 含量,提高 SOD 活性。三七二醇苷(PDS)能清除氧自由基,明显延长果蝇平均寿命,降低果蝇头部脂褐素含量,还可提高小鼠血、脑组织 SOD 活性,降低 MDA 水平。三七皂苷 Rg_1 能显著降低 MDA 水平,抑制细胞内钙超载,从而抑制神经细胞凋亡,延缓衰老。

(2)抗肾损害　PNS 能减轻缺血再灌流大鼠的肾损伤,保护肾功能。PNS 可抑制 $IL-1\alpha$ 诱导的大鼠肾小管上皮细胞分化及细胞外基质分泌,防止肾间质纤维化的发生。

综上所述,三七的止血作用、抗血栓作用、促进造血作用、对心血管系统的作用、抗脑缺血作用、抗炎作用是其散瘀止血、消肿定痛功效的主要药理学依据。三七的保肝作用、抗肿瘤作用、对物质代谢的影响、对免疫系统的作用等是现代药理研究对其作用新的认识。

【现代应用】

1. **各种组织出血病症**　如上消化道出血、眼前房出血等,以三七内服或三七注射液静脉滴注治疗。

2. **冠心病**　口服冠心宁(含三七皂苷等)治疗心绞痛。

3. **脑血栓**　注射血栓通注射液(2ml 含 70mg 三七总皂苷)治疗脑血栓。

4. **外伤肿痛** 可单独应用或配合其他活血理气药同用,有良好的消肿止痛效果。

5. **高胆固醇血症** 口服生三七粉治疗高胆固醇血症。

6. **肝炎** 肌注或静脉滴注三七注射液(2ml 含 1g 生药)治疗难治性血瘀型慢性肝炎;口服生三七粉治疗慢性迁延性肝炎。

【不良反应】

少数患者服用后出现胃肠道不适及出血倾向,如痰中带血、齿龈出血、月经增多等。如剂量较大,一次口服生三七粉 10g 以上,可引起房室传导阻滞。个别患者可引起过敏性药疹。

【注意事项】

孕妇慎用。

蒲 黄

来源:本品为香蒲科植物水烛香蒲 *Typha angustifolia* L.、东方香蒲 *T. orientalis* Presl 或同属植物的干燥花粉。

主要化学成分:黄酮类,如槲皮素(quercetin)、山奈酚(kaempferol)、异鼠李素(isorhamnetin)、柚皮素(naringenin)等。还含有甾醇类,如 β-谷甾醇(β-sitosterol)、β-谷甾醇葡萄糖苷(β-sitosterol glucoside)等,另外还含有多种多糖和多种氨基酸。

性味归经:蒲黄味甘,性平。归肝、心包经。

功效主治:蒲黄具有止血、化瘀、通脉之功效。用于吐血,衄血,咯血,崩漏,外伤出血,经闭,痛经,脘腹刺痛,跌打肿痛,小便血淋涩痛。

【药理作用】

1. **止血** 蒲黄粉外敷可抑制犬股动脉出血。蒲黄水浸液或乙醇浸液灌服均能增加家兔的血小板数,缩短凝血时间。炒蒲黄和蒲黄炭则能明显缩短小鼠凝血时间。蒲黄中的黄酮类物质在一定温度下可转化为具有止血作用的鞣质,增强止血作用,因此炒蒲黄和蒲黄炭的止血作用强于生蒲黄。

2. **抗血小板聚集** 生蒲黄可延长小鼠凝血时间,较大剂量下可促进纤维蛋白溶解。蒲黄煎剂能抑制磷酸二酯酶活性,升高血小板内 cAMP,减少 TXA_2 的合成,使细胞内 Ca^{2+} 浓度降低,减少 5-HT 释放,明显抑制 ADP、花生四烯酸和胶原诱导的家兔体内外血小板聚集。蒲黄水浸液可显著增加家兔实验性颈静脉血栓的溶解率,明显抑制血小板黏附和聚集,轻度增加抗凝血酶Ⅲ的活性。蒲黄水提取液可分解纤维蛋白,促进纤维蛋白溶解,且不依赖纤溶酶系统存在。蒲黄中所含黄酮类物质能刺激猫主动脉内皮细胞产生前列环素和促进纤溶酶原激活物(t-PA)活性,从而抑制血小板聚集,抗血栓形成。蒲黄有机酸能明显抑制花生四烯酸诱导的家兔体外血小板聚集。蒲黄异鼠李素Ⅱ在体内外均能抑制由 ADP 诱导的大鼠血小板聚集,并明显延长复钙时间。

3. **对心血管系统的作用**

(1)**扩张血管、降低血压** 蒲黄具有扩张血管、改善微循环作用。蒲黄醇提物注射液可降低麻醉犬外周血管阻力,增加股动脉血流量。

(2)**抗心肌缺血** 蒲黄可缩小家兔心肌梗死范围,改善微循环。蒲黄可改善金黄地鼠颊囊微循环,增加小鼠心肌 37Rb 的摄取率,增加小鼠心肌血流量。

(3)**降血脂、抗动脉粥样硬化** 蒲黄能降低高脂喂养动物的血清胆固醇水平,增加喂饲高脂家兔的粪便胆固醇水平。蒲黄能抑制肠道对外源性胆固醇的吸收,降低总胆固醇,升高高密度脂蛋白胆固醇、降低血小板黏附和聚集性,同时保护血管内皮细胞,抑制粥样硬化斑块形成。蒲黄活性成分 β-谷甾醇及其棕榈酸酯是降低胆固醇的有效成分。蒲黄中葡萄糖苷也具有降血脂效果。蒲黄不仅能降低血脂,而且能拮抗高脂血症对血管内皮细胞的损伤,改善血液流变性与红细胞流变性,进而改善血液循环和微循环,有利于内皮细胞的正常代谢,减轻高脂血症对内皮细胞的损伤。

4. **抗炎**　蒲黄水煎剂外敷可改善大鼠下肢烫伤导致的组织水肿。腹腔注射蒲黄水煎醇沉液可以降低大、小鼠局部注射组胺引起的血管通透性增加,并改善大鼠蛋清性肺组织水肿。

5. **其他作用**

(1) 对子宫及妊娠的影响　蒲黄注射液对豚鼠离体子宫和家兔在体子宫均有兴奋作用,对豚鼠、小鼠中期妊娠均有明显的引产作用。

(2) 抗肾损伤　蒲黄改善草鱼胆汁所致的大鼠肾脏损伤,降低血肌酐和尿 N-乙酰-β-D-氨基葡萄糖苷酶(NAG 酶),减少近曲小管上皮细胞坏死及囊腔内有红细胞的肾小球数目。蒲黄注射液可明显改善兔肾急性缺血性再灌注损伤,降低血清尿素氮(BUN)、肌酐(Cr)、LPO 含量,升高 SOD 活性。

此外,蒲黄注射液可促进大鼠桡骨折的愈合,加速血肿吸收,促进骨母细胞及软骨细胞增生,促进骨痂形成。蒲黄醇提物能延长小鼠游泳和爬杆时间,有抗疲劳作用。

综上所述,蒲黄的止血、抗血小板聚集、对心血管系统的作用及抗炎作用是其止血、化瘀、通脉功效的药理学基础;蒲黄的其他作用是现代药理学的新发现,其临床意义尚待进一步研究。

【现代应用】

1. **冠心病**　口服生蒲黄治疗冠心病轻度心绞痛患者,可使症状缓解或消失,改善心电图,降低血压,降低总胆固醇,降低三酰甘油。

2. **高脂血症**　服用蒲黄浸膏制成的降脂片或蒲黄降脂有效部位 A₃ 制成的胶丸,可降低总胆固醇和三酰甘油水平。

【注意事项】

蒲黄可收缩子宫,故孕妇慎用。

白　及

来源:本品为兰科植物白及 *Bletilla striata*(Thund.)Reichb. f. 的干燥块茎。

主要化学成分:有白及胶(含联苄类化合物)、菲类衍生物(二氢菲类化合物、联菲类化合物、双菲醚类化合物、二氢菲并吡喃类化合物、菲类糖苷化合物等)、苄类化合物等。尚含有大黄素甲醚、对羟基苯甲醛等。

性味归经:白及味苦、甘、涩,性微寒。归脾、肺、胃经。

功效主治:具有收敛止血、消肿生肌之功效。用于咯血吐血,外伤出血,疮疡肿毒,皮肤皲裂;肺结核咯血,溃疡病出血。

【药理作用】

1. **止血**　白及胶为止血有效成分,可显著缩短家兔凝血时间及凝血酶原生成时间,抑制纤维蛋白溶解系统,并加速红细胞沉降率。白及胶液能促进蛙下腔静脉血栓形成。白及促进凝血的机制是抑制纤维蛋白溶解及轻度增强血小板因子Ⅲ的活性。

2. **保护黏膜**　白及煎剂可明显减轻由盐酸、无水乙醇、雷公藤所致的大鼠胃黏膜损伤,保护受损伤的黏膜组织。白及胶可改善幽门结扎、乙酸所致的大鼠胃溃疡作用,增加胃壁黏液分泌量和胃黏膜血流量,促进溃疡愈合。白及胶能促进黏膜细胞的合成和分泌,释放内源性前列腺素,保护胃、十二指肠黏膜。

3. **促进伤口愈合**　白及胶能明显加快伤口的愈合速度,促进创伤的愈合。白及胶浆能促进家兔创面肉芽生长。白及胶也可直接参与受损组织或细胞的修复和代谢过程。

4. **抗菌作用**　白及联菲类化合物在体外对金黄色葡萄球菌、枯草杆菌、蜡样芽孢杆菌和加得那诺卡菌有很强的抑制作用;对真菌如白念珠菌和须发癣菌的抑制作用较弱。白及联菲A、B、C对金黄色葡萄球菌以及与龋齿形成有关的突变链球菌有抑制作用,其中白及联菲B的作用最强。

【现代应用】

1. **上消化道出血**　白及粉口服或10%白及胶浆口服,使大便潜血转阴。

2. **肛裂**　白及粉加凡士林配成50%软膏,取少量涂于裂口上,每日1次,有良好疗效。

3. **口腔黏膜病变**　白及粉与白糖4:6配制混匀涂于患处,治疗复发性口疮、慢性唇炎、过敏性口腔炎。

第十八章

化痰止咳平喘药

凡以祛痰、化痰、缓解或制止咳嗽、喘息为主要作用的药物称为化痰止咳平喘药。主要用于痰多咳嗽、痰饮喘息以及与痰饮有关的瘰疬瘿瘤等症。部分药物兼有抗炎、抗肿瘤作用。代表药有桔梗、半夏、浙贝母、川贝母、苦杏仁、紫苏子等。

中医理论中的痰分有形与无形两类。有形之痰咳吐可见，通常指经由呼吸道咳喘吐出的痰，临床症状为咳嗽、哮喘、痰多、胸闷等，多见于上呼吸道感染、急慢性支气管炎、肺气肿、哮喘、支气管扩张等肺部疾患。而无形之痰则从证得知，通常指停积于脏腑经络之间的各种痰证，如痰浊滞于皮肤经络可生瘰疬瘿瘤；痰阻胸膈，则胸痛、胸闷、心悸；痰迷心窍，则心神不宁、昏迷、谵妄、精神错乱，但这方面的研究尚不多见。因此，化痰止咳平喘药的现代研究应抓住"有形之痰"的中医内涵，以呼吸系统的病理改变为核心，兼顾"无形之痰"的内涵，从心血管系统、神经系统等方面开展研究。

经现代研究发现，化痰止咳平喘药的主要药理作用（图 18-1）如下：

1. **祛痰** 本类药中桔梗、川贝母、紫菀、皂荚、款冬花、前胡、薄菜、天南星、满山红等口服均有祛痰作用，都能使呼吸道的分泌量增加，其中以桔梗、前胡、皂荚作用最强，而款冬花作用较弱。以上药物除薄菜含薄菜素，满山红含杜鹃素外，其余药物的祛痰作用多与其所含皂苷有关。皂苷口服能刺激胃或咽喉黏膜，反射性地引起轻度恶心，增加支气管腺体的分泌，从而稀释痰液而发挥祛痰作用。杜鹃素促进气管黏液—纤毛运动和溶解黏痰，使痰液黏稠度下降，易于咳出。

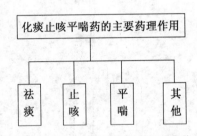

图 18-1　化痰止咳平喘药的主要药理作用

2. **止咳** 桔梗、款冬花、贝母、百部、苦杏仁、半夏、满山红、紫菀等均有程度不等的镇咳作用。可通过抑制咳嗽中枢、减轻炎性刺激等途径起到减少咳嗽的作用。

3. **平喘** 苦杏仁、浙贝母、桔梗、薄菜、款冬花、枇杷叶等有一定的平喘作用，其平喘机制是多方面的。如苦杏仁苷在体内分解成微量的氢氰酸，抑制呼吸中枢，而达到平喘作用；浙贝碱能舒张兔、猫支气管平滑肌；款冬花醚提取物的平喘机制可能与兴奋神经节有关；薄菜素、桔梗皂苷、款冬花醚提取物能抑制组胺所致豚鼠支气管痉挛。本类药物除直接抑制支气管痉挛可以缓解哮喘症状外，还可改善哮喘患者的换气功能。

4．其他作用　桔梗、陈皮等有显著的抗炎作用；天南星、半夏等有不同程度的抗肿瘤作用；海藻具有降血脂作用；天南星可抗惊厥；川贝母、陈皮等可抗菌。

综上所述，化痰止咳平喘药有不同程度的祛痰、止咳、平喘、降血脂、抗肿瘤等作用，是其解除痰多咳嗽、痰饮喘息以及与痰饮有关的瘰疬瘿瘤等症的主要药理学依据。

桔　梗

来源：本品为桔梗科植物桔梗 *Platycodon grandiflorum*（Jacq.）A. DC. 的干燥根。

主要化学成分：桔梗主要含桔梗皂苷（platycodin），混合皂苷水解产生的苷元为桔梗酸（platycogenic acid）类、桔梗二酸（platcogenic acid）类和远志酸（polygalacic acid）类三种主要类型，近 40 种皂苷。桔梗酸类已发现由该苷元衍生出的桔梗皂苷有 15 种，另外还含有桔梗聚糖（platycodonin）、白桦脂醇（betulin）、α-菠菜甾醇（α-spinasterol）、α-菠菜甾醇-β-D-葡萄糖苷（α-spinasteryl-β-D-gluoside）及多种氨基酸和微量元素等。

性味归经：桔梗味苦、辛，性平。归肺经。

功效主治：具有宣肺、利咽、祛痰、排脓等功效。主治咳嗽痰多，咽喉肿痛，音哑，肺痈吐脓，胸满胁痛，疮疡脓肿等。

【药理作用】

1．**祛痰、镇咳**　桔梗的祛痰作用主要是其所含的皂苷经口服刺激咽喉黏膜和胃黏膜，反射性地增加支气管黏膜分泌，使痰液稀释而易被排出。其作用与氯化铵相似。桔梗及桔梗皂苷亦有镇咳作用。

2．**抗炎、镇痛、解热**

（1）抗炎作用　桔梗对多种炎症模型如大鼠角叉菜胶性足肿胀、棉球肉芽肿及佐剂性关节炎等均有较强的抗炎作用，其抗炎作用主要与抑制 PGE_2 通路和 NO 分泌有关。此外，腹腔注射桔梗总皂苷还可使大鼠血浆皮质酮增加，提示其抗炎作用也与兴奋肾上腺皮质有关。

（2）镇痛作用　桔梗皂苷具有镇痛作用。桔梗皂苷 D 脑室或膜内注射给药时，在甩尾、扭体和 40％甲醛溶液等不同类型疼痛模型实验中均显示了较强的镇痛作用，其作用部位主要在中枢神经系统，不受阿片受体影响。进一步研究表明，桔梗皂苷 D 产生的镇痛效果与脊椎上的 γ-氨基丁酸 A（GABAA）、γ-氨基丁酸 B（GABAB）、*N*-甲基-D-天冬氨酸（NMDA）和非 *N*-甲基-D-天冬氨酸（non-NMDA）受体有关，与减弱去甲肾上腺素和 5-羟色胺通路有关，与吗啡通路无关。

（3）解热作用　桔梗皂苷对正常及伤寒、副伤寒疫苗所致的动物发热均有显著的解热作用。

3．**其他作用**

（1）镇静作用　桔梗皂苷能抑制小鼠自发活动，延长环己巴比妥钠的睡眠时间，呈明显的镇静作用。

（2）抗溃疡　桔梗皂苷能抑制大鼠幽门结扎所致的胃液分泌增加；桔梗粗皂苷大鼠十二指肠给药，可防止大鼠消化性溃疡的形成；对大鼠醋酸所致的慢性溃疡有明显疗效。

（3）扩张血管、减慢心率　桔梗皂苷能扩张血管、减慢心率。如大鼠静脉注射桔梗皂苷，可见暂时性血压下降、心率减慢、呼吸抑制等表现。

（4）降血糖　桔梗水或乙醇提取物灌服均可使正常和四氧嘧啶糖尿病家兔血糖下降，

且能抑制食物性血糖升高,醇提取物较水提取物强。

(5)降血脂 桔梗皂苷可降低大鼠肝内胆固醇的含量,增加胆固醇和胆酸的排泄。

(6)增强免疫 桔梗水提物可增强巨噬细胞的吞噬功能,提高溶菌酶的活性。试验研究发现,桔梗水提液对小鼠腹腔巨噬细胞一氧化氮释放有调节作用,这与增强免疫作用有关。

综上所述,桔梗的祛痰、镇咳、抗炎等药理作用是宣肺、利咽、祛痰、排脓的药理学基础。

【现代应用】

1. 呼吸道炎症 广泛用于感冒、肺炎、上呼吸道感染、急慢性支气管炎等见咳嗽痰多者。

2. 咽喉疾病 可用于咽喉肿痛、急性扁桃体炎、急性咽炎、喉炎及声音嘶哑。

【不良反应】

桔梗口服偶见恶心、呕吐,重者可见四肢出汗、乏力心烦。

【注意事项】

桔梗皂苷有很强的溶血作用,溶血指数为 1：10000,故不能注射给药。

半 夏

来源:本品为天南星科植物半夏 *Pinellia ternata*(Thunb.)Breit. 的干燥块茎。

主要化学成分:半夏主要含挥发油、β-谷甾醇(β-ssitosterol)、胆碱(choline)、胡萝卜苷(daucosterol)、葡萄糖醛酸苷(glucuronide)、尿黑酸(homogentisic acid)、甲硫氨酸(methionine)、左旋麻黄碱(L-ephedrine)、葫芦巴碱(trigonelline)、天冬氨酸(aspartic acid)、β-和 γ-氨基丁酸(β,γ-aminobutyric acid)、2,4-二羟基苯甲醛葡萄糖苷及少量蛋白、多糖、脂肪等。

性味归经:半夏味辛,性温,有毒。归脾、胃、肺经。

功效主治:具有燥湿化痰、降逆止呕、消痞散结等功效。用于痰多咳嗽,痰饮眩悸,风痰眩晕,痰厥头痛,呕吐反胃,胸脘痞闷,梅核气;外治痈肿痰核。

【药理作用】

1. 镇咳、祛痰 生半夏、姜半夏、清半夏煎剂灌胃,对电刺激猫喉上神经或胸腔注入碘液所致的咳嗽均有明显的镇咳作用。其镇咳作用较可待因弱,比浙贝母强。有效成分为生物碱。镇咳部位在咳嗽中枢。

2. 镇吐和催吐 半夏各种炮制品对去水吗啡、洋地黄、硫酸铜引起的呕吐都有一定的镇吐作用,镇吐成分为生物碱、甲硫氨酸、甘氨酸等,其镇吐机制初步认为是抑制呕吐中枢。

另有动物实验表明,生半夏有催吐作用,其催吐与所含 2,4-二羟基苯甲醛葡萄糖苷有关,因其苷元有强烈的黏膜刺激作用,故可催吐。但生半夏粉在 120℃ 焙 2～3h,即可除去催吐成分,而不影响其镇吐作用。

3. 对消化系统的影响

(1)保护胃黏膜 姜矾半夏和姜煮半夏可明显抑制胃液分泌,降低胃液酸度、游离酸和总酸及胃蛋白酶活性,对急性胃黏膜损伤有保护和促进恢复作用。半夏醇提物对小鼠实验性胃溃疡有明显的抑制作用,并有一定的止痛、抗炎作用。

但生半夏对胃黏膜有损伤作用。由于生半夏能显著减少大鼠胃液中 PGE_2 的含量,而姜矾半夏和姜煮半夏对 PGE_2 的含量无明显影响,因此推测生半夏对胃的损伤可能与其抑制胃黏膜内的 PGE_2 分泌有关。

(2)对肠管运动的影响 半夏能显著增强家兔肠道运动能力,对豚鼠离体肠管的收缩不被河豚毒素所抑制,而能被阿托品所抑制,提示本品可作用于 M 受体而产生收缩作用。半夏又能抑制组胺、氯化钡所引起的肠管收缩,对鹌鹑回肠松弛作用及抗组胺作用的成分是麻黄碱。另有报道,姜矾半夏和姜煮半夏给小鼠灌服,对胃肠运动呈明显抑制作用,而生半夏则呈促进作用。

4. **抗肿瘤**　半夏多糖具有使多形核白细胞(PMN)活化作用和抗肿瘤作用,体外实验表明,半夏各炮制品总生物碱对慢性髓性白血病细胞(K_{562})的生长有抑制作用。而以矾半夏抗 K_{562} 肿瘤细胞生长作用最强,姜制半夏次之。半夏中所含的葫芦巴碱对小鼠肝癌亦有抑制作用。

5. **其他作用**

(1) 抗生育和抗早孕　半夏蛋白 30mg/kg 皮下注射,对小鼠有明显的抗早孕作用,抗早孕率可达 100%。其机制是半夏蛋白可抑制卵巢黄体酮的分泌,使血浆黄体酮水平明显下降,子宫内膜变薄,使蜕膜反应逐渐消失,胚胎失去蜕膜而流产。

子宫内注射半夏蛋白 $500\mu g$,其抗胚胎着床率达 100%,其机制可能是半夏蛋白结合在子宫内膜腺管的上皮细胞膜上,改变了细胞膜功能所致。

(2) 抗心律失常　半夏水浸剂和柱层析分离法得到的提取物,能使氯化钡所致犬室性早搏迅速消失。

(3) 降血脂　半夏灌胃可以阻止或延缓食饵性高脂血症的形成,并对高脂血症有一定的治疗作用,可降低总胆固醇和低密度脂蛋白-胆固醇。

(4) 对实验性硅沉着病的影响　姜半夏制剂肌内注射或腹腔注射,对大鼠实验性硅沉着病的发展有抑制作用,肺干重或湿重降低,全肺胶原蛋白量减少,病理改变较轻。

此外,半夏尚能抑制小鼠的自主活动,与干姜同用对中枢的作用比单用半夏强。另外还具有糖皮质激素样作用,可降低兔眼内压,对抗士的宁和乙酰胆碱的作用等。

综上所述,半夏的镇咳、祛痰、镇吐、抗肿瘤等药理作用是燥湿化痰、降逆止呕、消痞散结的药理学基础。

【现代应用】

1. **咽部异物感症**　中医称梅核气,用半夏厚朴汤有效。
2. **慢性咽炎**　制半夏治疗慢性咽炎有效。
3. **突发性音哑**　用制半夏煎液加醋,加鸡蛋清含咽,治疗咽部充血水肿突发性失音。
4. **甲状腺肿瘤**　生半夏治疗甲状腺肿瘤有效。
5. **宫颈糜烂**　生半夏洗净晒干研粉,外用治疗宫颈糜烂有效。

【不良反应】

生半夏对口腔、喉头和消化道黏膜有强烈刺激性,人误服后会发生肿胀、疼痛、失音、流涎、痉挛、呼吸困难,甚至窒息而死。炮制后毒性降低。半夏的毒性成分为不耐热、难溶于水的黏液质、黑尿酸及生物碱,因此生半夏必须煎服。

浙贝母

来源:本品为百合科多年生草本植物浙贝母 *Fritillaria thunbergii* Miq 的干燥鳞茎。

主要化学成分:浙贝母鳞茎主要含浙贝母碱(verticine)、去氢浙贝母碱(verticinone)、异浙贝母碱(isoverticine)、胆碱(choline)等多种生物碱,还含浙贝母苷(peiminoside)、贝母醇(propeimine)、胡萝卜素(carotene)及多种二萜类化合物、脂肪酸。

性味归经：浙贝母味苦,性寒。归肺、心经。

功效主治：具有清热化痰、降气止咳、散结消肿等功效。用于风热犯肺,痰火咳嗽,肺痈,乳痈,瘰疬,疮毒。

【药理作用】

1. **祛痰、镇咳**　浙贝母醇提物可使大鼠呼吸道分泌液增加而稀释痰液,促进痰液的排出。浙贝母碱和去氢浙贝母碱皮下注射或灌胃,可对电刺激喉上神经引咳猫、氢氧化铵引咳小鼠及机械刺激引咳豚鼠产生显著的镇咳作用。

2. **松弛支气管平滑肌**　浙贝母碱低浓度对支气管平滑肌表现扩张作用,而高浓度则显示收缩作用。浙贝母醇提物对组胺引起的豚鼠离体气管片收缩有明显松弛作用。

3. **其他作用**

(1) 抗炎　浙贝母能减少醋酸性小鼠腹腔毛细血管通透性,对抗由二甲苯性小鼠耳肿胀和抑制角叉菜胶引起的大鼠足跖肿胀作用。

(2) 镇静　皮下注射浙贝母碱和去氢浙贝母碱,可使小鼠自发活动明显减少;灌胃给药则可使戊巴比妥钠引起的小鼠睡眠时间延长,睡眠率提高。

(3) 镇痛　浙贝母醇提物能抑制小鼠醋酸扭体反应和热痛刺激甩尾反应。皮下注射浙贝母碱和去氢浙贝母碱可抑制小鼠醋酸所致扭体反应次数。

(4) 收缩子宫平滑肌　浙贝母碱可收缩已孕及未孕子宫平滑肌,其中已孕子宫更为敏感。单独使用阿托品不能消除其对子宫的收缩作用,但预先使用 α 受体阻滞剂酚下明可减弱或消除其对子宫的作用。

(5) 降压作用　给乙醚麻醉猫静脉注射浙贝母碱和去氢浙贝母碱,可引起血压下降。

(6) 扩瞳　浙贝母碱滴眼能使兔、猫、犬瞳孔扩大。

综上所述,浙贝母的祛痰、镇咳、松弛支气管平滑肌、抗炎等药理作用是清热化痰、降气止咳、散结消肿的药理学基础。

【现代应用】

急性呼吸道感染　浙贝母可用于治疗急性呼吸道感染,如急性气管炎、肺炎等,对咳嗽多痰、痰稠色黄、口干喉痒等症状有较好的改善作用。

川贝母

来源：本品为百合科植物川贝母 *Fritillaria cirrhosa* D. Don、暗紫贝母 *Fritillaria unibracteata* Hsiaoet K. C. Hsia,甘肃贝母 *Fritillaria przewalskii* Maxim. 或梭砂贝母 *Fritillaria delavayi* Franch. 等的干燥鳞茎。

主要化学成分：川贝母主要含青贝碱(chinpeimine)、松贝碱甲和乙(sonpeimine A、B)、川贝母碱(fritimine)及西贝素(sipeimine)。暗紫贝母含有蔗糖和松贝宁(songbeisine)。甘肃贝母含有岷贝碱甲、乙(minpeiminine A、B)。梭砂贝母先后分离出西贝母碱(即西贝素)、梭砂贝母碱(delavine)、梭砂贝母酮碱(delavinone)、川贝酮碱(chuanbeinone)、梭砂贝母芬酮碱(delafrinone)等。此外还含皂苷。

性味归经：川贝母味苦、甘,性微寒。归肺、心经。

功效主治：具有清热润肺、化痰止咳、散结消肿等功效。用于肺热燥咳,干咳少痰,阴虚劳嗽,咳痰带血。

【药理作用】

1. **镇咳、祛痰**　川贝总碱、川贝母皂苷能明显延长氨水引咳法和二氧化硫引咳法所致小鼠咳嗽潜伏期;静脉注射川贝总碱有显著镇咳作用;川贝母醇提物给猫腹腔注射,对于电刺激喉上神经所引起的咳嗽有非常显著的镇咳作用。川贝母流浸膏、川贝母碱、皂苷均有祛痰作用,以生物碱及皂苷的祛痰作用较明显。

2. **平喘**　川贝母总生物碱腹腔注射,对乙酰胆碱和组胺引喘的豚鼠有显著平喘效果。贝母醇提取物和总生物碱,对组胺所致豚鼠离体平滑肌痉挛有明显松弛作用。

3. **其他作用**

(1) 松弛胃肠道平滑肌　西贝素有解除平滑肌痉挛作用,对离体豚鼠回肠、兔十二指肠及在体犬小肠有剂量依赖性的松弛作用;能对抗乙酰胆碱、组胺和氯化钡所致的痉挛,作用与罂粟碱相似。湖北贝母醇提物和总碱对离体豚鼠回肠有松弛作用。

(2) 抗溃疡　平贝母总碱皮下注射或腹腔注射,对大鼠结扎幽门性溃疡、吲哚美辛型溃疡及应激性溃疡都有抑制作用,其作用机制可能与其抑制胃蛋白酶活性有关。

(3) 收缩子宫平滑肌　川贝母碱可兴奋子宫,使豚鼠离体子宫张力增加。

(4) 对心血管影响　川贝母碱给猫静脉注射后可引起血压下降,并伴有短暂的呼吸抑制。犬静脉注射西贝母碱可引起外周血管扩张,血压下降,此时心电图无变化。猫静脉注射湖北贝母总碱,有短时中等度降压作用,并伴有心率减慢。湖北贝母醇提取物和总碱对离体兔耳血管有扩张作用。

综上所述,川贝母的镇咳、祛痰、平喘等药理作用是清热润肺、化痰止咳、散结消肿的药理学基础。

【现代应用】

1. **急性呼吸道感染**　川贝母广泛用于治疗急、慢性支气管炎及上呼吸道感染等引起的咳嗽、咳痰。

2. **咳嗽**　川贝母有良好的止咳效果。

苦杏仁

来源:本品为蔷薇科植物山杏 *Prunus armeniaca* L. var. *ansu* Maxim.、西伯利亚杏 *P. sibirica* L.、东北杏 *P. mandshurica*(Maxim.)Koehne 或杏 *P. armeniaca* L. 的干燥成熟种子。

主要化学成分:苦杏仁主要含脂肪油(约50%)、苦杏仁苷(amygdalin,约3%)、蛋白质及多种游离氨基酸。此外,尚含有苦杏仁苷酶(amygdalase)、苦杏仁酶(emulsin)及樱苷酶(prunase)。

性味归经:苦杏仁味苦,性微温,有小毒。归肺、大肠经。

功效主治:具有止咳平喘、润肠通便等功效。用于咳嗽气喘,胸满痰多,血虚津枯,肠燥便秘。

【药理作用】

1. **祛痰、镇咳、平喘**　苦杏仁有祛痰、镇咳及平喘作用。其祛痰、镇咳、平喘作用的有效成分为苦杏仁苷,肠道细菌能将其水解为苯乙醇腈,而后再分解为游离的氢氰酸抑制呼吸中枢,从而达到镇咳、平喘作用。

2. 抗炎、镇痛　苦杏仁的胃蛋白酶水解产物及蛋白质成分 KR-A 和 KR-B 具有抗炎及镇痛作用,可抑制大鼠棉球肉芽肿炎症或角叉菜胶性炎症,抑制乙酸所致小鼠扭体反应及提高小鼠热板法痛阈。

3. 增强免疫功能　苦杏仁可增强机体免疫功能。如苦杏仁苷能明显促进小鼠有丝分裂原对脾脏 T 淋巴细胞的增殖、肝库弗细胞吞噬功能和增强小鼠脾脏 NK 细胞的活性,提高安静、饥饿及冷冻状态下小鼠腹腔巨噬细胞对鸡红细胞的吞噬百分率及吞噬指数。

4. 润肠通便　苦杏仁含丰富的脂肪油,能润肠通便。

5. 抗肿瘤　苦杏仁具抗肿瘤作用,小鼠自由摄食苦杏仁可抑制艾氏腹水癌的生长,并使生存期延长。有效成分有苯甲酸、氢氰酸、苦杏仁苷等。如苦杏仁苷能防治二甲基亚硝胺诱导的肝癌,使肿瘤病灶缩小。氢氰酸加苯甲醛或苦杏仁苷加 β-葡萄糖苷酶可提高抗癌效力等。

6. 其他作用

(1) 抗溃疡　苦杏仁苷在酶的作用下分解形成苯甲醛,苯甲醛可抑制胃蛋白酶的活性而抗溃疡。

(2) 保肝　苦杏仁水溶性部分的胃蛋白酶水解产物能抑制肝结缔组织的增生,及降低四氯化碳处理的大鼠血清 AST、ALT 水平和羟脯氨酸含量。

(3) 抗突变作用　苦杏仁苷能减少安乃近、甲硝唑、丝裂霉素等引起的微核多染性红细胞的数量。

综上所述,苦杏仁的祛痰、镇咳、平喘、抗炎、增强免疫功能、润肠通便的药理作用是止咳平喘、润肠通便的药理学基础。

【现代应用】

1. 呼吸系统疾病　杏仁与麻黄、半夏等配伍可治疗咳嗽、气管炎、支气管哮喘、急慢性上呼吸道感染等。与黄芩、百合、白及等配伍,可治疗支气管扩张、肺结核咯血。

2. 癌症　苦杏仁苷可用于治疗霍奇金病、精母细胞瘤、支气管癌、胸膜癌、慢性髓性白血病、多发性直肠癌、恶性淋巴瘤、乳癌并发骨转移等。

3. 便秘　苦杏仁具润肠通便作用,可用于治疗便秘。

5. 外阴瘙痒　苦杏仁治疗外阴瘙痒有效。

【不良反应】

本品所含苦杏仁苷可分解产生氢氰酸而抑制细胞色素氧化酶,使细胞氧化反应停止而产生多种毒性,若过量服用(儿童 10～20 粒,成人 40～60 粒)可引起组织窒息导致中毒,中毒症状表现为眩晕、头痛、呕吐、呼吸急促、心悸、发绀、血压下降、昏迷、惊厥等,抢救不当可致死亡。而静脉注射苦杏仁苷可达 5g。

中毒急救:除常规处置和对症治疗外,主要用亚硝酸钠和硫代硫酸钠解救。

第十九章

安神药

凡以安定神志为主要作用,主要用于治疗心神不宁的药物,称为安神药。安神药根据其性味和功效不同,可分为养心安神药和重镇安神药两类。养心安神药多为植物药,如酸枣仁、柏子仁、合欢花、夜交藤等,具有滋养心肝、养阴补血、交通心肾等功效,用于心肝血虚、心神失养所致的心悸怔忡、失眠多梦等心神不宁的虚证;重镇安神药多为质地沉重的矿石类药物,如朱砂、磁石、龙骨、琥珀等,具有重镇安神、平惊定志、平肝潜阳等功效,用于心悸失眠、惊痫发狂、烦躁易怒等阳气躁动、心神不宁的实证。

心主神明,主持精神活动及统管五脏六腑。若心不藏神,则会出现精神、意识、思维活动的异常,如心悸怔忡、失眠多梦、健忘,甚则烦躁易怒、惊痫发狂等。由此可见,"心神"的病理改变主要与神经系统和心血管系统的病理变化密切相关,现代临床医学中的心律失常、睡眠障碍、癫痫和精神失常等疾病与心神不宁证有较大的关联。

本类药物的主要药理作用(图 19-1)如下:

1. **镇静、催眠** 安神药具有镇静催眠作用。如酸枣仁、远志、朱砂、磁石、龙骨、琥珀等,可使多种实验动物自主活动减少,协同巴比妥类药物的中枢抑制作用,及拮抗苯丙胺等中枢兴奋作用。

2. **抗惊厥** 酸枣仁、远志、朱砂、磁石、琥珀等能对抗士的宁或戊四氮所致的惊厥。琥珀对大鼠听源性惊厥及小鼠电惊厥,龙骨对回苏灵所致惊厥,灵芝对烟碱所致惊厥,朱砂对安钠咖所致惊厥,均具有显著的抑制作用。

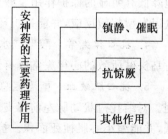

图 19-1 安神药的主要药理作用

3. **其他作用**

(1)增强免疫功能 酸枣仁、灵芝、远志等对非特异性和特异性免疫均具有明显增强作用。

(2)降压、抗心律失常、抗心肌缺血 酸枣仁、灵芝、远志有一定的降压作用。酸枣仁、灵芝等可以对抗氯化钡、乌头碱诱发的实验动物心律失常及减轻注射垂体后叶素、结扎冠状动脉所致的实验动物心肌缺血。

综上所述,与安神药安定神志功效相关的药理作用主要为镇静催眠、抗惊厥、抗心律失常等。

酸枣仁

来源：本品为鼠李科植物酸枣 *Ziziphus jujuba* Mill. var. *spinosa*(Bunge) Hu ex H. F. Chou 的干燥成熟种子。

主要化学成分：主要含有脂肪油类（大约 32%，包括棕榈酸、硬脂酸、油酸、亚油酸、亚麻酸、花生酸、花生烯酸、山芋酸）、黄酮类（spinosin 和 zivulgarin）、生物碱类（lysicam in 和 juzirine）、三萜类（白桦脂酸、白桦脂醇）、酸枣仁皂苷 A，B 和 B$_1$（jujubosides A，B，B$_1$）、阿魏酸、微量元素（Fe，Mn，Zn，Se 等）及 8 种人体必需氨基酸（酪氨酸、蛋氨酸、缬氨酸、苏氨酸等）。

性味归经：酸枣仁味甘、酸，性平。归肝、胆、心经。

功效主治：具有补肝、宁心、敛汗、生津之功效。用于虚烦不眠，惊悸多梦，体虚多汗，津伤口渴。

【药理作用】

1. **镇静催眠** 酸枣仁具有镇静催眠作用，能明显减少小鼠自主活动次数，及协同戊巴比妥钠的催眠作用。对睡眠的影响有：对慢波睡眠中的浅睡阶段和快波睡眠无明显影响，主要影响慢波睡眠的深睡阶段，使深睡的平均时间延长，深睡的发作频率增加。

镇静催眠作用的有效成分为酸枣仁总皂苷、酸枣仁总生物碱、酸枣仁总黄酮、酸枣仁不饱和脂肪酸与酸枣仁皂苷 A。

作用机制：影响中枢神经系统的单胺类递质含量，如酸枣仁可降低小鼠脑组织中多巴胺（DA）和高香草酸（HVA）的含量。

2. **抗惊厥** 酸枣仁水提物可明显降低戊四氮所致的惊厥和死亡率。延长士的宁所致惊厥的潜伏期和死亡时间，而对死亡率无明显影响。

3. **增强免疫** 酸枣仁多糖可增强小鼠体液免疫及细胞免疫功能，并对放射性引起的白细胞降低有明显的保护作用。酸枣仁提取物能明显增强小鼠单核巨噬细胞的吞噬功能，增加小鼠迟发型超敏反应，并能拮抗环磷酰胺引起的小鼠迟发型超敏反应的抑制作用。

4. **抗心律失常** 酸枣仁水提液可对抗乌头碱、氯化钡、氯仿诱发的实验动物心律失常。对乌头碱所致的心律失常既有预防作用又有治疗作用。

5. **抗心肌缺血** 酸枣仁总皂苷对垂体后叶素所致大鼠急性心肌缺血有较显著的保护作用。对结扎冠状动脉左前降支所致大鼠急性心肌缺血，能使心率、S－T 段和 T 波值均明显降低，并能缩小心肌梗死面积。抗心肌缺血作用机制与其减少心肌氧自由基的生成，减轻自由基对生物膜系统的损伤和减轻 Ca^{2+} 超载损害有关。

6. **其他作用**

（1）降压 酸枣仁总皂苷灌胃后，降低原发性高血压大鼠（SHR）的血压，给药后 0.5h 起效，能维持 7.5h。

（2）降血脂 酸枣仁总皂苷连续灌胃 7 日，能降低高脂血症模型大鼠血清总胆固醇（TC）、三酰甘油（TG）、低密度脂蛋白胆固醇（LDL-C）含量，提高高密度脂蛋白胆固醇（HDL-C）含量。

（3）耐缺氧 酸枣仁总皂苷能缓减小鼠常压缺氧、异丙肾上腺素及亚硝酸钠所致的缺氧，可延长动物存活时间。

（4）抗脂质过氧化 酸枣仁皂苷可提高超氧化物歧化酶（SOD）活性及（LDH）活性，减少缺血脑组织丙二醛（MDA）含量。同时对内毒素所致发热小鼠 SOD 降低具有保护作用。

（5）抗抑郁 酸枣仁具有一定的抗抑郁作用。进一步研究发现,其作用机制与减少前额叶 5-羟色胺和多巴胺的含量有关。

（6）改善记忆 反复应用酸枣仁油对地西泮造成记忆损伤小鼠和正常小鼠的学习记忆功能具有明显的改善作用。酸枣仁总皂苷能有效减轻细胞内脂质过氧化反应,保护缺氧-再给氧心肌细胞及缺血脑组织中神经细胞的损伤。

（7）抗肿瘤 酸枣仁油灌服能明显延长艾氏腹水癌小鼠的生存天数,生命延长率大于 50%。

综上所述,酸枣仁的镇静催眠、抗惊厥、抗心律失常、抗心肌缺血等药理作用是其补肝、宁心功效的药理学基础。

【现代应用】

1. **失眠** 晚上就寝前冲服酸枣仁粉 10g 可治疗失眠。

2. **室性早搏** 以酸枣仁汤治疗室性早搏,对顽固性频发性或呈二联律、三联律的患者疗效好。

3. **神经衰弱** 酸枣仁胶囊可治疗神经衰弱。

远 志

来源：本品为远志科植物远志 _Polygala tenuifolia_ Willd. 或卵叶远志 _P. sibirica_ L. 的干燥根。

主要化学成分：远志主要含有皂苷类、糖苷类、𠮿酮类、生物碱等化学成分。皂苷类主要含有远志皂苷(onjisaponin) A—G。糖苷类主要是寡糖多酯化合物,分别命名为 tenuifolioses A—P。𠮿酮类主要包括 7 个含有荧光性的酮类化合物和 3 个𠮿酮碳苷类化合物。生物碱类主要含有丁氧羰基-β-咔啉(1-butoxycarbonyl-β-carboline)、1-乙氧羰基-β-咔啉(1-ethoxycarbonyl-β-carboline)等 7 个化合物。除上述成分外,远志还含有树脂、脂肪油、3,4,5-三甲氧基桂皮酸(3,4,5-trimethoxycinnamio acid)和四氢非洲防己胺(tetrahydrocolumbamine)等化合物。

性味归经：远志味苦、辛,性温。归心、肾、肺经。

功效主治：具有安神益智、祛痰、消肿之功效。用于心肾不交引起的失眠多梦、健忘惊悸、神志恍惚,又治咳痰不爽,疮疡肿毒,乳房肿痛。

【药理作用】

1. **镇静、抗惊厥** 远志煎剂给小鼠灌胃,可减少自主活动,出现嗜睡。远志根皮、未去木心的远志全根和远志根部木心对巴比妥类药物均有协同作用。远志甲醇提取物、远志皂苷可延长小鼠环己烯巴比妥钠和氯丙嗪的睡眠时间,对五甲烯四氮唑所致惊厥具有明显对抗作用。大鼠口服远志提取物后,在血和胆汁中发现了可延长小鼠戊巴比妥钠睡眠时间的活性物质 3,4,5-三甲氧基肉桂酸(TMCA)、甲基-3,4,5-三甲氧基肉桂酸(M-TMCA)和对甲氧基肉桂酸(PMCA)。

2. **抗痴呆和脑保护作用** 远志水煎膏可提高老化小鼠的学习记忆能力,促进神经细胞营养因子的作用,显示有脑保护作用。腹腔注射远志皂苷可使脑内右侧基底核内联合注射 β-淀粉样肽 1～40 片断(β-AP 1～40)和鹅膏蕈氨酸所致痴呆大鼠的学习记忆能力改善,脑内 M 受体密度显著升高,胆碱乙酸转移酶活性增强,脑胆碱酯酶活性抑制,改善老年性痴呆的胆碱能神经系统功能减退。

3. **镇咳** 远志具有显著的镇咳作用,且将远志蜜制和甘草炙后镇咳作用更为显著。镇咳的主要成分为远志皂苷 2D 和 3C,作用甚至强于等剂量的可待因。

4. **祛痰** 远志皂苷为远志祛痰的主要成分。祛痰作用机制为皂苷刺激胃黏膜后,反射性促进支气管分泌液分泌。

5. **其他作用**

(1) 降压 远志皂苷可使麻醉、清醒、肾性高血压大鼠的收缩压降低。

(2) 对平滑肌和心肌的作用 远志对未孕大鼠子宫平滑肌有兴奋作用。远志的水煎醇沉液可使未孕大鼠子宫平滑肌的电活动频率加快,持续时间延长,峰面积加大。远志皂苷 H 对离体兔回肠、脑动脉条、豚鼠气管条 3 种平滑肌均有兴奋作用,但对心肌显示出抑制作用。

(3) 抗突变、抗癌 远志水提物可使黄曲霉素 B_1 诱发的回变菌落数以及对 TA98 菌株回变菌落数有抑制效应,提示远志有抗突变作用。远志水提液体外对 yac-1、K562、L929 有细胞毒作用,提示其有抗癌作用。

综上所述,远志的镇静、抗惊厥、抗痴呆、脑保护作用、镇咳、祛痰是其安神益智、祛痰功效的药理学基础。

【现代作用】

1. **失眠、健忘** 远志与酸枣仁、五味子等配伍可改善失眠、健忘,提高睡眠质量及改善记忆。

2. **急性乳腺炎及乳房纤维瘤** 远志酒浸后水煮,可治疗急性乳腺炎、乳房纤维瘤,疗效较好。

3. **慢性支气管炎** 远志酊、远志浸膏,或配伍杏仁、桔梗等有利于慢性支气管炎患者痰液排出。

【不良反应】

远志大剂量口服有恶心、呕吐等不良反应;远志皂苷具有溶血作用。

第二十章

平肝息风药

凡以平肝潜阳、息风止痉为主要作用,治疗肝阳上亢、肝风内动病症的药物,称为平肝息风药。根据功效侧重不同,可分为用于肝阳上亢的平肝潜阳药及用于肝风内动的息风止痉药两大类。平肝潜阳药包括石决明、珍珠母、牡蛎等;息风止痉药包括地龙、全蝎、蜈蚣、僵蚕、牛黄、羚羊角等。

肝为阳刚之脏,其性升发,主疏泄、藏血。若升发太过,肝气上逆;疏泄不及,肝郁化热或肾阴亏损,水不涵木,致肝阴不足,阴不制阳,则肝阳上亢。临床表现为头晕目眩、耳鸣、头目胀痛、面红目赤、烦躁易怒等。若肝阳亢逆变动,或热极、血虚、阴虚而生风,则肝风内动。临床表现为眩晕欲仆、项强肢颤、痉挛抽搐、角弓反张、手足蠕动等。从现代医学角度看,肝阳上亢及肝风内动的症候与高血压、脑血管意外及其后遗症相似,如头痛、头晕、口舌歪斜、肢体麻木、震颤、抽搐、半身不遂等。温病时也可见热极生风,出现痉证,病变过程可出现颈项强直、抽搐,甚至角弓反张等症状,多见于破伤风、乙型脑炎、流行性脑脊髓膜炎等急性传染病引起的高热惊厥等。此外,癫痫、小儿惊厥、梅尼埃病、神经衰弱综合征亦见肝风内动现象。

经现代研究发现,平肝息风药具有如下主要药理作用(图 20-1):

1. **镇静、抗惊厥** 本类药物如天麻、钩藤、羚羊角、地龙、僵蚕、全蝎、牛黄等大多具有不同程度的镇静、抗惊厥作用。能减少动物的自主活动,增强戊巴比妥钠、硫喷妥钠、水合氯醛等药的中枢抑制作用,对抗戊四氮、咖啡因、士的宁或电刺激所致惊厥。其中天麻、全蝎等还有抗癫痫作用。

2. **降低血压** 天麻、钩藤、羚羊角、地龙、蜈蚣、全蝎、白蒺藜等均有不同程度的降压作用,这些药物的降压作用大多与中枢抑制作用、钙拮抗、扩张血管等因素有关。

3. **抗血小板聚集、抗血栓** 天麻、钩藤、地龙等均有不同程度抗血小板聚集、抗血栓形成的作用,其中以地龙作用最为显著。

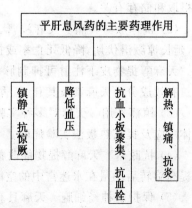

图 20-1 平肝息风药的主要药理作用

4. **解热、镇痛、抗炎** 羚羊角、地龙等具有较好的解热作用,羚羊角、天麻、蜈蚣、全蝎等具有不同程度的镇痛和抗炎作用。

综上所述,平肝息风药的药理作用主要体现在对机体的循环、神经系统的影响。与平肝潜阳、息风止痉功效相关的药理作用主要为镇静、抗惊厥、降低血压。此外,现代医学研究发现,高血压病、脑血管意外及其后遗症患者,大多呈现血小板聚集、血栓形成倾向提高,抗血栓作用可能是这类药物活血化瘀、通络、治疗半身不遂的药理学基础之一。部分平肝息风药同时还有解热、镇痛、抗炎等作用。

天　麻

来源:本品为兰科植物天麻 *Gastrodia elata* Bl. 的干燥块茎。

主要化学成分:天麻苷(gastrodin,又称天麻素)、天麻苷元(4-hydroxybenzyl alcohol,对羟基苯甲醇)、对羟基苯甲醛(4-hydroxyben zaldehyde)、香草兰醇(vanillyl alcohol)、香草醛(vanillin)、琥珀酸(succinic acid)、天麻多糖以及铁、铜、锌等多种微量元素,其中天麻素含量较高,是天麻所含的主要成分。

性味归经:天麻味甘,性平。归肝经。

功效主治:具有平肝、息风、止痉之功效。用于肝阳上亢、肝风内动之头痛眩晕、肢体麻木、惊痫抽搐、半身不遂等。

【药理作用】

1. 对中枢神经系统的作用

(1)镇静　天麻煎剂、天麻素及其苷元、香草醇等能减少小鼠自发活动,显著延长巴比妥钠、硫喷妥钠、水合氯醛引起的小鼠睡眠时间,对抗咖啡因引起的中枢兴奋作用。天麻多糖可增强氯丙嗪的中枢抑制作用,并可抑制苯丙胺的中枢兴奋作用。天麻及天麻素静脉注射可观察到家兔脑皮层电图出现高幅慢波。

镇静作用机制:①可能与其降低中枢神经系统的兴奋性有关。推测天麻素可能在体内先分解成天麻苷元,而天麻苷元与脑内抑制性递质 γ-氨基丁酸有相似的结构,可与脑内苯二氮䓬受体结合而发挥镇静作用;②天麻的镇静作用还可能与其降低脑内多巴胺(DA)、去甲肾上腺素(NA)含量有关,而脑内 DA、NA 含量的降低可能与天麻抑制中枢神经末梢对 DA、NA 的重摄取和储存有关。

(2)抗惊厥及癫痫　天麻浸膏、天麻注射液、天麻素及其苷元能显著拮抗戊四氮所致惊厥,延长惊厥潜伏期,降低死亡率或提高半数惊厥量。天麻多糖可对抗戊四氮或士的宁所致惊厥。天麻醇提物皮下注射可抑制豚鼠实验性癫痫病发作,作用较苯妥英钠缓慢,但持续时间较长。有效成分为天麻素及其苷元、香草醇、天麻多糖等。

(3)镇痛作用　天麻对多种实验性疼痛有抑制作用。如可对抗小鼠腹腔注射醋酸引起的扭体反应及提高热板法实验痛阈。

(4)抗眩晕　天麻醇提物能改善旋转诱发的厌食症状,对抗旋转后小鼠自主活动的降低,并提高旋转后小鼠在水迷宫中的空间辨别能力和到达安全区小鼠的百分率。

(5)保护脑神经细胞　天麻具有改善学习记忆的功能。能明显改善东莨菪碱、亚硝酸钠、乙醇所致的小鼠记忆获得、巩固和再现障碍。通过增加胶质细胞数量、对抗脂质过氧化及调节脑内胆碱酯酶来增强学习记忆功能,主要的有效成分为天麻素及其苷元。

天麻甲醇提取物的乙醚萃取部分可以保护红藻氨酸所致的小鼠神经细胞损伤及沙鼠短暂局部缺血引起的海马神经细胞损伤。天麻素能降低小鼠在低压缺氧时的死亡率,及改善缺氧引起的脑神经细胞内乳酸脱氢酶(LDH)漏出,维持细胞膜的流动性,并降低LPO的生成,明显减轻神经元的损伤程度。新生大鼠大脑皮层细胞培养实验显示,天麻素能明显降低谷氨酸(兴奋性氨基酸)的作用,减少谷氨酸引起的LDH的漏出及神经细胞死亡率。

2. 对循环系统的影响

(1)扩张血管、降低血压 天麻具有扩张血管,降低血压作用。给大鼠、家兔、犬、猫静脉注射天麻注射液,可使血管扩张,总外周阻力降低,血压迅速下降。颈内动脉推注天麻液可增加兔脑血流量,且能对抗肾上腺素引起的血流量减少。大鼠腹腔注射或十二指肠给药,则有持续降压效果,可使血压降低作用持续3h以上。发挥扩张血管、降压作用的主要活性成分为几种酚性成分,如天麻素、4,4′-二羟基二苯基甲烷等,其中以4,4′-二羟基二苯基甲烷的作用最强。具有较强的钙通道阻滞作用,能对抗高钾诱导的大鼠主动脉收缩反应,增强主动脉、大动脉等血管弹性,从而增强动脉血管的缓冲能力,因此对收缩压的降低作用比对舒张压和平均压的降低作用更明显。

(2)抗血小板聚集、抗血栓形成 天麻素、天麻苷元均具抗血小板聚集、抗血栓形成作用。机制可能为抑制ADP诱导的细胞内钙释放和外钙内流。

(3)抗心肌缺血 天麻素具有一定的抗心肌缺血作用。天麻注射液可使血压下降,心率减慢,心输出量增加,心肌耗氧量下降,还可使小鼠心肌营养血流量增加73.3%,并且能提高小鼠抗缺氧的能力。天麻素可使心肌细胞搏动频率加快,收缩力增强,节律规则,并可能具有促进心肌细胞能量代谢,特别是在缺氧情况下获得能量的作用。

3. 其他作用

(1)抗炎作用 天麻能降低毛细血管通透性,直接对抗5-HT和PGE_2所致炎症反应,对多种急性炎症反应均有一定的抑制作用。

(2)延缓衰老 天麻可降低老龄大鼠血清LPO含量,明显提高衰老红细胞SOD活力,降低心肌脂褐质含量。表明天麻可提高清除自由基的能力,从而延缓衰老。

(3)增强免疫功能 天麻多糖可增加机体特异性及非特异性免疫功能,还能促进病毒诱生干扰素。

(4)抗肝损伤作用 天麻煎剂通过提高肝谷胱甘肽(GSH)含量及抗氧化作用,对乙酰氨基酚所致大鼠肝损伤具有保护作用。

综上所述,天麻镇静、抗惊厥、镇痛、抗眩晕、保护脑神经细胞、降压、抗血小板聚集、抗血栓形成、提高耐缺氧能力、抗炎等多种作用是其平肝、息风、止痉之功效相关的药理学基础。

【现代应用】

1. **神经衰弱** 天麻制剂用于治疗多种神经衰弱,对头昏、耳鸣、肢体麻木等有一定的疗效,对失眠、头痛效果尤其好。

2. **眩晕** 天麻对眩晕综合征、链霉素所致眩晕有较好疗效。

3. **癫痫、惊厥** 天麻可用于治疗癫痫小发作、大发作及由轻型破伤风、流脑、乙脑等所致惊厥。

4. **神经性疼痛** 天麻注射液或者天麻素胶囊用于血管神经性头痛、三叉神经痛、坐骨神经痛,有止痛效果。

5. **老年性痴呆** 天麻制剂治疗老年性血管性痴呆,可改善神经功能缺损和生活自理能力。

6. **高血压病**　单用降压效果不很明显,但能改善头痛、耳鸣、肢体麻木、失眠等症状。

【不良反应】

少数患者在肌注天麻注射液后致严重过敏反应甚至休克。

钩　藤

来源:本品为茜草科钩藤属植物钩藤 Uncaria rhynchophylla(Miq.) Jacks.、大叶钩藤 U. macrophylla Wlla.、毛钩藤 U. hirsuta Havil.、华钩藤 U. sinensis(Oliv.) Havil. 或无柄果钩藤 U. sessilifructus Roxb. 的干燥带钩茎枝。

主要化学成分:含有多种吲哚类生物碱,主要有钩藤碱、异钩藤碱、柯诺辛因碱、异柯诺辛因碱、柯南因碱、二氢柯南因碱、去氢钩藤碱、异去氢钩藤碱、毛钩藤碱等。另含金丝桃苷(hyperin)、儿茶酚(catechol)等酚性成分。总生物碱含量约为 0.22%,其中钩藤碱含量占 34.5%~51%。

性味归经:钩藤味甘,性凉。归肝、心包经。

功效主治:有清热平肝、息风定惊之功效。用于头痛眩晕,惊悸抽搐,妊娠子痫等。

【药理作用】

1. **对中枢神经系统的作用**

(1) **镇静**　钩藤及其所含生物碱具有镇静作用,能抑制自发活动,对抗苯丙胺引起的中枢兴奋及咖啡因所致动物自发活动增强,降低大脑皮层兴奋性,并能加强戊巴比妥的镇静催眠作用。镇静机制与其调节单胺类递质释放有关:增加纹状体和海马 5-HT 的含量、降低皮层及海马 NE 的含量。

(2) **保护脑神经细胞**　钩藤可明显抑制中枢神经系统的突触传递过程,发挥神经保护作用。钩藤总碱能增加脑缺血再灌注大鼠脑组织中的 SOD 与 LDH 活性,减少 MDA 与 NO 的含量,明显降低脑梗死范围及改善神经学症状,对脑缺血再灌注损伤有保护作用。钩藤碱能使多巴胺诱导的转染 bcl-2 基因神经元和未转染 bcl-2 基因神经元的凋亡率均明显减少,显示出其对神经元的保护作用。钩藤中的氧化吲哚碱如异钩藤碱、异柯诺辛因碱、钩藤碱,吲哚碱如硬毛帽柱木碱、硬毛帽柱木因碱,以及部分酚性成分如儿茶素、表儿茶素等成分,能剂量依赖性地阻碍谷氨酸引起的 Ca^{2+} 内流,而对谷氨酸诱发的神经细胞死亡起保护作用。

其作用机制包括:①降低一氧化氮合酶(NOS)的活性,减少 NO 的生成,因此可抑制由 NO 介导的对脑缺血的损害作用。②通过阻断大脑皮层神经元 L 型钙通道而阻滞外 Ca^{2+} 内流和内 Ca^{2+} 释放,减轻脑缺血损伤皮层神经元内的钙超载。③抑制自由基产生或促进自由基消除等。

2. **对循环系统的作用**

(1) **降压作用**　钩藤对正常或高血压动物在静脉注射或灌胃给药后均有明显的降压作用。降压主要有效成分为钩藤碱、异钩藤碱等生物碱。在给麻醉大鼠股静脉持续微量注射后,各有效成分降压作用的强弱顺序分别为异钩藤碱＞钩藤碱＞钩藤总碱＞钩藤非生物碱。钩藤降压作用温和而缓慢。静脉注射钩藤总碱或钩藤碱,可使血压呈三相变化:先降压,继之快速升压,而后持续降压。

其降压机制(图 20-2)包括:①抑制血管运动中枢,阻滞交感神经和神经节,抑制神经末梢递质的释放,从而使外周血管扩张,阻力下降而降压。②拮抗 Ca^{2+} 通道,抑制动脉平滑肌外钙内流和内钙释放,扩张血管,降低外周阻力而降压。③抑制心脏,减少心输出量,从而降低血压。

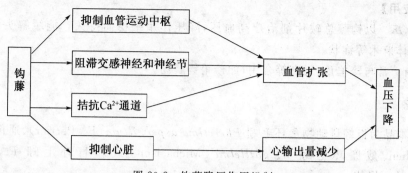

图 20-2 　钩藤降压作用机制

（2）抑制血小板聚集和抗血栓形成（图 20-3）　钩藤有明显的抗血小板聚集和抗血栓形成作用。主要活性成分为钩藤碱。大鼠静脉注射钩藤碱可明显抑制由花生四烯酸、胶原及 ADP 诱导的血小板聚集，还能显著抑制小鼠静脉注射 ADP 或胶原加肾上腺素所致肺血栓形成的死亡率。钩藤碱不影响血小板利用外源性 AA 合成 TXA_2，但可抑制胶原诱导 TXA_2 的生成。不影响正常状态下血小板内 cAMP 浓度，但可显著抑制血小板聚集剂（如凝血酶及 ADP 等）所引起的血小板内 cAMP 浓度的下降。此外，钩藤碱还能抑制血小板生成丙二醛，抑制血小板因子 IV 的释放和活化。提示钩藤碱抗血小板聚集和抗血栓形成的机制与抑制血小板释放 AA 等活性物质有关。

（3）抑制心脏、抗心律失常　钩藤具有抑制心脏作用，可延长心肌有效不应期，减慢心率，抑制心肌收缩力，减慢传导，降低心肌耗氧量，且具有浓度依赖性。抑制心脏的可能机制为抑制心肌细胞膜对 Ca^{2+} 的通透性和肌浆网 Ca^{2+} 的释放。

钩藤可延长窦房传导时间、心房-希氏束、希氏束-心室及心电图 P—R 间期，有抗心律失常作用。如给麻醉大鼠静脉注射钩藤总碱 15mg/kg，可对抗由乌头碱、氯化钡、氯化钙所诱发的心律失常。异钩藤碱能抑制肾上腺素诱发的离体豚鼠心房异位节律。抗心律失常机制与阻滞 L 型钙通道及抑制 Na^+ 内流有关。

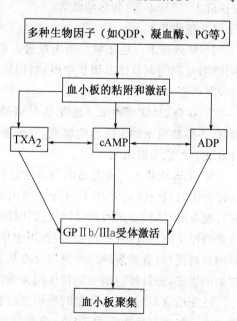

图 20-3 　抑制血小板聚集和抗血栓形成

3. 其他作用

（1）平喘作用　钩藤总碱灌胃或注射能抑制组胺引起的豚鼠哮喘。

（2）解痉作用　钩藤碱、异钩藤碱等可抑制乙酰胆碱引起的肠管收缩及抑制子宫收缩。

（3）抗肿瘤　大叶钩藤中的乌索酸具有较强的抗肿瘤活性，且对多种肿瘤细胞均具有抑制作用。钩藤总碱具有较强的逆转肿瘤细胞多药耐药的作用。

综上所述，与钩藤清热平肝、息风定惊功效相关的药理作用主要为降压作用、镇静作用、保护脑组织作用等，主要有效成分是钩藤碱和异钩藤碱。

【现代应用】

1. **高血压**　以钩藤总碱片剂治疗高血压,降压作用平稳而持久。能缓解头痛、失眠、心悸、耳鸣、肢体麻木等症状。

2. **惊痫**　常与羚羊角、天麻等合用,如羚角钩藤汤。

地　龙

来源：本品为钜蚓科动物参环毛蚓 *Pheretima aspergillum*（E. Perrier）、通俗环毛蚓 *P. vulgaris* Chen、威廉环毛蚓 *P. guillelmi*（Michaelsen）或栉盲环毛蚓 *P. pectinifera* Michaelsen 的干燥体。

主要化学成分：蚯蚓解热碱（lumbrofebrine）、蚯蚓素（lumbritin）、蚯蚓毒素（terrestrolumbrilysin）、蚓激酶（lumbrokinas）、蚯蚓纤溶酶（earthworm fibrinolytic enzyme），以及蛋白质、氨基酸、酶类、微量元素等。

性味归经：地龙味咸,性寒。归肝、脾、膀胱经。

功效主治：具有清热定惊、通络、平喘、利尿之功效。用于高热神昏,惊悸抽搐,关节痹痛,肢体麻木,半身不遂,肺热喘咳等。

【药理作用】

1. **解热作用**　地龙对大肠埃希菌毒素及化学刺激引起的发热家兔、大鼠均具有良好的解热作用,机制为调节体温调节中枢,增加散热,而使体温下降。其退热有效成分为解热碱、琥珀酸及某些氨基酸。

2. **镇静、抗惊厥作用**　地龙具有镇静、抗惊厥作用,可对抗由戊四氮及咖啡因引起的惊厥,但不能拮抗士的宁引起的惊厥,故推测其抗惊厥的作用部位在脊髓以上的中枢神经。主要有效成分可能为琥珀酸。

3. **抗血栓作用**　地龙提取物可通过抗凝血和纤溶双重作用而抗血栓。抗凝血作用体现在腹腔注射地龙注射液,可使小鼠全血凝血时间明显延长。体外实验表明,地龙提取液可明显延长凝血酶时间、凝血酶原时间、复钙时间,且作用呈明显量效关系。抗凝机理是对凝血酶-纤维蛋白原反应的直接作用。纤溶作用包括直接和间接两方面,直接作用体现在地龙中含有纤溶酶样物质,可直接溶解纤维蛋白及血块;间接作用体现在地龙可激活纤溶酶原,从而促进纤溶酶的生成,通过纤溶酶的间接作用而溶解血栓。

地龙所含蚓激酶,大剂量时还可通过抑制血小板聚集而抗血栓形成,该作用具有明显的量效关系。与用药后血浆中 TXA_2 含量的降低显著相关。

地龙中的胶原酶还可降解陈旧性血栓表面坚固的外壳蛋白而对陈旧性血栓起作用。

4. **平喘**　地龙具有平喘作用。以卵蛋白腹腔注射致敏加雾化吸入诱导哮喘模型的大鼠腹腔注射地龙注射液 2ml（含 0.75g 鲜地龙/ml）连续 8 周及 12 周,可显著缓解哮喘大鼠支气管痉挛,降低气道阻力,改善肺功能。其平喘机制与舒张支气管平滑肌、阻滞组胺受体、抗炎等作用相关。地龙醇提取液可明显增加大鼠和家兔气管肺灌流量,并能对抗组胺和毛果芸香碱引起的支气管收缩,提高豚鼠对组胺反应的耐受力,具有显著的舒张支气管及抗组胺作用。还可通过抗炎作用降低致敏性哮喘豚鼠支气管洗液中细胞总数、白蛋白含量及白三烯水平,尤其抑制嗜酸性粒细胞增多。平喘的主要有效成分是琥珀酸、次黄嘌呤,其中以琥珀酸的作用最强。

5.**降压作用**　地龙的煎剂、干粉混悬液、针剂、热浸液等多种制剂均具有确切的降压作用,且降压作用缓慢而持久。其降压机制可能与直接作用于脊髓以上中枢神经系统有关。因在第二颈椎处切断猫脊髓后,其降压作用即消失。也有人认为,该药能作用于某些内脏感受器,反射性地影响中枢神经,使部分内脏(肝、脾等)血管扩张,容积增大而使血压下降。

6.**其他作用**

(1)**抗肿瘤**　地龙提取物可不同程度地抑制多种肿瘤细胞的生长,且可对放疗、化疗、热疗起到增效作用。

(2)**增强免疫功能**　可明显增强巨噬细胞的免疫活性,促进淋巴细胞转化,提高脾脏自然杀伤细胞及抗体依赖细胞介导的细胞毒的活性。

(3)**兴奋子宫**　地龙提取物体内外实验均有兴奋子宫平滑肌作用。

(4)**促进伤口愈合**　地龙可通过促进肉芽组织中肌纤维母细胞增生、增加伤口收缩的重要物质肌动蛋白的合成而促进伤口愈合。

综上所述,地龙的解热、镇静、抗惊厥、平喘、降低血压作用是其清热定惊、通络、平喘功效的药理学基础。

【现代应用】

1.**高热、惊厥**　地龙可使流感、上呼吸道感染、支气管炎、肺炎等呼吸道感染所引起的高热退热;能缓解肺炎、流脑、乙脑所致高热惊厥。

2.**慢性支气管炎及支气管哮喘**　用地龙液、地龙粉单服或与其他药合用,有较好疗效。

3.**高血压**　地龙酊口服对原发性高血压有较好疗效。

4.**血栓性疾病**　地龙提取物或地龙与其他中药配伍治疗脑血管栓塞、心肌梗死及静脉血栓形成均有一定效果。口服地龙提取物对高血黏度综合征和缺血性中风有效。缺血性脑血管病患者口服蚓激酶有效。

此外,地龙还可用于促进痔疮术后创面愈合、治疗中耳炎、烧伤等。

【不良反应】

地龙可使子宫兴奋,引起痉挛性收缩,故孕妇慎用。少数患者肌注地龙注射液后可引起过敏性休克,故过敏体质者慎用。

第二十一章

开窍药

凡具有开窍醒神作用的药物称为开窍药。常用药物有麝香、石菖蒲、苏合香、冰片、蟾酥、樟脑等。主要用于治疗窍闭证。

心藏神，主神明，心窍开通则神明有主，神志清醒，思维敏捷。若心窍被阻、清窍被蒙，则神明内闭，神志不清，人事不省。神志不清有虚实之别，虚为脱证，实为闭证。闭证又有寒闭、热闭之别。从其病理改变可见，热邪内陷心包所致的窍闭即"热闭"证，多与现代医学的某些严重的全身感染性疾病，如流行性脑脊髓膜炎、流行性乙型脑炎、化脓性感染所致败血症等引起的高热昏迷、谵语、惊厥、抽搐以及中暑等相关。而中风、中恶、秽浊蒙蔽所致的窍闭即"寒闭"，与脑血管意外、中毒等引起的昏迷、神志不清、呕吐泄泻及心源性疾病引起的休克等神经系统的功能紊乱相关。

本类药物大多性温，味辛、芳香，善于走窜，皆入心经。可通关开窍、启闭醒神。适用于温病热陷心包、痰浊蒙蔽清窍之神昏谵语、惊风、癫痫、中风等卒然昏厥、痉挛抽搐等症，以及多种原因导致的冠心病心绞痛、急性昏迷、脑血管意外、癫痫、老年性痴呆等。

经现代研究发现，开窍药具有如下主要药理作用(图 21-1)：

1. 对中枢神经系统的影响

(1) 中枢兴奋或抑制作用　开窍药对中枢神经系统的作用具有双向性，可因药物及成分的不同，以及用药剂量、给药途径、动物种属和机体功能状态的不同，而分别表现出对中枢的兴奋或抑制作用。如樟脑有一定的中枢兴奋作用，而石菖蒲、冰片、苏合香则对中枢表现为抑制作用，可拮抗戊四氮、苯丙胺等所致的惊厥和中枢兴奋作用。麝香对中枢则既有兴奋作用又有抑制作用，其对正常动物的自发活动有抑制作用，又能拮抗巴比妥类的中枢抑制作用。

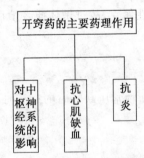

图 21-1　开窍药的主要药理作用

(2) 抗脑损伤　开窍药对多种不同类型的脑损伤均具有保护作用。如麝香对缺氧性脑损伤有保护作用。麝香与冰片配伍，可使脑缺血再灌注时脑组织中脑源性神经营养因子的表达升高，脑组织一氧化氮(NO)含量及兴奋性氨基酸(如天冬氨酸)的含量降低，脑组织 MDA 含量降低及 SOD 活性提高，减轻自由基损伤。石菖蒲与冰片配伍，可降低高脂血症大鼠脑组织中内皮素含量，升高降钙素基因相关肽含量，产生舒张脑血管、增加脑供血、改善脑循环的作用。

（3）改善学习记忆　麝香、石菖蒲、苏合香、冰片等可改善多种动物的学习记忆功能障碍，具有益智作用。如石菖蒲可通过抑制动物脑内胆碱酯酶（AChE）的活性，而提高中枢与学习记忆功能相关的神经递质如 NA、ACh 等的水平而发挥益智作用。

2. **抗心肌缺血**　多数开窍药可扩张冠脉，增加心肌血流量，降低心肌耗氧量。石菖蒲挥发油能改善高黏血症大鼠的血液流变性，降低心肌缺血大鼠内皮素（ET）水平并提高 NO 的含量，减轻心肌组织的损伤。苏合香、冰片对缺血心肌亚微结构改变有保护作用。

3. **抗炎**　麝香、冰片等具有抗炎作用。麝香可抑制炎症时毛细血管通透性增加和白细胞游走，减轻局部水肿，亦可抑制肉芽组织增生。

综上所述，开窍药的通关、开窍、醒神、回苏等功效主要与调节中枢神经系统、保护脑组织、改善脑循环、抗心肌缺血、抗炎等药理作用相关。

麝　香

来源：本品为鹿科动物林麝 *Moschus berezovskii* Flerov、马麝 *M. sifanicus* Przewalski 或原麝 *M. moschiferus* Linnaeus 成熟雄体香囊中的干燥分泌物。

主要化学成分：麝香酮（muscone），含量 2.5%～5.4%，现已能人工合成；还含有麝香嘧啶（muscopyridine）、雄性激素、胆甾醇脂、多肽等。

性味归经：麝香味辛，性温，有特殊香气。归心、脾经。

功效主治：具有开窍醒神、活血通经、消肿止痛之功效。用于热病神昏，中风痰厥，气郁暴厥，中恶昏迷，经闭，癥瘕，难产死胎，心腹暴痛，痈肿瘰疬，咽喉肿痛，跌打伤痛，痹痛麻木等。

【药理作用】

1. **调节中枢神经系统**　麝香对中枢神经系统表现为兴奋和抑制的双重作用。具体影响与其给药剂量、给药途径以及动物种属、机体的功能状态密切相关。一般情况下，在中枢处于抑制状态时，表现为兴奋作用，而在中枢处于兴奋状态时，则表现为抑制作用。兴奋作用体现在麝香能拮抗巴比妥类引起的睡眠和麻醉，缩短巴比妥类的睡眠时间。抑制作用体现在麝香可抑制正常动物的自发活动，拮抗戊四氮引起的惊厥并降低苯丙胺中毒动物的死亡率。主要有效成分为麝香酮，可迅速透过血脑屏障进入中枢，影响中枢的兴奋和抑制过程。

2. **抗脑缺氧与脑损伤，保护脑组织**　麝香可提高中枢神经系统对缺氧的耐受能力，减轻脑损伤，保护脑组织。如麝香对大鼠中动脉梗塞性、局灶性脑缺血所致的神经元损伤，具有减少脑梗死区脑组织含水量、缩小脑梗死体积、使脑细胞完整等保护作用。麝香注射液能明显延长动物常压缺氧时的存活时间，以及明显延长急性呼吸停止后脑电图的存在时间，而对心电图存在时间、缺氧心电图出现时间无明显影响。

麝香抗脑缺血、缺氧时脑组织的损伤作用，与其有效成分麝香酮能下调脑缺血时神经元谷氨酸转运体 mRNA 的表达，减少逆向转运产生谷氨酸，并能减少 N-甲基-D-天冬氨酸受体 I 型亚单位的蛋白表达密切相关。

另外，麝香对多种学习记忆障碍和痴呆模型有不同程度的改善作用，具有改善记忆、抗痴呆的药理作用，与其提高 SOD 活性，降低脑组织中 MDA 含量，以及抑制脑内 MAO 活性有关。

3. **抗血小板聚集**　麝香具有抗血小板聚集作用。对细菌内毒素诱发的弥散性血管内凝血（DIC），具有抑制血小板聚集及抗凝血酶的作用。麝香酮还可明显抑制 ADP 诱导的血小板聚集，抑制血小板收缩蛋白功能，使血浆凝块不能正常收缩。

4. **抗炎** 麝香多种途径给药,对炎症病理发展的全过程及多种炎症模型都有较强的抑制作用。可抑制血管通透性增加、白细胞游走及肉芽的形成。对琼脂性关节肿、巴豆油耳部炎症、佐剂性多发性关节炎、酵母性关节肿,均具有显著的抑制作用。

抗炎成分为多肽类物质。抗炎作用机制为:①增强肾上腺皮质功能;②抑制环氧化酶和脂氧化酶的活性,减少前列腺素(PG)及白三烯 B_4 等多种致炎物质的合成与释放;③抑制血小板活化因子的生成;④抑制中性白细胞的趋化反应。

5. **兴奋子宫** 麝香和人工合成的麝香酮,对离体和在体子宫均有兴奋作用,可使子宫的收缩力增强,收缩频率加快。对妊娠子宫的兴奋性强于非妊娠子宫,对晚期妊娠子宫的兴奋性又强于早期妊娠子宫。另有抗早孕和抗着床作用。

6. **其他作用**

(1) 强心作用 麝香具有明显的强心作用,但对心率一般无影响。麝香灌流蟾蜍离体心脏使心跳振幅加大,收缩力加强及心排出量增加。从麝香水溶性成分中分离的麝香酯(musclide)具有强心作用,其机制为激活心肌的蛋白激酶 C。

(2) 抗心肌缺血 麝香酮能显著增加心肌的抗缺氧能力,增加小鼠心肌营养性血流量,并对异丙肾上腺素引起的实验性心肌坏死有一定的保护作用。麝香对体外培养心肌细胞缺血性损伤模型有促进心肌细胞搏动作用。麝香酮静脉注射可使犬的冠脉流量增加,且可持续半小时之久。

(3) 抗肿瘤 麝香对胃腺癌、结肠癌、食管鳞状细胞癌、膀胱癌均有抑制作用,且作用呈剂量依赖性,浓度越大则作用越强。

综上所述,麝香调节中枢神经系统功能、抗缺氧、保护脑组织、抗炎作用、抗血小板聚集、兴奋子宫等作用是其开窍醒神、消肿止痛、活血通经功效的药理学基础。

【现代应用】

1. **冠心病、心绞痛** 麝香酮舌下含服,可缓解心绞痛症状。

2. **中枢性昏迷** 麝香注射液、醒脑静注射液、安宫牛黄丸等可用于治疗流脑、乙脑等多种原因引起的高热昏迷、惊厥、颅脑损伤性昏迷。

3. **咽喉肿痛、跌打损伤** 含麝香制剂如六神丸、麝香正骨水,可用于治疗咽喉肿痛、跌打损伤等。

【不良反应】

小鼠静脉注射麝香水提物的 LD_{50} 为 $6g/kg$,静脉注射麝香酮的 LD_{50} 为 $152\sim172mg/kg$,小鼠急性中毒表现为四肢伏倒、震颤、闭目,最后呼吸抑制死亡。

【注意事项】

孕妇忌用。

石菖蒲

来源:本品为天南星科植物石菖蒲 *Acorus tatarinowii* Schott. 的干燥根茎。

主要化学成分:挥发油,含量为 $0.11\%\sim0.42\%$,主要成分为 β-细辛醚(β-asarone),占挥发油的 $63.2\%\sim81.2\%$,α-细辛醚(α-asarone),为 $8.8\%\sim13.7\%$,还含有石竹烯(caryophyllene)、欧细辛醚(euasarone)、细辛醛(asarylaldehyde)等 40 余种成分。非挥发性组分有黄酮、醌、生物碱、胆碱、有机酸、氨基酸、糖类等。

性味归经:石菖蒲味辛、苦,性温。归心、胃经。

功效主治：具有开窍豁痰、醒神益智、化湿开胃之功效。用于脘痞不饥，噤口下痢，神昏癫痫，健忘耳聋。

【药理作用】

1. **对中枢神经的作用**

(1) 镇静催眠　石菖蒲水煎剂、去油水煎剂、挥发油等均可明显减少动物的自发活动，增强戊巴比妥钠的催眠作用。其中挥发油的镇静作用最强，当剂量过大时，将对中枢神经系统造成广泛抑制，抑制程度与剂量相关，且起效快，持续时间长。细辛醚是镇静作用的有效成分。镇静机制可能与其降低中枢单胺类神经递质有关。

(2) 抗惊厥　石菖蒲水煎剂、提取物、挥发油有抗惊厥作用。对电惊厥、戊四氮和回苏灵引起的惊厥均有显著的对抗作用，还能对抗侧脑室注射乙酰胆碱引起的惊厥大发作。其抗惊厥的重要有效成分为挥发油中的 α-细辛脑。

(3) 抗癫痫　石菖蒲挥发油对侧脑室微量注射海人酸所诱发的急性癫痫发作大鼠，可使其脑内海马的抑制性氨基酸如 γ-氨基丁酸的含量明显升高，而兴奋性氨基酸如谷氨酸、天冬氨酸的含量明显降低，从而抑制癫痫的发作。其抗癫痫作用机制与其对脑神经细胞的保护作用、降低脑内兴奋性氨基酸的兴奋性毒性作用有关。

(4) 改善学习记忆　石菖蒲去油煎剂、总挥发油、β-细辛醚、α-细辛醚对小鼠正常学习有促进作用，对记忆获得、记忆巩固、记忆再现等各类学习记忆障碍，均有不同程度的改善作用，以总挥发油、α-细辛醚作用最为明显。

改善学习记忆功能作用的机制，与其具有抗缺氧、保护脑神经细胞、调节中枢神经递质和功能的平衡、改善脑内的物质代谢、抑制神经细胞凋亡等作用相关。

(5) 抗抑郁　石菖蒲水煎剂对小鼠悬尾试验和大鼠强迫游泳试验抑郁模型有显著的对抗作用，提示其对行为绝望动物有明显抗抑郁作用。

2. **解痉**　石菖蒲有松弛平滑肌的作用。石菖蒲去油煎剂、总挥发油、β-细辛醚、α-细辛醚均能抑制离体家兔肠管自发性收缩，拮抗乙酰胆碱、组胺及氯化钡引致的肠管痉挛，增强大鼠在体肠管蠕动及小鼠肠道推进功能。石菖蒲挥发油、β-细辛醚、α-细辛醚均有松弛气管平滑肌的作用，表现为延长卵蛋白诱发的豚鼠哮喘发作的潜伏期和跌倒潜伏期，明显对抗组胺、乙酰胆碱所致的豚鼠离体气管平滑肌痉挛。

3. **其他作用**

(1) 利胆　石菖蒲挥发油可促进胆汁分泌，具有利胆作用。

(2) 抑制心脏　石菖蒲醇提物对心脏有抑制作用，表现为降低心脏收缩频率和幅度，其中以β-细辛醚作用强而持久。非挥发油成分通过对异位节律点的抑制作用而达到抗心律失常作用。

(3) 抗心肌缺血　石菖蒲挥发油、β-细辛醚能明显降低动脉粥样硬化大鼠血脂，改善高黏血症大鼠血液流变性，降低心肌缺血大鼠内皮素水平、提高 NO 含量，降低心肌组织损伤程度和坏死率。

综上所述，石菖蒲的镇静、抗惊厥、抗癫痫、改善学习记忆作用是其开窍醒神、宁心安神功效的药理作用基础；而其对平滑肌的解痉作用则是其化湿和胃功效的药理作用基础。

【现代应用】

1. **癫痫**　石菖蒲水煎液、α-细辛脑注射液等治疗原发性癫痫和症状性癫痫有一定疗效。

2. **肺性脑病、乙型脑炎昏迷**　石菖蒲注射液、α-细辛脑注射液能迅速减轻或消除肺性脑病、乙型脑炎昏迷患者的意识障碍、神经精神症状。

3. **支气管哮喘** 石菖蒲挥发油制剂可改善支气管哮喘患者的肺通气功能。α-细辛脑注射液可用于慢性支气管炎及小儿肺炎的治疗。

4. **其他** 石菖蒲及含有石菖蒲的复方制剂对老年健忘及痴呆、中风合并痴呆、脑血管意外综合征等有一定的改善症状作用。

【不良反应】

α-细辛醚给动物注射，短时间后出现爬伏、身躯拉长、眼裂变小等外观行为的改变。剂量加大，中毒症状严重者表现为呼吸困难，阵挛性抽搐。

α-细辛醚具有致突变作用，能引起鼠伤寒沙门菌变种 TA100、TA98 的致突变作用。给大鼠灌胃 185.2mg/kg 时，大鼠骨髓细胞染色体畸变率增加。因此，临床上应避免长期使用。

苏合香

来源：本品为金缕梅科植物苏合香树 *Liquidambar orientalis* Mill. 的树干渗出的香树脂经加工精制而成。

主要化学成分：苏合香的粗制品主要分为树脂和油状液体两部分。其中树脂部分由树脂酯类及树脂酸类组成，前者为树脂醇类与芳香族酸（主要为桂皮酸、苯甲酸）结合而成的酯类；后者主要为齐墩果酮酸（oleanonic aicd）和 3-表-齐墩果酸（3-epi-oleanolic acid）。油状液体含桂皮酸（cinnamic aicd）及其酯类、苯乙烯（styrene）、香夹兰醛（vanilline）、苏合香素等。此外，苏合香还含有部分不饱和脂肪酸，如亚油酸等。

性味归经：苏合香味辛，性温。归心、脾经。

功效主治：具有开窍、辟秽、止痛之功效。主要用于中风痰厥，猝然昏倒，胸腹冷痛，惊痫。

【药理作用】

1. **抗心肌缺血** 苏合香能使急性心肌梗死犬的冠状动脉血流量增加，并减慢心率及减少心脏动静脉血氧差。拮抗由 15-甲基前列腺素引起的猪离体动脉条的收缩。发挥抗心肌缺血作用。机制为：①舒张冠脉，尤其是在心肌急性缺血、缺氧时，对处于收缩状态下的冠状动脉有明显舒张作用，从而使血流量增加；②减慢心率；③改善心肌氧代谢等。

2. **抑制血小板聚集、抗血栓形成** 苏合香可明显抑制由胶原、ADP、花生四烯酸所诱导的血小板聚集，明显延长血浆复钙时间、凝血酶原时间、白陶土部分凝血活酶时间，降低血浆纤维蛋白原含量及促进纤溶酶活性，具有抑制血小板聚集、抗凝血、促纤溶作用。可抗血栓形成。抗血小板聚集机制为：①提高血小板内的 cAMP 含量；②抑制血栓烷合成酶等。主要有效成分为桂皮酸。

综上所述，苏合香的抗心肌缺血、抑制血小板聚集、抗血栓形成的作用是其开窍、辟秽、止痛之功效相关的药理作用基础。

【临床应用】

冠心病、心绞痛 多用复方制剂如冠心苏合丸、苏冰滴丸等，可迅速缓解症状，解除胸闷、缓解心绞痛、改善心电图。

【注意事项】

孕妇忌服，热闭或正气虚脱者忌服。

第二十二章

补虚药

　　凡能补充人体物质、增强功能、提高机体抗病能力、消除虚弱症候的药物，称为补虚药，亦称补益药或补养药。在中医学中，虚证分为气虚、血虚、阴虚和阳虚四种类型，补虚药也相应分为补气药、补血药、补阴药和补阳药四类。

　　气虚包括脾气虚和肺气虚。脾气虚证与现代医学中功能性消化不良、慢性胃炎、溃疡病及慢性腹泻等诸多消化系统的慢性疾病相似。肺气虚证与现代医学中多种呼吸系统的慢性疾病相似。补气药的主要功效是益气健脾、敛肺止咳平喘，如人参、黄芪、甘草等，主要用于治疗气虚证。

　　血虚常见于现代医学中的贫血、白细胞减少症、血小板减少性紫癜、再生障碍性贫血等血液系统疾病。补血药能促进血液的化生，主要用于治疗血虚证，常用的补血药有当归、白芍、何首乌等。

　　阳虚以脾肾阳虚为主，而肾阳为一身之元阳，在阳虚中占重要地位。肾阳虚诸证常见于现代医学中性功能障碍、遗精阳痿、慢性支气管哮喘、风湿性关节炎等疾病。补阳药主要用于补益肾阳，代表药有鹿茸、淫羊藿等。

　　阴虚常见五心烦热、骨蒸潮热、消瘦、盗汗、咽干口燥以及腰膝酸软、头晕耳鸣、记忆力减退、性欲减退、遗精、早泄等症状。滋阴药具有滋养阴液、生津润燥等功效，多用于热病后期及某些慢性病中出现的阴虚证，代表药有沙参、麦冬、枸杞子等。

　　补虚药的主要药理作用（图 22-1）如下：

　　1. 对机体免疫功能的影响　　正常情况下，免疫系统对机体起着保护作用，抵御病原体的侵扰，虚证患者常见机体免疫功能低下。补虚药可增强机体免疫功能，产生扶正祛邪的功效。多数补益药能增加动物胸腺或脾脏等免疫器官的重

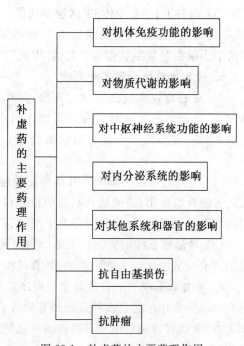

图 22-1　补虚药的主要药理作用

量,增加外周白细胞数量、增强巨噬细胞的吞噬功能。还能促进脾脏淋巴细胞增殖,提高淋巴细胞转化率,促进抗体生成,提高血 IgG、IgA、IgM 等抗体水平。因此,补虚药对于防治免疫抑制剂、放疗、化疗及其他多种因素引起的机体免疫功能低下都具有重要意义。

2. **对物质代谢的影响**　补虚药含有大量营养物质(蛋白质、脂肪、糖类、无机盐等)可补充营养,纠正缺失。另外,补虚药也可影响物质代谢过程:如人参能促进蛋白质和核酸合成;人参、当归、何首乌、枸杞子、淫羊藿等能改善脂质代谢;枸杞子等对多种原因引起的大鼠或小鼠高血糖均有降低作用,并能减轻多种糖尿病并发症的症状。此外,有些补虚药具有双向调节血糖和调节微量元素代谢的作用。

3. **对中枢神经系统功能的影响**　补虚药能提高脑力工作效率和提高学习记忆能力。如人参可调节大脑皮层的兴奋与抑制过程,改善神经活动过程的灵活性,提高脑力工作的效率。许多补虚药都具有增强学习记忆功能的作用,如人参、黄芪、党参、何首乌、枸杞子等可显著提高正常小鼠的学习记忆能力,改善学习记忆过程的三个阶段:记忆获得、记忆巩固和记忆再现。

4. **对内分泌系统的影响**　大多数虚证患者有不同程度的内分泌功能减退,病理可见内分泌腺体发生变性或萎缩,垂体前叶、肾上腺皮质、甲状腺、睾丸或卵巢均呈现不同程度的退行性变化。补虚药具有改善内分泌功能的作用。

(1)增强下丘脑-垂体-肾上腺皮质轴功能　补气药人参、黄芪、白术、甘草,补血药当归、何首乌,补阴药玄参、生地黄、知母,补阳药淫羊藿、鹿茸、杜仲等通过影响该轴的不同部位而促进肾上腺皮质分泌功能。

(2)增强下丘脑-垂体-性腺轴功能　补虚药鹿茸、冬虫夏草、淫羊藿、人参等均有兴奋性腺轴功能的作用。如淫羊藿流浸膏具有雄激素样作用;鹿茸含雌二醇具有雌激素样作用;人参及人参皂苷具有兴奋垂体分泌促性腺激素作用。

(3)调节下丘脑-垂体-甲状腺轴功能　老年人及阳虚患者多伴有甲状腺功能减退。补益药,特别是温肾助阳药能增强垂体-甲状腺轴的功能。人参具有调节甲状腺轴功能的作用,既能防治小鼠由过量甲状腺素引起的"甲亢",又能防治 6-甲硫氧嘧啶导致的"甲低"症。

5. **对其他系统和器官的影响**

(1)对心血管系统的影响　人参、党参、黄芪等均具有强心、升压、抗休克的作用;黄芪、淫羊藿、当归等有扩张血管和降低血压的作用;人参、党参对血压还有双向调节作用;人参、党参、当归、淫羊藿等有抗心肌缺血作用;甘草、淫羊藿、冬虫夏草、当归等具有抗心律失常作用。

(2)对造血系统的影响　补虚药能促进或改善造血功能。人参、党参、黄芪、何首乌、当归有一定的补血作用,能明显升高红细胞数和血红蛋白含量,还能有效地修复化学药品及放射线对造血组织的损伤,促进骨髓造血干细胞、祖细胞的增殖,恢复外周血细胞的数量。

(3)对消化系统的影响　人参、党参、黄芪、甘草等能促进小肠吸收功能,缓解消化道平滑肌痉挛或调节消化道平滑肌运动;并有抗溃疡、保护胃黏膜的作用。

6. **抗自由基损伤**　自由基参与许多疾病的病理生理过程,自由基介导的自由基连锁反应具有病理损害作用。许多补虚药都有延缓衰老的作用,抗氧化自由基损伤是其重要途径之一。如人参、黄芪有清除自由基及提高超氧化物歧化酶(SOD)活性、降低组织丙二醛(MDA)含量的作用。

7. 抗肿瘤　人参、黄芪、甘草、党参、当归、枸杞子、冬虫夏草等对实验性动物肿瘤有不同程度的抑制作用。

综上所述,补虚药具有提高机体免疫功能、促进物质代谢、调节中枢神经系统及内分泌功能、增强某些器官和系统的功能、抗氧化自由基损伤、抗肿瘤等药理作用。以上药理作用是补虚药补充气血阴阳不足、改善脏腑功能等功效的药理学基础。

人　参

来源：本品为五加科植物人参 *Panax ginseng* C. A. Mey 的干燥根。

主要化学成分：人参的主要有效组分为人参皂苷(ginsenosides),按苷元分为三类：人参二醇类、人参三醇类和齐墩果酸类等。人参二醇类主要有：Ra_{1-3}、Rb_{1-3}、Rc、Rd、Rg_3,其中 Rb_1 为活性较强的二醇类人参皂苷；人参三醇类主要有：Re、Rf、Rg_1、Rg_2、Rh_1,其中 Rg_1 为活性较强的三醇类人参皂苷；齐墩果酸类有 Ro。此外,人参还含有多糖、单糖、寡糖、多肽、氨基酸、蛋白质、酶、有机酸、生物碱、挥发油、微量元素等。

性味归经：人参味甘、微苦,性平。归脾、肺、心经。

功效主治：具有大补元气、补脾益肺、生津止渴、安神益智之功效。主治体虚欲脱,肢冷脉微,脾虚食少,肺虚喘咳,津伤口渴,内热消渴,久病虚羸,惊悸失眠,阳痿宫冷等。

【药理作用】

1. **增强机体免疫功能**　人参皂苷和人参多糖是人参提高免疫功能的主要有效成分。人参皂苷增强多种动物单核吞噬细胞系统的吞噬廓清能力,促进小鼠脾脏自然杀伤细胞(NKC)活性,并协同刀豆蛋白 A(ConA)诱生干扰素(γ-IFN)和白细胞介素-2(IL-2),增强机体对病毒的抵抗力。人参多糖亦具有免疫增强作用,增强单核吞噬细胞系的功能,显著增加动物胸腺和脾脏的重量,促进抗体、补体的形成。人参还能对抗免疫抑制剂引起的免疫功能低下。人参多糖和人参皂苷可使环磷酰胺所致白细胞数减少、体液免疫和细胞免疫功能恢复正常。

2. **对中枢神经系统的作用**

(1) 增强学习记忆功能　人参对动物学习记忆获得、巩固和再现障碍均有明显的改善作用。人参皂苷对电休克、药物、脑缺血和应激等多种学习记忆障碍动物模型的学习记忆缺损有明显的保护作用。人参增强学习记忆能力的主要有效成分为人参皂苷 Rb_1 和 Rg_1。初步认为,人参皂苷增强学习记忆作用的机制是：① 促进脑内 RNA 和蛋白质的合成。② 促进脑内神经递质 ACh 的合成和释放,增加脑内 M 受体数目,提高脑内 DA 和 NA 的含量。③ 保护神经细胞,抑制神经细胞的凋亡和坏死。④ 促进脑神经细胞发育,增加脑重量及大脑皮层厚度,增加海马 CA_3 区锥体细胞上层的突触数目,提高突触效能和结构的可塑性。⑤ 增加脑供血、供氧及改善能量代谢。

(2) 中枢神经功能双向调节　人参对中枢神经系统功能既有兴奋作用,又有抑制作用,通过调节,使兴奋与抑制过程得到平衡。人参对中枢神经功能的作用与其成分和机体的功能状态有关。人参皂苷 Rg 类有兴奋作用,Rb 类有抑制作用。当机体的中枢功能状态偏于亢奋时,Rb 类的抑制效应起主要作用；当机体的中枢功能偏于抑制时,Rg 类的兴奋效应起主要作用。

(3) 抗脑缺血缺氧损伤　人参皂苷 Rb_1、Rb_3、Rg_1,有明显的抗脑缺血损伤作用,能明显改善大鼠缺血再灌注损伤后的神经行为学评分；人参皂苷 Rg_2、Re、Rh_1 对小鼠皮层神经元缺氧损伤具有明显的保护作用;人参皂苷 Rg_3 对缺血脑神经细胞线粒体损伤有保护作用。初步认为,人参皂苷抗脑缺氧损伤的机制是:①抑制缺氧时脑组织 γ-氨基丁酸(GABA)的耗竭,抗谷氨酸兴奋性毒性作用。②提高神经细胞抗氧化能力,减少自由基的生成,降低诱导型一氧化氮合酶(iNOS)活性,增加结构型 NOS 的活性。③抑制白细胞浸润和黏附分子表达。④保护神经元,减少神经元细胞凋亡。

3. 增强内分泌功能

(1)增强肾上腺皮质功能　适量的人参能兴奋下丘脑-垂体-肾上腺皮质轴,有效成分为人参皂苷。人参皂苷 Rd、Rb、Rc、Rg 等均有兴奋垂体、促进垂体前叶分泌 ACTH 的作用,其中人参皂苷 Rd 作用最强。人参皂苷 Rb_1、Rb_2 等能使正常和切除一侧肾上腺大鼠的肾上腺重量增加,肾上腺内抗坏血酸含量显著降低,尿中 17-羟类固醇排泄量增加。人参增强肾上腺皮质功能的作用与其增强人体抗应激作用有关。

(2)增强性腺功能　人参皂苷可使垂体前叶的促性腺激素释放增加,加速未成年雌性小鼠动情期的出现,使子宫和卵巢重量增加,黄体激素分泌增多;也使雄性幼年动物睾丸及附睾的重量增加,输精管直径扩大,使家兔睾丸中精子数增多,精子活动力增加,精子体外生存期延长。体内、体外实验均表明,人参总皂苷可以促进垂体分泌促性腺激素(LH)。LH 作用于睾丸间质细胞,促进其分泌睾酮,后者促进精子的成熟。人参多糖可增加黄体酮与环磷酸腺苷(cAMP)含量,保护卵巢生殖细胞功能。

此外,人参短期内大量应用还可增强家兔的甲状腺功能。

4. 对心血管系统作用

(1)强心　治疗量人参能增加心肌收缩力,增加心排出量,减慢心率,在心功能不全时,强心作用更为明显。大剂量时则减弱收缩力。人参强心活性成分是人参皂苷,其中人参三醇类皂苷的强心作用明显强于人参二醇类皂苷。人参的强心作用机制与促进儿茶酚胺的释放及抑制心肌细胞膜 Na^+-K^+-ATP 酶活性有关。抑制心肌细胞膜 Na^+-K^+-ATP 酶使细胞内 Na^+ 增加,促进 Na^+、Ca^+ 交换,导致细胞内 Ca^{2+} 增加,作用与强心苷相似。

(2)抗心肌缺血　人参对各种心肌缺血有改善作用。人参皂苷可缩小心肌梗死范围,保护心肌缺血再灌注损伤。其机制与改善心肌的血液供应、抗心肌细胞凋亡、抑制心肌中性粒细胞(PMNs)的浸润和活化等作用有关。

人参还有抗心肌肥厚和重构的作用。人参皂苷 Rb_1 能降低肾素活性和血管紧张素Ⅱ(AngⅡ)的含量,抑制肾素-血管紧张素促进心脏重构的作用。

(3)扩张血管、调节血压　人参对整体动物的冠状动脉、脑血管、椎动脉、肺动脉均有扩张作用,可改善组织器官供血。人参扩张血管的主要有效成分是人参皂苷 Re、Rg_1、Rb_1、Rc。人参对血压有双向调节作用,并与剂量及机体功能状态有关。小剂量可使麻醉动物的血压升高,大剂量则下降。既可使高血压患者血压降低,又可使低血压或休克患者血压回升。

(4)抗心律失常　人参皂苷对各种心律失常如早搏、心动过速、心室颤动、心室扑动与室性停搏等均有明显的保护作用。人参皂苷中抗心律失常活性作用的成分有 Re、Rb、Rh、Rg、Ro 等。现已发现,人参皂苷的抗心律失常作用与钙通道阻滞作用有关。人参二醇类皂苷 Rg_1 对大鼠心肌细胞 L、T 型钙通道有阻滞作用,Rh_1 可显著抑制 L、T 型钙通道的活动,使其开放频率减少、开放时间缩短。

5. 改善物质代谢

(1) 调节血糖　人参多糖和人参皂苷对多种原因引起的大鼠或小鼠高血糖均有降低作用。人参二醇类皂苷对肾上腺素和链尿菌素所致的大鼠高血糖均有明显降低作用，并可提高肾上腺素所致高血糖小鼠的肝糖原含量，增加葡萄糖去路，降低血糖。人参总皂苷可刺激大鼠离体胰腺释放胰岛素，从人参中的非皂苷部分中提得的胰岛素样物质，能提高小鼠血中胰岛素水平和促进小鼠胰腺释放胰岛素。人参对血糖还有双向调节的特点，如人参皂苷 Rg_1 能减缓游泳疲劳大鼠血糖下降，预防运动性低血糖的发生，对注射胰岛素引起的低血糖也有回升作用。

(2) 促进核酸和蛋白质合成　人参中的蛋白质合成促进因子及人参皂苷均能促进生发活动旺盛的组织(如睾丸、骨髓等)的 DNA、RNA 及蛋白质的生物合成；激活 RNA 聚合酶的活性，从而明显增加大鼠肝细胞核 RNA 合成速率。促进 RNA 合成的作用以人参皂苷 Rb_1 和 Rd 最强。人参皂苷还可提高 ^{3}H-亮氨酸的掺入率，增加蛋白质合成。

(3) 降血脂和抗动脉粥样硬化　人参具有较强的降血脂和抗动脉粥样硬化作用。人参多糖及人参皂苷 Rb_1、Rb_2、Re、Rg_1 均为降血脂有效成分，以 Rb_2 最为突出。红参提取物能使高胆固醇饲养的大鼠血清总胆固醇、甘油三酯明显减少，血清高密度脂蛋白胆固醇明显升高，动脉硬化指数明显降低。人参皂苷能减少动脉管壁脂质沉积和内皮细胞损伤，抑制其动脉粥样硬化斑块的形成。人参降血脂作用机制主要通过激活脂蛋白酯酶和脂质代谢酶，促进脂质代谢，并与影响胆固醇及血中脂蛋白的合成、分解、转化、排泄有关。

6. 增强造血功能

人参能促进骨髓造血功能，使正常动物或贫血动物的红细胞数、白细胞数和血红蛋白含量增加。人参总皂苷可促进各系造血祖细胞的增殖与分化。

7. 抗休克

人参对多种原因所致的休克有防治作用。人参皂苷能明显延长过敏性休克和烫伤性休克动物的生存时间，增强失血性急性循环衰竭动物的心肌收缩力。此外，人参皂苷可改善缺血性、心源性休克动物的异常血液流变状态，提高内毒素诱导休克大鼠的存活率。

8. 抗肿瘤

人参对大肠肿瘤、胶质瘤、黑色素瘤、肝癌、喉癌等多种肿瘤均有抑制作用。人参抗肿瘤作用的主要有效成分是人参皂苷。其中人参皂苷 Rg_3 和 Rh_2 的抗肿瘤作用最为显著。调控肿瘤细胞增殖和诱导凋亡是其最基本的抗肿瘤途径。此外研究表明，Rg_3 还有抑制肿瘤内血管生成、抑制肿瘤细胞增殖与浸润、提高机体免疫功能等作用。

9. 其他作用

人参还具有保肝、抗溃疡和抗炎等作用。人参皂苷 Ro 对半乳糖胺和四氯化碳诱发的大鼠肝细胞损伤有保护作用。人参齐墩果酸具有抗肝炎作用。人参多糖对多种实验性大鼠胃溃疡均有治疗作用。人参皂苷 Ro 对急、慢性炎症均有显著的抑制作用。

综上所述，人参具有多种药理作用。其中增强机体免疫功能、促进造血功能、改善物质代谢、增强内分泌功能、强心、抗心肌缺血、抗心律失常、扩血管、调节血压、抗休克等作用是其大补元气、补脾益肺功效的药理学基础，人参生津止渴的功效与其降血糖的药理作用有关，人参增强学习记忆功能、调节中枢神经系统的药理作用是其安神益智功效的药理学基础。

【现代应用】

1. 休克　人参煎服或者和其他中药合用可改善多种原因引起的休克症状。

2. 冠心病、高脂血症、心律失常　人参注射液治疗冠心病疗效明显。红参粉能降低高脂血症患者的血清胆固醇和甘油三酯，并对患者头痛、头重、疲劳等有良好效果。含服人参饮片对房颤、病窦综合征、室性早搏等心律失常有一定治疗作用。

3. **贫血、白细胞减少症** 患者每日服用人参提取物（主要是人参皂苷）可增强骨髓造血功能，改善症状。

4. **肿瘤** 人参提取物用于治疗胃癌、胰腺癌、结肠癌等，能改善临床症状、延长肿瘤患者生存率。

5. **其他** 人参还可用于慢性阻塞性肺病、充血性心力衰竭、糖尿病、肝炎、早衰、记忆力减退等的辅助治疗。

【不良反应】

药不对证，可出现体温升高、便秘、腹胀、食欲下降、头痛、眩晕等。人参不宜用于实证、实热证及湿热壅滞等证。体质壮实者或炎热天气均应慎用。有过敏反应者不宜使用本品。过量连续服用人参还可致失眠、心悸、血压升高、水肿、体重减轻、出血等。出血，是人参急性中毒的特征。儿童使用人参不当还可引起性早熟。

党　参

来源：本品为桔梗科植物党参 *Codonopsis pilosula*（Franch.）Nannf.、素花党参 *Codonopsis pilosula* Nannf. var. *modesta*（Nannf.）L. T. Shen 或川党参 *C. tangshen* Oliv 的干燥根。

主要化学成分：党参主要含党参皂苷（tangshenoside）、葡萄糖、菊糖、多糖、党参碱（codonopsine）、党参炔苷（lobetyolin）、挥发油、黄酮类、植物甾醇、微量元素等。

性味归经：党参味甘，性平。归脾、肺经。

功效主治：具有补中益气、健脾益肺之功效。用于脾肺虚弱，气短心悸，食少便溏，虚喘咳嗽，内热消渴。

【药理作用】

1. **对消化系统的影响** 党参为补中益气之要药，具有抗溃疡及调整胃肠运动功能的作用。党参对应激型、幽门结扎型、吲哚美辛或阿司匹林所致实验性胃溃疡均有预防和治疗作用。党参抗溃疡的作用环节包括：①抑制胃酸分泌，降低胃液酸度，降低胃蛋白酶活性；②促进胃黏液的分泌，增强胃黏液-碳酸氢盐屏障作用；③促进胃肠上皮细胞增殖，保护和修复胃肠黏膜；④调节胃肠激素水平，调整胃肠功能紊乱。

党参还能纠正胃肠运动功能紊乱。党参对阿托品造成的胃排空延缓及小肠推进抑制有拮抗作用。但对正常大鼠和新斯的明增强的大鼠胃蠕动，党参的作用表现为降低蠕动波幅度和减慢蠕动波频率。此外，党参液对乙酰胆碱及 5-羟色胺引起的豚鼠离体回肠收缩也有明显拮抗作用。用慢性埋植胃电极的方法观察到党参水煎醇沉液对应激状态下大鼠胃基本电节律紊乱有调节作用，能部分对抗应激引起的胃蠕动增加和胃排空加快。

2. **增强机体免疫功能** 党参提取物可增强动物腹腔巨噬细胞吞噬活性，明显增加小鼠腹腔巨噬细胞数，并增强其吞噬功能。党参还可促进刀豆蛋白 A（ConA）活化的小鼠脾脏淋巴细胞 DNA 合成，促进环磷酰胺引起的免疫抑制小鼠淋巴细胞的转化，增强抗体产生细胞的功能，提高抗体水平。党参多糖是党参增强免疫功能的主要有效成分。

3. **增强造血功能** 党参煎剂可明显增加动物红细胞数和血红蛋白含量。党参多糖对脾脏代偿造血功能有促进作用，而对骨髓造血功能无明显增强作用。切除动物脾脏后增强造血效果明显降低，表明党参主要通过影响脾脏促进红细胞生成。

4. 改善血液流变学 党参可抑制 ADP 诱导的家兔血小板聚集、降低家兔全血比黏度和血浆比黏度,抑制体内外血栓形成。党参水提醇沉液降低大鼠全血黏度,醚提液可提高大鼠纤溶酶活性。党参总皂苷可显著降低 TXB_2 含量而不影响 PGI_2 的合成。

5. 对心血管系统作用

(1) 抗心肌缺血 党参能对抗异丙肾上腺素及垂体后叶素引起的心肌缺血损伤。党参改善心肌缺血的作用环节包括:①改善心肌能量代谢,提高心肌糖原;②降低左心室舒张末压,增加心肌的顺应性,有利于左心室心肌的血液供应,从而改善心肌缺血;③抗氧自由基损伤,提高实验大鼠超氧化物歧化酶(SOD)和谷胱甘肽过氧化物酶(GSH-Px)的活性。

(2) 强心 党参能增强心肌收缩力、增加心排出量。党参提取物能在不影响心率的情况下明显增加麻醉猫的心排出量。

(3) 调节血压 党参对血压有双向调节作用。党参浸膏、醇提取物、水提取物均能降低麻醉犬与家兔的血压,但对晚期失血性休克家兔的动脉血压有回升作用。党参的降压作用主要是由于扩张外周血管所致。

党参的抗休克作用主要与强心、调节血压作用有关。

6. 对中枢神经系统的作用

(1) 镇静、催眠、抗惊厥 党参注射液腹腔注射能明显减少小鼠的自主活动,增加异戊巴比妥钠阈下催眠剂量引起的睡眠小鼠数,延长异戊巴比妥钠引起的小鼠睡眠时间,延长乙醚对小鼠麻醉的时间,还能明显延长硝酸士的宁和戊四氮所致小鼠惊厥潜伏期。党参皂苷也可明显延长环己巴比妥所致的小鼠睡眠时间。

(2) 增强学习记忆 党参的正丁醇萃取物能拮抗动物记忆获得、巩固、再现三个过程的障碍,该萃取物不影响乙酰胆碱的合成,故其增强学习记忆的作用可能与加强乙酰胆碱与 M 受体的结合有关。党参总碱则能对抗东莨菪碱引起的小鼠脑内乙酰胆碱含量及胆碱乙酰化酶活性的下降。

(3) 保护脑神经细胞 党参能明显改善注射 D-半乳糖引起小鼠脑组织神经细胞变性坏死、胶质细胞增生等典型病变,减轻模型动物神经退行性病变及神经元丢失现象。党参还可改善缺血再灌注脑细胞能量代谢,提高脑组织内 ATP 含量和 Na^+-K^+-ATP 酶活性。党参皂苷是其神经保护作用的主要有效成分。

7. 其他作用 党参还有降血脂、保肝、抗应激等作用。党参可降低高脂血症家兔血清的低密度脂蛋白、甘油三酯和胆固醇的含量;党参无水乙醇提取物能对抗四氯化碳所致小鼠肝损伤;党参多糖可增强机体对有害刺激的抵抗能力,此作用主要与兴奋垂体-肾上腺皮质轴的功能有关。

综上所述,党参具有调整胃肠运动、抗溃疡、增强机体免疫功能、促进造血和改善血液流变学、抗心肌缺血、强心、抗休克、调节血压等多种药理作用,以上作用是其补中益气、健脾益肺功效的药理学基础。

【现代应用】

1. 冠心病 复方党参片口服有效。

2. 功能性子宫出血 党参煎剂口服,对功能性子宫出血有一定的治疗作用。

3. 血液系统疾病 单服或配伍用药,对贫血、白血病、血小板减少症均有一定疗效。

4. 预防急性高山反应 口服党参乙醇提取物能预防急性高山反应,改善血液循环,加快对高原低氧环境的早期适应过程。

黄 芪

来源：本品为豆科植物蒙古黄芪 *Astragalus membranaceus*（Fisch.）Bge. var. *mongholicus*（Bge.）Hsiao 或膜荚黄芪 *A. membranaceus*（Fisch.）Bge. 的干燥根。

主要化学成分：黄芪主要含黄芪多糖（astragalus polysaccharides）、多种黄酮类化合物和三萜类（黄芪皂苷Ⅰ—Ⅳ，astragaloside Ⅰ—Ⅳ）。另外含有生物碱、葡萄糖醛酸及多种微量元素等。

性味归经：黄芪味甘,性微温。归脾、肺经。

功效主治：具有补气固表、利尿排毒、排脓、敛疮生肌之功效。主治气虚乏力,食少便溏,中气下陷,久泻脱肛,便血崩漏,表虚自汗,气虚,痈疽难溃,久溃不敛,血虚萎黄,内热消渴等。

【药理作用】

1. 调节免疫功能 黄芪煎液、黄芪注射液和黄芪多糖、皂苷、黄酮等有效成分对机体免疫功能主要产生显著促进作用。这些作用包括提高巨噬细胞活性,活化中性粒细胞,提高外周血中白细胞的数量,增强小鼠自然杀伤细胞（NK）的细胞毒活性,促进 T 淋巴细胞的增殖和转化,提高体内 T 细胞总数和辅助性 T 细胞（Th）数量,增强 B 淋巴细胞免疫功能,促进体内抗体的生成等。黄芪增强免疫的主要成分是黄芪多糖和黄芪皂苷甲。此外,黄芪多糖、黄芪总黄酮对免疫系统还具有双向调节作用。

2. 促进造血功能 黄芪具有升高外周血细胞,防治因辐射而造成的小鼠外周血白细胞总数,骨髓有核细胞数的减少,可促进造血干细胞的分化和增殖。黄芪促进造血功能的主要有效成分是黄芪多糖,主要作用机制是：① 保护和改善骨髓造血微环境;② 促进外周造血干细胞的增殖和动员;③ 促进内源性造血因子的分泌等。

3. 对物质代谢影响 黄芪对糖代谢呈现双向调节作用。黄芪既明显降低葡萄糖负荷后的小鼠血糖水平,对抗肾上腺素引起的小鼠血糖升高,又能对抗苯乙双胍引起的小鼠实验性低血糖,但不明显影响正常小鼠的血糖水平。黄芪还具有调节血脂代谢和促进蛋白质、核酸合成的作用。黄芪水煎液可降低高脂血症小鼠血清总胆固醇（TC）、甘油三酯（TG）、低密度脂蛋白胆固醇（LDL-C）,促进血清和肝脏蛋白质的更新。黄芪多糖能明显增加小鼠脾脏 RNA、DNA 和蛋白质含量。

4. 对心血管系统的影响

（1）强心 黄芪具有强心作用,对中毒或疲劳衰竭心脏的作用更为明显。动物实验表明,黄芪对腹主动脉结扎引起的慢性心衰、左冠状动脉前降支结扎引起的急性心肌梗死,能明显改善心肌收缩、舒张功能,增加冠脉流量。黄芪强心作用的主要成分是黄芪皂苷。

（2）保护心肌 黄芪有良好的保护心肌作用。黄芪对病毒性心肌炎有治疗作用。黄芪皂苷和黄芪多糖是黄芪抗病毒性心肌炎的主要成分。黄芪还能通过抑制氧自由基的产生而发挥拮抗心肌缺血再灌注损伤作用。黄芪多糖可改善糖尿病心肌病变仓鼠心肌胶原沉积,减少心肌局部血管紧张素Ⅱ（AngⅡ）生成而减轻糖尿病心肌损伤。

（3）调节血压 黄芪对多种动物均有降压作用。黄芪注射液长期腹腔给药可以控制自发性高血压大鼠血压的升高。黄芪皂苷甲颈外静脉给药对麻醉大鼠可引起明显的降压作用。黄芪的降压成分为 γ-氨基丁酸和黄芪皂苷甲。此外,当动物血压降至休克水平时,黄芪又可使血压上升且保持稳定。因此,黄芪对血压的影响表现为一定的双向调节的特点。

5. **抗氧化损伤**　黄芪及黄芪多糖可通过降低血清及组织中过氧化脂质(LPO)、丙二醛(MDA)水平,增强超氧化物歧化酶(SOD)、谷胱甘肽过氧化物酶(GSH-Px)的活性,增强高脂血症大鼠血液和肝脏等组织的抗氧化能力,减轻高脂及其他因素导致的氧化损伤。黄芪多糖还能通过提高中枢儿茶酚胺的水平,升高因衰老而下降的 SOD 水平,降低血浆脂质过氧化物含量,减少脂褐质形成,从而减少多种老年人疾病的发生。

6. **抗应激**　黄芪有增强肾上腺皮质功能和抗应激作用。黄芪水煎液能增强耐力,抗大鼠游泳疲劳,并使游泳应激大鼠血浆皮质醇含量明显提高、肾上腺重量增加、肾上腺皮质增厚、束状带细胞体积增大,表明黄芪增强大鼠抗应激能力是通过增强肾上腺皮质功能实现的。

7. **抗脑缺血**　黄芪提取物对缺血再灌注损伤有一定的保护作用,能减轻全脑缺血模型大鼠的脑水肿和病理性损伤,抑制全脑缺血再灌注大鼠海马迟发性神经元死亡。黄芪多糖、黄芪甲苷等成分都有脑保护作用。黄芪抗脑缺血作用环节包括:①减轻缺血性脑损伤后兴奋性氨基酸(EAA)的释放;②清除氧自由基,抗脂质过氧化损伤;③抑制脑缺血时的 IL-1β、TNF-α、IL-6 的表达,减轻炎症反应;④抑制神经细胞凋亡等。

8. **保肝**　黄芪、黄芪注射液、黄芪总黄酮对各种化学药物所致的肝损伤以及寄生虫、阻塞性黄疸、内毒素血症等所引起的肝损伤均有保护作用。初步认为,黄芪抗肝损伤的机制是:①改善患者肝脏蛋白质合成功能,保护肝细胞膜;②抗肝细胞脂质过氧化;③抑制肝星状细胞增殖和胶原蛋白的合成,减少胶原纤维在肝脏内的沉积等。

9. **抗肿瘤**　黄芪可作为抗肿瘤药或化疗药物的增效减毒剂。黄芪口服液可用于多种恶性肿瘤的辅助治疗。黄芪水煎液对放疗引起的骨髓抑制具有治疗作用。黄芪注射液能增强树突细胞的抗肿瘤转移作用,有效地促进荷瘤宿主的免疫应答,具有显著的体内抑制肺癌转移的效果。黄芪多糖还能通过直接诱发肿瘤细胞凋亡而发挥抗肿瘤作用。

10. **其他作用**　黄芪还有抗溃疡、抗骨质疏松、抗急性肺损伤等作用。

综上所述,黄芪具有调节机体免疫功能、促进造血、改善物质代谢、抗应激、抗氧化损伤等药理作用,以上作用是其补气固表功效的药理学基础。

【现代应用】

1. **上呼吸道感染**　黄芪水煎液口服或滴鼻,可以预防感冒。

2. **病毒性心肌炎**　黄芪注射液静脉滴注或口服黄芪冲剂,并配合抗心律失常药,治疗急性病毒性心肌炎有较好的疗效。

3. **冠心病**　黄芪注射液静脉注射治疗冠心病心绞痛有明显疗效。

4. **心力衰竭**　黄芪注射液治疗老年性慢性心力衰竭有一定疗效。

5. **肝炎**　黄芪口服液治疗慢性肝炎、迁延性肝炎和慢性活动性肝炎能明显改善临床症状,并降低血清 ALT 水平。

6. **其他**　黄芪煎液或以黄芪为主的复方可用于治疗消化性溃疡、慢性胃炎,还用于糖尿病、糖尿病肾病、慢性肾炎等的辅助治疗。

甘　草

来源:本品为豆科甘草属植物甘草 *Glycyrrhiza uralensis* Fisch. 、胀果甘草 *Glycyrrhiza inflata* Bat. 或光果甘草 *Glycyrrhiza glabra* L. 的干燥根及根茎。

主要化学成分:甘草主要含三萜皂苷类和黄酮类。三萜皂苷类主要有甘草甜素

(glycyrrhizin,又名甘草酸）和甘草次酸（glycyrrhetinic acid）。黄酮类主要包括甘草素（liquiritigenin）、甘草苷（liquiritin）、异甘草苷（isoliquiritin）、新甘草苷（neoliquiritin）、异甘草素（isoliquiritigenin）等。甘草皮质部有异黄酮类的 FM₁₀₀、甘草利酮、甘草黄酮及含苷元和糖蛋白的复合物 LX。此外,还含有阿魏酸（ferulaic acid）、甘草酸单胺、多种氨基酸、糖类、微量元素等。

性味归经: 甘草味甘,性平。归心、肺、脾、胃经。

功效主治: 具有补脾益气、清热解毒、祛痰止咳、缓急止痛、调和诸药之功效。主治脾胃虚弱,倦怠乏力,心悸气短,咳嗽痰多,脘腹、四肢挛急疼痛,痈肿疮毒,缓解药物毒性、峻烈之性。

【药理作用】

1. **肾上腺皮质激素样作用**　甘草浸膏、甘草甜素、甘草次酸对多种动物均具有去氧皮质酮样作用,能引起水钠潴留,促进钾排出,显示盐皮质激素样作用。甘草浸膏、甘草甜素能使大鼠胸腺萎缩、肾上腺重量增加,血中嗜酸性粒细胞和淋巴细胞减少,尿中游离型 17-羟皮质酮增加,显示糖皮质激素作用。动物实验结果表明,甘草制剂只有在肾上腺皮质功能存在的条件下才表现出皮质激素样作用。甘草具有皮质激素样作用的机制可能涉及:①促进皮质激素的合成;②甘草次酸在结构上与皮质激素相似,能竞争性地抑制皮质激素在肝内的代谢失活,从而间接提高皮质激素的血药浓度。

2. **调节机体免疫功能**　甘草含有增强和抑制机体免疫功能的不同成分。甘草葡聚糖能增强机体免疫功能。甘草酸类主要表现为增强巨噬细胞吞噬功能和增强细胞免疫功能的作用,但对体液免疫功能有抑制作用。甘草酸单铵和 LX（除去甘草甜素以外的热稳定成分）有免疫抑制作用。

3. **镇咳、祛痰**　甘草浸膏片口内含化后能覆盖在发炎的咽部黏膜上,缓和炎症对它的刺激,达到镇咳作用。甘草还能通过促进咽喉和支气管黏膜的分泌,使痰易于咳出,呈现祛痰作用。甘草流浸膏、甘草次酸、甘草黄酮对氨水和二氧化硫引起的小鼠咳嗽均有镇咳作用,并均有祛痰作用。甘草次酸胆碱盐皮下注射,对豚鼠吸入氨水和电刺激猫喉上神经引起的咳嗽均有明显的抑制作用。

4. **对消化系统的影响**

（1）抗溃疡　甘草粉、甘草浸膏、甘草次酸、甘草素、异甘草苷和 FM₁₀₀ 对多种实验性溃疡模型均有抑制作用,能促进溃疡愈合。甘草抗溃疡作用的机制涉及:①抑制胃液、胃酸分泌;②直接在胃内吸附胃酸而降低胃液酸度;③增加胃黏膜细胞的己糖胺成分,保护胃黏膜;④甘草与锌的络合物甘草锌能促进消化道上皮细胞再生;⑤刺激胃黏膜上皮细胞合成和释放有黏膜保护作用的内源性前列腺素。

（2）解痉　甘草对胃肠平滑肌有解痉作用。FM₁₀₀ 和异甘草素等黄酮类化合物对乙酰胆碱、氯化钡、组胺引起的肠管痉挛性收缩均有显著解痉作用。甘草解痉作用的有效成分主要是黄酮类化合物,其中以甘草素的作用为最强。

（3）保肝　甘草及其有效成分对多种实验性肝损伤有保护作用。甘草黄酮组分能显著降低四氯化碳所致急性肝损伤小鼠血清丙氨酸氨基转移酶（ALT）、乳酸脱氢酶（LDH）活性及肝内丙二醛（MDA）含量。甘草甜素或甘草次酸有抑制四氯化碳引起的实验性肝硬化作用,可使血清 γ-球蛋白和肝胶原蛋白含量降低,抑制肝纤维组织增生和减轻间质炎症反应,改善病理组织学改变。甘草酸能够不同程度抑制肝纤维化大鼠肝组织 I 型、III 型前胶原表达,并对

HBV 有直接抑制作用。甘草酸及类似物能诱导肝细胞 DNA 的合成。甘草酸二铵具有较强的抗炎、保护肝细胞膜和改善肝功能的作用。

5. **抗菌、抗病毒** 甘草中黄酮类化合物中抗菌成分较多,作用较强,对金黄色葡萄球菌、枯草杆菌、酵母菌、真菌、链球菌等均有抑制作用。甘草甜素对艾滋病病毒(HIV)、肝炎病毒、水泡型口腔病毒、腺病毒Ⅲ型、单纯疱疹病毒Ⅰ型、牛痘病毒均有明显抑制作用。

6. **抗炎、抗变态反应** 甘草具有皮质激素样抗炎作用,对小鼠化学性耳廓肿胀、大鼠棉球肉芽肿、甲醛性大鼠足肿胀、角叉菜性大鼠关节炎都有抑制作用。抗炎有效成分是甘草酸单铵盐、甘草次酸和 FM_{100}。甘草水煎液能抑制大鼠被动皮肤过敏反应,降低小鼠血清 IgE 抗体水平。甘草甜素能显著抑制鸡蛋清引起的豚鼠皮肤反应,并减轻过敏性休克症状。异甘草素等成分抑制透明质酸酶的活性,并对由免疫刺激所诱导的肥大细胞组胺释放有抑制作用。甘草酸单铵盐可明显抑制豚鼠支气管哮喘的发生,延长引喘潜伏期。

7. **解毒** 甘草对误食毒物(毒蕈)、药物中毒(水合氯醛、乌拉坦、组胺、敌敌畏、喜树碱、顺铂、咖啡因、巴比妥)、动物毒素中毒(蛇毒、河豚毒)、细菌毒素中毒(白喉毒素、破伤风毒素)及机体代谢产物中毒等多种原因中毒均有一定的解毒作用。能缓解中毒症状,降低中毒动物的死亡率。主要有效成分为甘草甜素。解毒机制为:①吸附毒物,如甘草甜素水解后释放出的葡萄糖醛酸可与毒物结合,减少毒物的吸收;②通过物理、化学沉淀毒物以减少吸收,如甘草可沉淀生物碱;③通过肾上腺皮质激素样作用,改善垂体-肾上腺系统的调节功能,提高机体对毒物的耐受能力;④提高小鼠肝细胞色素 P_{450} 的含量,增强肝脏的解毒功能。

8. **其他作用** 甘草还有抗心律失常、降血脂、抗动脉粥样硬化、抗血小板聚集、抗组织纤维化、抗肿瘤等作用。

综上所述,甘草具有多种药理作用。其中与甘草补脾益气功效主治相关的药理作用为肾上腺皮质激素样作用和调节机体免疫功能等作用;与清热解毒功效相关的药理作用为抗菌、抗病毒、抗炎、抗变态反应等作用;与缓急止痛功效相关的药理作用为抗溃疡、解痉和保肝作用;与祛痰止咳、调和诸药的功效相关的药理作用为镇咳、祛痰、解毒作用。

【**现代应用**】

1. **肾上腺皮质功能减退症** 甘草粉或甘草流浸膏口服,可使患者体力增强、血清钠增加、血压升高及皮肤色素沉着减退。但对重症患者需同时合用皮质酮才能奏效。

2. **胃及十二指肠溃疡** 甘草流浸膏、生胃酮(甘草次酸的琥珀酸半酯二钠盐)及甘草锌对消化道溃疡有较好疗效。

3. **食物中毒** 甘草水煎后分数次口服,治疗误食毒蕈、饮食不洁等中毒有一定的解毒作用。

4. **皮肤病** 用甘草酸铵霜剂外用治疗湿疹、荨麻疹、皮炎等有效。

5. **肝炎** 复方甘草酸苷临床上用于治疗各种类型肝病,如慢性乙型肝炎、慢性丙型肝炎、代偿期肝硬化、酒精性肝病、药物性肝病、脂肪肝等。甘草甜素口服或静脉滴注,对急慢性肝炎有一定的疗效。

6. **眼科炎症** 5%甘草酸钠滴眼,对病毒、细菌性角膜、结膜炎有一定的治疗作用。

【**不良反应**】

长期或大剂量服用可发生血压升高、浮肿、低血钾,以及头痛、眩晕、心悸等。甘草甜素每日剂量超过 500mg,连续 1 个月,可产生假性醛固酮增多症,停药后或给予螺内酯则症状改善或消失。

当 归

来源：本品为伞形科植物当归 *Angelica sinensis*（Oliv.）Diels 的干燥根。

主要化学成分：含挥发油及水溶性成分。挥发油的主要成分是藁本内酯（ligustilide），其他有正丁烯酰内酯（*n*-butylidene phthalide）、当归酮（angelic ketone）、月桂烯（myrcene）以及萜烯类等多种成分。水溶性部分含有阿魏酸（freulic acid）、琥珀酸（succinic acid）、烟酸（nicotinic acid）、尿嘧啶（uracil）；另含当归多糖、黄酮类化合物、多种氨基酸、维生素及微量元素等。

性味归经：当归味甘、辛、苦，性温。归肝、心、脾经。

功效主治：具有补血活血、调经止痛、润肠通便之功效。主治血虚萎黄，眩晕心悸，月经不调，经闭痛经，虚寒腹痛，肠燥便秘，风湿痹痛，跌打损伤，痈疽疮疡等。

【药理作用】

1. 对血液系统的影响

（1）促进造血功能 当归能增加外周血白细胞、红细胞、血红蛋白及骨髓有核细胞数，这种作用在外周血细胞减少和骨髓受到抑制时尤为明显。机制研究表明，当归是通过保护和改善造血微环境，直接或间接刺激造血微环境中的巨噬细胞和淋巴细胞等，使其分泌较高活性的红系造血调控因子，以促进红系造血。此外，当归的抗贫血作用还可能与其所含维生素 B_{12}、烟酸、叶酸、亚叶酸及生物素有关。当归促进造血功能的主要有效成分为当归多糖。

（2）抑制血小板聚集及抗血栓形成 当归及阿魏酸钠体内或体外均能抑制各种诱导剂（如 ADP、肾上腺素、胶原、凝血酶等）诱导的血小板聚集。阿魏酸抑制血小板聚集的作用与其抑制血小板释放反应，升高血小板内环磷酸腺苷/环磷酸鸟苷（cAMP/cGMP）比值，抑制血小板膜磷脂酰肌醇（PI）的磷酸化等环节有关。当归注射液还能通过调整前列环素/血栓烷（PGI_2/TXA_2）比值而抑制血小板聚集。当归及阿魏酸钠还具有明显抗血栓作用，使血栓重量明显减轻，血栓形成减慢。当归可降低血黏滞性，延长血浆凝血酶时间及凝血活酶时使"血瘀"模型大鼠、老年雌性大鼠全血比黏度降低，红细胞电泳加速。临床药理学研究表明：急性脑血栓患者经当归治疗后，血液流变学特性明显改善，血液黏度降低，血浆纤维蛋白原含量降低，凝血酶原时间延长，红细胞及血小板电泳时间缩短。

2. 对心血管系统的影响

（1）抗心肌缺血 当归有抗心肌缺血作用，能缩小心肌梗死面积，改善缺血性心电图。有效成分阿魏酸能缓解垂体后叶素引起的心肌缺血，改善心肌营养性血流量。大鼠离体心脏缺血再灌注实验表明，当归及阿魏酸钠可减少心肌细胞内 Ca^{2+}、Na^+ 蓄积，减少脂质过氧化产物 MDA 生成及磷酸肌酸激酶（CPK）、乳酸脱氢酶（LDH）、AST 释放，具有心肌保护作用。

（2）抗心律失常、改善血流动力学 当归对多种实验性心律失常模型有不同程度的对抗作用。其作用机制可能与减慢传导、延长有效不应期、消除折返、延长平台期、抑制异位节律点、提高致颤阈等多方面作用有关。当归、当归注射液和挥发油对冠状血管、脑血管、肺血管及外周血管均有扩张作用，能降低血压，改善心脏功能和血流动力学。

3. 调节子宫平滑肌功能

当归对动物子宫平滑肌呈兴奋和抑制两种作用。当归挥发油类成分能抑制子宫平滑肌收缩，对垂体后叶素、肾上腺素或组胺引起的子宫平滑肌收缩有对抗作用。而当归水溶性及醇溶性的非挥发性成分有兴奋子宫平滑肌作用。当归对子宫平滑肌的抑制作用可缓解痛经,其兴奋子宫作用可治疗子宫收缩不全的病理状态。

4. 增强免疫 当归及其多种活性成分对机体免疫功能有促进作用。当归水浸液可明显提高巨噬细胞的吞噬能力。当归注射液能明显提高小鼠巨噬细胞吞噬功能,激活淋巴细胞产生抗体和促进溶菌酶的产生。当归多糖能拮抗泼尼松龙引起的小鼠免疫器官胸腺、脾脏重量减轻和外周血中白细胞数量下降,并能明显促进脾淋巴细胞的增殖,对刀豆蛋白 A(ConA)活化的小鼠胸腺细胞的增殖也有促进作用。此外,当归尚有诱生干扰素(IFN)、白细胞介素-2(IL-2)作用,还能诱生其他多种细胞因子。

5. 其他 当归还具有保肝、降血脂、抗动脉粥样硬化、抗炎、抗氧化、抗辐射等作用。当归提取物对多种肝损伤模型具有保护作用,能明显减轻四氯化碳肝损伤的炎症反应,促进肝细胞功能的恢复;可减轻肝纤维化,提高肝细胞超氧化物歧化酶(SOD)活性,降低 MDA 含量。当归及有效成分阿魏酸还能抗氧化、保护血管壁内膜;降低血胆固醇,抑制脂质沉积于血管壁;抗血小板,阻止附壁血栓形成。

综上所述,当归促进机体造血功能、抑制血小板聚集、抗血栓、降血脂,抗心肌缺血、抗心律失常和扩张血管、降低血压,调节子宫平滑肌功能,以及增强免疫功能等作用是其补血活血、调经止痛功效的药理学基础。

【现代应用】

1. 贫血 对多种病因引起的血红蛋白、红细胞、白细胞减少,当归与其他中药组方使用有较好疗效。

2. 心血管系统疾病 当归注射液治疗急性缺血性脑中风、血栓闭塞性脉管炎、心律失常等有效。阿魏酸钠对脑动脉硬化、脑动脉供血不足和脑血栓形成也有效。

3. 妇科病 当归对痛经、月经不调、慢性盆腔炎等均有一定疗效。

此外,当归尚可用于治疗迁延性或慢性肝炎、腰腿痛、肩周炎、心律失常、心脑组织供血不足、突发性耳聋等。

白 芍

来源:本品为毛茛科植物芍药 *Paeonia lactiflora* Pall. 的干燥根。

主要化学成分:包括芍药苷(paeoniflorin)及牡丹酚(paeonol)。此外还含有挥发油、黄酮、单萜、三萜以及其他苷类化合物等。

性味归经:白芍味苦、酸,性微寒。归肝、脾经。

功效主治:具有平肝止痛、养血调经、敛阴止汗之功效。主治头痛眩晕,胁痛,腹痛,四肢挛痛,血虚萎黄,月经不调,自汗,盗汗。

【药理作用】

1. 保肝 白芍提物及有效成分对化学性肝损伤有显著保护作用。白芍醇提物对黄曲霉毒素 B_1(AFB$_1$)引起的大鼠轻度急性肝损伤有预防或逆转作用。白芍总苷对 D-半乳糖胺或四氯化碳引起的肝损伤有明显保护作用,可降低血清 ALT 水平,提高血清白蛋白水平,增加肝糖原含量,减轻肝脏病理形态学的改变。此外,白芍总苷对卡介苗加脂多糖引起的免疫性肝损伤也有保护作用。

2. 镇痛、镇静、抗惊厥 白芍不同炮制品均可提高小鼠痛阈,抑制醋酸扭体反应。白芍的有效成分白芍总苷及芍药苷均有一定的镇痛作用,白芍总苷肌内注射能剂量依赖性地抑制小鼠热板痛反应。白芍总苷能加强吗啡的镇痛效果,但纳洛酮对白芍总苷的镇痛作用无明显影响,提示白芍总苷的镇痛作用与阿片受体无关。此外,白芍有镇静、抗惊厥作用。小鼠腹腔注射芍药注射液能抑制小鼠的自发活动,延长环己巴比妥钠的催眠作用。白芍对戊四氮、士的宁引起的惊厥有对抗作用。

3. 对平滑肌的调节作用 芍药或芍药苷能对抗肠管过度兴奋的自发收缩和氯化钡引起的收缩;对大鼠子宫平滑肌的自发性收缩及催产素引起的子宫收缩均有抑制作用。此外,芍药苷还具有松弛胆总管括约肌的作用。

4. 抗心肌缺血和脑缺血 白芍水提物能延长异丙肾上腺素引起心肌缺血小鼠的存活时间,对抗垂体后叶素引起的缺血性心电图的改变,增加小鼠心肌对 86Rb 的摄取率,增加心肌营养性血流量。此外,白芍总苷对脑缺血和脑缺血再灌注损伤都具有保护作用。

5. 抗血栓 白芍提取物有抗血栓作用,减轻血栓的湿重,对抗 ADP 及花生四烯酸诱导的血小板聚集。白芍总苷可改善"血瘀"大鼠血液流变学,显著抑制体内外血栓形成,降低血栓湿重和干重,延长血栓形成时间。

6. 抗炎 白芍提取物能对抗急性渗出性炎症及增生性炎症,如抑制蛋清致大鼠足肿胀和棉球肉芽肿。白芍总苷能抑制大鼠胶原性关节炎(CIA)滑膜细胞的过度增殖反应,改善 CIA 大鼠滑膜细胞超微结构的变化。对佐剂性关节炎大鼠和胶原性关节炎大鼠滑膜细胞过度分泌白细胞介素-1(IL-1)、肿瘤坏死因子(TNF)及前列腺素 E_2(PGE$_2$)均有抑制作用。

7. 调节免疫功能 白芍水煎液可增强巨噬细胞的吞噬功能,促进脾细胞抗体的生成,拮抗环磷酰胺对小鼠外周血 T 淋巴细胞的抑制作用,调节 T 细胞亚群的比例,使之恢复正常水平。白芍总苷对多种免疫应答过程呈双向调节作用。如调节脂多糖诱导的大鼠腹腔巨噬细胞产生白细胞介素-1(IL-1)及 ConA 致脾细胞产生白细胞介素-2(IL-2);降低佐剂性关节炎大鼠亢进的腹腔巨噬细胞产生 H_2O_2 和 IL-1 的能力,恢复低下的胸腺细胞对有丝分裂原反应及脾细胞产生 IL-2 的能力等。此外,白芍总苷还有较强的诱生干扰素作用。

8. 其他作用 白芍有抗应激作用,对大鼠应激性胃溃疡有保护作用,且能提高机体对缺氧、高温应激的抵抗能力。白芍提取物有保护肾脏功能的作用,显著降低多种模型动物尿蛋白和血尿素氮的含量。白芍总苷可保护系膜增生性肾小球肾炎大鼠的肾功能,减轻部分受损肾小球的病理改变。

综上所述,白芍保肝、镇痛镇静、调节平滑肌运动、抗炎等作用是其平肝止痛的药理学基础,上述作用的主要效应物质是芍药总苷。

【现代应用】

1. 肝炎 白芍总苷对各种肝炎有一定治疗作用,可明显改善患者的食欲减退、乏力、睡眠障碍等症状。

2. 类风湿性关节炎 白芍总苷可缓解风湿病患者病情。

3. 颈椎骨质增生症 白芍木瓜汤治疗颈椎骨质增生症有效。

4. 胃炎、胃溃疡、肠炎 芍药甘草汤对胃炎、胃溃疡、肠炎有效。

此外,白芍配伍其他药治疗眩晕、癫痫、哮喘、糖尿病及习惯性便秘、三叉神经痛、坐骨神经痛等均有一定疗效。白芍总苷还可用于治疗系统性红斑狼疮、儿童特发性关节炎和肾病综合征等。

何首乌

来源：本品为蓼科植物何首乌 *Polygonum multiflorum* Thunb. 的干燥块根。

主要化学成分：包括磷脂、蒽醌类、葡萄糖苷类等。磷脂类含量较高，其中卵磷脂约为 3.7%，此外还有肌醇磷脂、乙醇胺磷脂等。蒽醌类含量约 1.1%，其中大黄酚与大黄素含量最多。葡萄糖苷主要为二苯乙烯苷，含量高达 1.2% 以上，为主要水溶性成分。何首乌尚含有 β-谷甾醇、胡萝卜素、没食子酸及多种微量元素等。

性味归经：何首乌味苦、甘、涩，性温。归肝、心、肾经。

功效主治：制何首乌具有补肝肾、益精血、乌须发、强筋骨之功效，主治血虚萎黄，眩晕耳鸣，须发早白，腰膝酸软，肢体麻木，崩漏带下，久疟体虚。生何首乌具有解毒、消痈、润肠通便之功效，主治瘰疬疮痈，风疹瘙痒，肠燥便秘。

【药理作用】

1. **促进造血功能**　何首乌提取液明显增加小鼠骨髓造血干细胞数，粒-单系祖细胞数及骨髓红系祖细胞数，使外周血网织红细胞比例显著增加。

2. **增强免疫功能**　何首乌能明显缓解泼尼松龙和环磷酰胺引起的老年小鼠脾、胸腺抑制性改变，明显提高脾巨噬细胞的吞噬功能。何首乌乙醇浸膏能明显提高老年大鼠外周淋巴细胞 DNA 损伤的修复能力。何首乌水煎醇提物对小鼠 T 淋巴细胞及 B 淋巴细胞免疫功能均有增强作用，对 T 淋巴细胞作用更为显著。

3. **延缓衰老**　何首乌可延长鹌鹑半数生存时间、果蝇的平均寿命，延长果蝇二倍体细胞、大鼠二倍体成纤维细胞的传代数，提高小鼠脑和肝蛋白质含量，提高老年机体 DNA 的修复能力。何首乌还有提高体内抗氧化酶活性，清除氧自由基的作用。何首乌乙醇提取物、何首乌多糖能够降低 D-半乳糖模型小鼠脑组织和肾组织的过氧化脂质（LPO）含量，升高血清、肝、肾组织中 SOD、GSH-Px 的活力。何首乌延缓衰老的作用与其抗氧化作用有关。

4. **对中枢神经系统的影响**　何首乌能提高中枢神经系统功能，提高学习记忆能力。何首乌改善衰老动物脑内神经递质，降低脑内单胺氧化酶活性，提高脑组织中 5-HT、NA 及 DA 含量。何首乌的多种提取物均能提高老龄小鼠学习记忆能力，能提高血管痴呆模型大鼠、D-半乳糖致衰老小鼠的学习记忆能力，对抗海人藻酸对大鼠脑乙酰胆碱能神经元造成的毁损，保护大鼠胆碱能神经纤维。何首乌多糖也能明显提高 D-半乳糖致衰老小鼠的学习记忆能力，降低脑内脂褐质含量及单胺氧化酶活性，提高脑内抗氧化酶活性。

5. **降血脂与抗动脉粥样硬化**　何首乌提取物能有效降低高脂血症大鼠血清总胆固醇（TC）、甘油三酯（TG）含量以及高脂血症鹌鹑血清 TC 含量，提高高密度脂蛋白与总胆固醇的比值，延缓鹌鹑动脉粥样硬化病变产生。何首乌总苷能防止载脂蛋白 E 基因缺陷小鼠动脉粥样硬化病变形成。何首乌降血脂作用的有效成分主要是蒽醌类、二苯烯化合物以及卵磷脂等。

6. **其他作用**　何首乌生用有润肠通便作用，其有效成分大黄酚可促进肠管运动。何首乌乙醇提取物具有抗炎作用，能明显抑制二甲苯致小鼠耳急性炎症肿胀和角叉菜胶致足跖肿胀，对醋酸所致小鼠腹腔毛细血管通透性增加也具有显著抑制作用。何首乌还有一定的镇痛作用，能抑制小鼠的醋酸扭体反应。此外，何首乌对环磷酰胺致小鼠骨质疏松模型有明显的防治作用，其水煎剂对去卵巢大鼠骨质丢失也有一定的预防作用。

综上所述，何首乌促进造血、增强免疫、延缓衰老、降血脂与抗动脉粥样硬化及其对中枢的作用是其补肝肾、益精血、乌须发、强筋骨等功效的药理学基础。

【现代应用】

1. **高脂血症**　制首乌煎服或首乌片对高胆固醇血症均有一定的治疗效果。

2. **血管性痴呆**　何首乌浸膏片明显提高血管性痴呆患者学习记忆能力。

3. **早衰**　以何首乌为主药组成的多种中成药广泛用于延缓衰老。

4. **贫血**　何首乌可改善患者的血象。

此外,何首乌还用于神经衰弱、失眠以及各种皮肤病的治疗。

【不良反应】

过量服用可致胃肠刺激,可有腹痛、腹泻、恶心呕吐等消化道症状。大便稀薄者不宜使用。临床上报道少数患者服用何首乌致药物性肝损害,停药后恢复。已有实验研究显示,长期灌胃(3~3.5个月)何首乌对大鼠肝脏有一定的毒性作用。

枸杞子

来源：本品为茄科植物宁夏枸杞 *Lycium barbarum* L. 的干燥成熟果实。

主要化学成分：枸杞子主要含有枸杞多糖(lycium barbarum polysaccharide, LBP)、甜菜碱(betaine)、莨菪亭(scopoletin)、游离氨基酸、维生素和胡萝卜素及多种微量元素等。

性味归经：枸杞子味甘,性平。归肝、肾经。

功效主治：具有滋补肝肾、益精明目之功效。主治虚劳精亏,腰膝酸痛,眩晕耳鸣,内热消渴,血虚萎黄,目昏不明。

【药理作用】

1. **增强免疫功能**　枸杞子明显增强刀豆蛋白A(ConA)激发的T淋巴细胞增殖反应,并可拮抗环磷酰胺对小鼠脾脏T细胞、自然杀伤性细胞的抑制作用。枸杞子能增强小鼠B细胞活性,促进B细胞分化增殖,可使血清IgG、IgM及补体含量增加。枸杞子水提物及醇提物能明显促进单核吞噬细胞系统的吞噬功能,提高巨噬细胞吞噬率及吞噬指数。枸杞煎剂、枸杞注射液对小鼠红细胞免疫有显著的增强作用。枸杞多糖是枸杞子增强免疫功能的有效成分。

2. **保肝**　枸杞子水浸液对四氯化碳损伤小鼠肝脏有保护作用,能抑制脂肪在肝细胞内沉积,促进肝细胞新生。此作用的有效成分可能是甜菜碱,甜菜碱在体内起到甲基供应体的作用。枸杞多糖对肝脏也有较好的保护作用,可明显抑制四氯化碳引起小鼠血清丙氨酸氨基转移酶(ALT)和天冬氨酸氨基转移酶(AST)的升高,并能使组织形态学上的肝细胞变性、坏死得到明显的改善和恢复,使小叶损伤面积缩小,肝细胞中脂滴减少,RNA增多,糖原增加,粗面内质网恢复平行排列,线粒体形态结构恢复。

3. **降血脂**　枸杞子明显降低血清总胆固醇(TC)、甘油三酯(TG)、低密度脂蛋白胆固醇(LDL-C)及肝内TC、TG的水平。枸杞子的降血脂效果具有一定的量效关系,即在一定范围内,增大枸杞子剂量可增强降血脂的作用。

4. **降血糖**　枸杞子可修复受损的胰岛β细胞并促进其再生。枸杞子提取物可使糖尿病动物的血糖降低,症状缓解,糖耐量显著增高,这与枸杞中含有胍的衍生物有关,也与枸杞多糖抑制α-糖苷酶的作用有关。

5. **抗氧化损伤**　枸杞子可使老年大鼠超氧化物歧化酶(SOD)活力显著升高,血浆过氧化脂质含量显著下降。枸杞子还具有保护糖尿病大鼠视网膜组织氧化损伤作用,可使糖尿病大鼠视网膜组织中维生素 C 含量、SOD 活性及脂质过氧化物(LPO)的含量均接近正常。枸杞子提取液还可显著提高小鼠皮肤中 SOD 的活性,增加皮肤中胶原蛋白含量,减少脂质过氧化产物丙二醛的含量,具有延缓皮肤衰老的作用。枸杞多糖的肝脏保护作用也与抗氧化损伤有关。枸杞多糖可显著降低肝组织的脂质过氧化程度,显著提高肝组织中 SOD 的活性,维持机体氧化及抗氧化系统的动态平衡,从而使组织的细胞免受自由基的侵害。

6. **抗肿瘤**　枸杞多糖能改善荷瘤小鼠的一般状况,延长生存时间,抑制肿瘤的生长。其抗肿瘤作用与增强机体免疫功能及对肿瘤细胞的直接抑制作用有关。枸杞多糖还有放射增敏及化疗增效作用。枸杞多糖与环磷酰胺合用可提高后者的抑瘤率,并可拮抗环磷酰胺引起的白细胞减少。枸杞多糖抗肿瘤作用的机制除直接抑制肿瘤细胞生长和增强机体免疫力外,还有抑制肿瘤血管生成,切断肿瘤营养,进而引起肿瘤细胞死亡。

7. **其他作用**　枸杞子还具有抗生殖系统损伤和降低血压作用,枸杞多糖可降低射线对造血细胞损伤,改善造血微环境。

综上所述,枸杞子对免疫功能的影响和保肝、降血脂、降血糖、抗氧化损伤、抗肿瘤及对生殖系统损伤的保护作用是其滋补肝肾、益精明目功效的药理学基础。

【现代应用】

1. **老年保健**　日服枸杞子或枸杞子提取物可不同程度地提高机体免疫功能,提高 SOD 活性,降低 LPO 含量,降低胆固醇,改善睡眠和食欲。

2. **肿瘤**　枸杞多糖辅助治疗可减少化疗对造血系统的抑制及胃肠道反应,并能改善免疫功能低下状态。

3. **老年高脂血症**　枸杞液治疗高脂血症有一定效果。

4. **糖尿病**　口服枸杞 3 个月,对糖尿病视网膜病变患者有较好疗效。

5. **男性不育症**　枸杞子对精液异常不能生育者有效。

冬虫夏草

来源:本品为麦角菌科真菌冬虫夏草 *Cordyceps sinensis*(Berk.) Sacc. 寄生在蝙蝠蛾科昆虫幼虫上的子座及幼虫尸体的复合体。

主要化学成分:冬虫夏草含粗蛋白 25.3%、脂肪 8.4%、粗纤维 18.5%、碳水化合物 28.9%、灰分 4.1%以及总量达 22.7%的多种氨基酸。还含有虫草酸(cordycepic acid)、冬虫夏草素(cordycepin)、虫草多糖等。

性味归经:冬虫夏草味甘,性温。归肺、肾经。

功效主治:具有补肺益肾、止血化痰之功效。主治久咳虚喘,劳嗽咯血,阳痿遗精,腰膝酸痛。

【药理作用】

1. **调节机体免疫功能**　冬虫夏草、虫草菌浸液可明显增加小鼠脾脏重量,拮抗泼尼松龙或环磷酰胺引起的小鼠脾脏重量减轻。虫草粗提物具有提高单核-巨噬细胞系统吞噬功能的作用,还能显著提高小鼠的抗体形成细胞数和血清溶血素水平,并拮抗环磷酰胺的免疫抑制作用。冬虫夏草对细胞和体液免疫均呈现增强和抑制的双向调节作用。如实验研究表明,冬虫夏草对 T 细胞受抑制的动物有增强 T 细胞功能的作用,但对 ConA 或 LPS 诱导的小鼠脾脏淋巴细胞增殖效应则产生抑制作用。

2. **性激素样作用** 冬虫夏草具有雄激素样和雌激素样作用。冬虫夏草可增加正常雄性大鼠血浆睾酮和皮质醇含量,增加动物体重、包皮腺、精囊、前列腺的重量。对幼年雄性大鼠,冬虫夏草也能增加精囊-前列腺的重量。冬虫夏草还能促进精子的生成。实验表明,家兔饲喂冬虫夏草能使兔睾丸重量、睾丸重量指数及精子数均显著增加。冬虫夏草还具有雌激素样作用,能调节母体内雌性激素水平,改善子宫内膜的功能,增加雌性大鼠受孕百分率和产子数。

3. **平喘** 冬虫夏草和虫草菌丝的水提液可明显扩张支气管,增强肾上腺素扩张支气管作用。$1/10 \ LD_{50}$时对乙酰胆碱引起的豚鼠哮喘有保护作用,$1/20 \ LD_{50}$时与氨茶碱有协同作用;较大剂量($1/7 \ LD_{50}$)腹腔注射时,能增加小鼠气管酚红分泌量。冬虫夏草水提液在兔急性呼吸窘迫综合征模型中具有抗脂质过氧化作用,提高 SOD 活性,降低 MDA 水平。冬虫夏草菌粉可在一定程度上阻止阻塞性肺气肿病理改变的进一步发展,抑制阻塞性肺气肿肺功能的进行性恶化,并改善其通气功能。

4. **保护肾脏功能** 冬虫夏草对肾炎、肾衰竭、药物和缺血等多种原因造成的肾损伤均有防治作用,可延迟尿蛋白的出现,降低血尿素氮和肌酐含量。冬虫夏草还能降低肾脏部分(5/6)切除所致慢性肾功能不全大鼠的死亡率。冬虫夏草水提液能明显减轻庆大霉素或环孢素 A 所致急性肾衰竭大鼠的肾小管损伤程度。从冬虫夏草子实体的甲醇提取物中分离得到的甾醇类化合物,可显著改善 IgA 肾病模型小鼠的症状,抑制肾系膜细胞的增殖,减少系膜区 IgA 免疫复合物的沉积。冬虫夏草主要通过以下机制保护肾脏功能:稳定肾小管上皮细胞溶酶体膜,防止溶酶体的破裂;促进肾小管内皮细胞生长因子的合成释放,使肾小管组织破坏减少而恢复加快;抑制肾系膜细胞的增殖,减少系膜区 IgA 免疫复合物的沉积。

5. **增强造血功能** 冬虫夏草能明显促进骨髓造血干细胞、骨髓红系祖细胞及粒-单系祖细胞增殖。还能对抗三尖杉酯碱或 X 射线照射等损害因子对骨髓造血功能的损害。

6. **保肝** 冬虫夏草有保肝和抗肝纤维化的作用。冬虫夏草多糖可增强慢性丙型肝炎患者细胞免疫功能,改善肝功能。动物实验表明,冬虫夏草还可有效防止四氯化碳诱导的大鼠肝纤维化,抑制肝内储脂细胞的增殖和转化。虫草菌丝可减少肝内胶原总量及Ⅰ型、Ⅲ型胶原在肝内沉积。

8. **其他作用** 冬虫夏草还有抗心律失常、抗红斑狼疮、抑制器官移植排斥反应的作用。冬虫夏草水提液、醇提液具有抗多种心律失常的作用。冬虫夏草提取液能延长狼疮小鼠(NZB/NZWF1)的存活时间,抑制狼疮小鼠自身免疫性疾病的进程,对淋巴结肿大和肾炎等并发症状有显著改善作用。虫草菌粉可使同种异体皮肤移植小鼠的移植皮片存活时间延长。虫草菌丝口服液可明显延长异体心脏移植大鼠的存活时间。此外,冬虫夏草还具有延缓衰老、抗氧化损伤、抗疲劳、降血糖、降血压、抗肿瘤等作用。

综上所述,冬虫夏草调节机体免疫功能、平喘、性激素样作用、保护肾脏功能、增强造血功能、抗氧化损伤、抗疲劳等作用是其补肺益肾功效的药理学基础。

【现代应用】

1. **性功能低下症** 冬虫夏草治疗性功能低下症有一定疗效。
2. **慢性肾炎及肾衰竭** 冬虫夏草治疗慢性肾炎及慢性肾衰竭患者有一定疗效。
3. **慢性肝炎** 虫草胶囊可治疗慢性迁延性肝炎和慢性活动性肝炎。
4. **心律失常** 虫草胶囊对室性早搏和房性早搏有效。
5. **慢性气管炎、支气管哮喘及慢性阻塞性肺病** 虫草散剂或虫草菌胶囊等有效。

淫羊藿

来源：本品为小檗科植物淫羊藿 *Epimedium brevicornum* Maxim.、箭叶淫羊藿 *E. sagittatum*(Sieb. et Zucc.) Maxim.、柔毛淫羊藿 *E. pubescens* Maxim.、巫山淫羊藿 *E. wuohanense*T. S. Ying 或朝鲜淫羊藿 *E. koreanum* Nakai 的干燥地上部分。

主要化学成分：箭叶淫羊藿茎叶含淫羊藿苷(icariine,Ica)、去氧甲基淫羊藿苷(des-*O*-methylicariin)、β-去氢甲基淫羊藿素(β-anhy-droicaritine)，还含有异槲皮素、木脂素、木兰素、金丝桃苷和多糖等 20 多种化合物。其中主要有效成分是黄酮、多糖、生物碱及木脂素。

性味归经：淫羊藿味辛、甘,性温。归肝、肾经。

功效主治：具有补肾阳、强筋骨、祛风湿之功效。主治阳痿遗精,筋骨痿软,风湿痹痛,麻木痉挛等。

【药理作用】

1. **增强性腺功能** 淫羊藿对垂体-性腺轴的功能有促进作用,淫羊藿水煎液可升高雄性小鼠血浆睾酮含量;修复大鼠睾丸间质细胞损伤,维持睾丸曲精管上皮正常生精周期;增加睾丸、提肛肌重量。淫羊藿水煎液能明显改善氢化可的松所致"阳虚"大鼠的阳虚症状,显著增加模型大鼠前列腺、贮精囊、提肛肌、海绵球肌、子宫、肾上腺及胸腺的重量,升高血浆睾酮和雌二醇的水平。淫羊藿多糖及淫羊藿苷是淫羊藿增强垂体性腺分泌功能的主要物质基础。淫羊藿苷明显促进离体培养的大鼠睾丸间质细胞睾酮基础分泌,直接刺激卵泡颗粒细胞分泌雌二醇,高剂量时还能促进肾上腺皮质细胞分泌皮质酮。淫羊藿多糖能通过直接或间接作用刺激脑垂体内分泌功能。此外,淫羊藿中含有微量元素锰,易被人体吸收,而锰在人体中有促进性腺功能和性器官发育的作用。

2. **改善骨代谢** 淫羊藿对骨质疏松有良好的防治作用。大鼠灌胃醋酸泼尼松 3 个月后,出现显著的骨质疏松和肾上腺皮质萎缩。淫羊藿不但抑制肾上腺皮质萎缩,还有明显的促进骨形成的作用,提高成骨细胞的数量和活性,使骨小梁面积及骨密度增加。淫羊藿总黄酮能明显提高大鼠骨密度,提高骨钙、骨磷。淫羊藿苷可以促进成骨细胞的分化、矿化功能,并能促进基质细胞向成骨细胞分化。淫羊藿黄酮磷脂复合物,也可有效改善骨质疏松大鼠的骨密度。淫羊藿影响骨代谢的作用环节有：①抑制破骨细胞活性,降低骨吸收水平,同时又促进成骨细胞增殖,增加钙化骨形成。②作用于骨基质细胞,促进胶原合成和基质的矿化。③增强下丘脑-垂体-性腺轴及下丘脑-垂体-肾上腺皮质轴等内分泌系统的功能,进而影响骨代谢。

3. **增强免疫功能** 淫羊藿能增强机体细胞免疫和体液免疫,对免疫器官、免疫细胞、免疫因子等均具有调节作用。淫羊藿水煎液增加醋酸泼尼松龙致"阳虚"模型小鼠红细胞溶血素和血清抗体滴度,还可使免疫功能低下小鼠脾脏淋巴细胞数、脾脏溶血空斑形成细胞反应恢复到正常水平。淫羊藿增强免疫功能的有效成分主要为黄酮和多糖两类化合物。淫羊藿多糖、淫羊藿总黄酮均可显著提高巨噬细胞的吞噬功能,拮抗环磷酰胺所致小鼠单核巨噬细胞吞噬功能降低,促进淋巴细胞转化,明显提高老年大鼠的自然杀伤细胞(NK)活性。淫羊藿多糖还具有刺激 T 细胞、B 细胞增殖的作用和诱生 γ-干扰素(γ-IFN)、提高小鼠胸腺和脾脏细胞产生白细胞介素-2(IL-2)的能力。

4. **抗氧化损伤** 淫羊藿总黄酮、淫羊藿多糖明显提高衰老模型小鼠血液及组织中 SOD 和谷胱甘肽过氧化物酶(GSH-Px)的活性,同时降低血清、肝脏、心肌等组织中的过氧化脂质、脂褐质含量。

5. 对心血管系统的影响

（1）扩血管、改善血流动力学　淫羊藿对多种动物冠脉流量均有明显的增加作用,还能增加脑血流量,降低脑血管阻力,具有一定的抗心肌缺血和脑缺血损伤作用。淫羊藿还可以扩张外周血管,降低外周血管阻力。动物实验结果表明,给家兔、大鼠、猫静脉注射,呈现降压作用,腹腔注射淫羊藿黄酮苷可抑制自发性高血压大鼠血压的上升,降低中风死亡率。淫羊藿苷的扩血管作用机制与阻滞钙通道作用有关。

（2）抗心律失常　淫羊藿提取物可明显缩短毒毛花苷 K 及肾上腺素诱发的豚鼠实验性心律失常的持续时间。

6. 对血液系统的影响　集落刺激因子(CSF)是促进人和动物骨髓细胞增殖、分化、成熟及存活的一类糖蛋白,能促进骨髓造血和血细胞成熟。淫羊藿苷具有促进小鼠脾脏淋巴细胞产生 CSF 的作用。淫羊藿苷也可以诱生 IL-2、IL-3、IL-6,IL-3 可作用于骨髓多能干细胞,促进多种血细胞的分化增殖,IL-6 协同 IL-3 支持多能干细胞的增殖,因而可促进造血功能。

此外,淫羊藿还有抗血栓形成的作用。淫羊藿总黄酮也能降低家兔全血黏度、抑制血小板聚集,体外给药显著抑制血小板聚集反应,延长凝血酶原时间。

7. 其他作用　淫羊藿还有抗炎、抗肿瘤、降血脂、增强学习记忆等作用。淫羊藿总黄酮是淫羊藿抗炎的有效成分。淫羊藿苷可诱导肿瘤细胞凋亡和分化,并可恢复荷瘤小鼠低下的免疫功能,发挥辅助抗肿瘤作用。淫羊藿水煎液可降低实验性高脂血症家兔 β-脂蛋白胆固醇和甘油三酯含量。淫羊藿明显延缓衰老动物下丘脑神经递质的变化,增加脑神经递质乙酰胆碱的含量,改善老龄动物的学习记忆能力。

综上所述,淫羊藿增强性腺功能、改善骨代谢、增强免疫功能、抗氧化损伤、改善血流动力学、增强造血功能、抗血栓形成等作用是其补肾阳、强筋骨、祛风湿功效的药理学基础。

【现代应用】

1. 性功能减退　淫羊藿、菟丝子各 15g,研成粉末,黄酒送服有改善作用。

2. 骨质疏松　用含淫羊藿的复方治疗绝经后骨质疏松、老年类风湿关节炎所致的骨质疏松,也可治疗股骨头坏死。

3. 更年期综合征　用淫羊藿浸膏片、总黄酮片、淫羊藿苷胶囊有较好的疗效。对失眠症状有明显改善。

此外,淫羊藿制剂对冠心病、心律失常、白细胞减少症、血管性痴呆也有一定疗效。

第二十三章

收涩药

凡以收敛固涩为主要功效,适用于气血精津滑脱耗散之证的药物,称为收涩药。

收涩药主入肺、脾、肾、大肠经。本类药物味多酸涩,具有敛汗、止泻、固精、缩尿、止血、止带和止咳的功效,主要适用于气血精津滑脱耗散之证。根据功效侧重不同,收涩药可分为固表止汗药、敛肺涩肠药、固精缩尿止带药 3 类。常用药有五味子、麻黄根、乌梅、诃子、石榴皮、肉豆蔻、赤石脂、禹余粮、山茱萸、覆盆子、桑螵蛸等。常用复方有四神丸等。

滑脱证的根本原因是由于久病或体虚使得正气不固、脏腑功能衰退,导致滑脱证产生。如气虚自汗,阴虚盗汗,脾肾阳虚致久泻、久痢,肾虚致遗精、滑精、遗尿、尿频,冲任不固致崩漏下血,肺肾虚损则久咳虚喘。滑脱不禁者可致脏腑失调,正气亏虚,严重者可危及生命,故需及时固脱,收敛耗散。收涩药味多酸涩,具有收敛固涩功效。《本草纲目》说:"脱则散而不收,用酸涩温平之药,以敛其耗散。"

目前对收涩药的药理研究主要集中在收敛、抗菌、止泻等方面,归纳起来主要有如下药理作用(图 23-1):

1. **保护创面、黏膜** 本类药物如五味子、山茱萸、诃子、石榴皮等植物药多含鞣质和有机酸;矿物药如明矾、赤石脂、禹余粮中含无机盐。这些成分与创面、黏膜、溃疡面等部位接触后,可沉淀或凝固局部蛋白质,在组织表面形成较为致密的保护层,以减少体液和血浆损失及减轻创面刺激,预防感染,并促进其愈合。此外,鞣质和有机酸等还能收缩微小血管发挥止血作用。鞣质可使血液中的蛋白质凝固,堵塞小血管,有助于局部止血。鞣质与汗腺、消化腺、生殖器官等分泌细胞中的蛋白质结合,使腺体表面细胞蛋白质变性或凝固,从而改变细胞功能使腺体分泌减少,保持黏膜干燥。

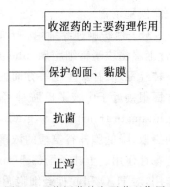

图 23-1　收涩药的主要药理作用

2. **抗菌** 本类药中所含的鞣质及有机酸均具有抗菌活性,五味子、山茱萸、石榴皮、乌梅等对金黄色葡萄球菌、链球菌、伤寒杆菌、痢疾杆菌、铜绿假单胞菌、真菌或部分寄生虫等有抑制作用或杀灭作用。五味子乙醇浸液对铜绿假单胞菌有较强的抑制作用。

3. **止泻** 赤石脂、禹余粮等口服后能吸附于胃肠黏膜起保护作用,减轻细菌、毒素及其代谢产物对肠黏膜的刺激作用。诃子、石榴皮、肉豆蔻、金樱子、赤石脂、禹余粮等有较明显的止泻作用,因其可减轻肠内容物对神经丛的刺激,使肠蠕动减弱,有利于止泻。

综上所述,收涩药收敛固涩的功能主治主要与其保护创面、黏膜,抗菌和止泻的药理作用有关。

五味子

来源:本品为木兰科多年生落叶木质藤本植物北五味子 *Schisandra chinensis*(Turcz.) Baill. 的干燥成熟果实,习称北五味子。

主要化学成分:五味子含有木脂素、挥发油、有机酸、维生素、三萜、倍半萜及多糖等多种化学成分。木脂素类化合物包括多种成分:五味子素(schisandrin)、五味子甲素(schisndrin A,即去氧五味子素)、五味子乙素(schisandrin B,即 γ-五味子素)、五味子丙素(schisandrin C)、五味子醇甲(schisandrol A)、五味子醇乙(schisandrol B)、五味子酯甲(schisantherain A,又名 gomisin C)、五味子酯乙(schisantherain B)及戈米辛 A(gomisin A)等。

性味归经:五味子味酸、甘,性温。归肺、心、肾经。

功效主治:具有收敛固涩、益气生津、补肾宁心之功效。用于久咳虚喘,梦遗滑精,遗尿尿频,久泻不止,自汗,盗汗,精伤口渴,短气脉虚,内热消渴,心悸失眠。

【药理作用】

1. 对中枢神经系统的作用

(1)**镇静** 五味子乙醇、水提取物均能明显延长戊巴比妥钠睡眠时间,减少小鼠自发活动,对抗苯丙胺中枢兴奋作用,并协同氯丙嗪抑制自主活动。五味子甲素、乙素、丙素,五味子醇乙能减少小鼠自主活动,明显延长小鼠戊巴比妥钠或环己巴比妥钠的睡眠时间。

(2)**催眠** 五味子水煎液、五味子果实挥发油及其有效成分五味子甲素、丙素,五味子醇乙等均可增加阈下睡眠剂量戊巴比妥钠致小鼠睡眠比率,延长阈上睡眠剂量戊巴比妥钠致小鼠睡眠时间。

五味子超微粉水煎液、五味子水煎液均能明显延长大鼠睡眠总时间(TST)和慢波睡眠(SWS),对快动眼睡眠(REMS)无影响。

另有实验表明,适当剂量的五味子能使大脑皮层兴奋过程和抑制过程趋于平衡,促进神经功能恢复正常。

(3)**保护脑神经细胞** 五味子醇甲(SCH)对 6-羟基多巴胺(6-OHDA)诱导的 PC12 细胞(肾上腺髓质嗜铬细胞瘤,pheochromocytoma,具有神经分泌细胞和神经元的性质,已广泛用于神经毒理、神经生化等方面的研究,而且 PC12 细胞在含有的酶类、膜受体及合成的递质等方面很接近于中脑多巴胺神经元细胞)死亡有保护作用。其作用机制与增强谷氨酸转运体(glutamate transporters,gluTs)的功能有一定关系。五味子醇甲能增强 PC12 细胞对谷氨酸的摄取,降低胞外谷氨酸的浓度,并拮抗 6-OHDA 对 PC12 细胞摄取谷氨酸的抑制作用和细胞毒性作用。五味子酚(schisanhenol, Sal)和丹酚酸 A(salvianolicacid A, SalA)具有抗氧化作用,对 H_2O_2 引起神经细胞凋亡有保护作用。五味子酚抑制二价铁离子引起的大鼠脑线粒体和突触体脂质过氧化产物 MDA 的生成增加,在体外能够保护大鼠脑线粒体和突触体免受氧自由基损伤。

(4)**促进脑内蛋白质的合成** 五味子 3g/kg 剂量组可明显促进小鼠脑内 DNA 和 RNA 的生物合成,90%醇提物可提高小鼠脑内蛋白质的含量。

(5)**改善智力** 五味子能提高工作效率,改善注意力、精细协调动作的能力。动物实验表明,五味子可使小鼠跳台实验的错误次数显著减少。

2. 对呼吸系统的作用
五味子乙醇提取物可增强小鼠慢性支气管炎支气管上皮细胞功

能,使气管腺中酸性黏多糖减少,具有镇咳和祛痰作用。五味子素能增强家兔和大鼠的呼吸功能,并能对抗吗啡的呼吸抑制作用。

3. **保肝**　五味子醇提物能保护化学毒物如四氯化碳、硫代乙酰胺(TAA)、对乙酰胺基酚等引起的动物肝脏细胞损伤,减轻肝细胞的坏死,防止脂肪性变,抗纤维化,并能使血清 ALT 活性降低。五味子乙素降低血清 ALT 和 AST 作用明显。

五味子甲素、乙素、丙素能明显诱导小鼠和大鼠肝微粒体细胞色素 P_{450} 活性,增强肝脏的解毒功能,并能促进肝脏蛋白质和糖原的生物合成。五味子多糖可提高肝组织超氧化物歧化酶(SOD)、过氧化氢酶(CAT)、谷胱甘肽过氧化物酶(GSH-Px)活性,降低丙二醛(MDA)的生成,减少氧自由基对肝细胞的损害,提高肝细胞的存活率。

联苯双酯(DDB)为人工合成的五味子丙素的中间产物,能减轻大鼠四氯化碳导致的肝损伤,降低血清 ALT 和 AST 水平。联苯双酯可增加肝脏细胞色素 P_{450} 活性,因而能明显增强肝脏解毒功能,减轻肝脏的病理损伤。联苯双酯生物利用度低,但生物活性很高。联苯双酯片临床用于慢性肝炎,可保护肝功能,降低 ALT 水平。

4. **其他作用**

(1) 对胃肠道的作用　五味子醇乙和五味子素静脉注射可抑制大鼠胃自发运动,亦可对抗毛果芸香碱所引起的胃蠕动亢进,促进大鼠胆汁分泌,抑制幽门结扎大鼠胃液分泌。五味子甲素可抑制水浸法应激性、幽门结扎、阿司匹林、组胺等胃溃疡模型胃液分泌,降低胃液酸度,促进溃疡愈合。戈米辛 A、去氧五味子素可抑制大鼠应激性溃疡。

(2) 调节免疫功能　五味子油乳剂可促进淋巴细胞 DNA 合成,使淋巴母细胞生成增多。五味子粗多糖能对抗环磷酰胺所致小鼠外周血白细胞的减少;增加正常小鼠胸腺和脾脏重量,显著提高腹腔巨噬细胞的吞噬百分率和吞噬指数,促进溶血素及溶血空斑形成,促进淋巴细胞转化。五味子醇能增强肾上腺皮质激素的免疫抑制作用,能对抗同种异体组织移植排斥反应。

综上所述,五味子对中枢神经系统的影响是其补肾宁心功效的药理学基础;对呼吸系统的作用与其收敛固涩功效及用于久咳虚喘的机制相关;五味子保肝作用是现代药理研究的新发现,并在临床广泛应用;新发现的五味子其他作用,其临床应用价值尚待继续探索和总结。

【现代应用】

1. **肝炎**　五味子醇提物用于治疗急慢性、迁延性肝炎有效。

2. **神经衰弱、失眠**　临床用五味子散、五味子糖浆、五味子汤、五味灵珍汤、五味子冲剂、参茂五味子片等治疗失眠、神经衰弱等症取得较满意疗效。

【不良反应】

口服五味子醚提物后胃部有烧灼感,泛酸及胃痛,并有打呃、困倦、肠鸣等不良反应。五味子酸偶有过敏反应。

山茱萸

来源:本品为山茱萸科落叶小乔木植物山茱萸 *Cornus officinalis* Sieb. et Zucc. 的干燥成熟果肉。

主要化学成分:有山茱萸苷(cornin 或 verbenalin,即马鞭草苷)、莫罗忍冬苷(morroniside)、马钱素(loganin,即番木鳖苷)、獐牙菜苷(sweroside)、山茱萸新苷(cornuside)、鞣质、熊果酸(ursohcacid)、没食子酸、苹果酸、酒石酸、齐墩果酸及维生素 A 等。

性味归经：山茱萸味酸、涩,性微温。归肝、肾经。

功效主治：具有补益肝肾、涩精固脱之功效。用于眩晕耳鸣,腰膝酸痛,阳痿遗精,遗尿尿频,崩漏带下,大汗虚脱,内热消渴。

【药理作用】

1. **保肝**　山茱萸所含熊果酸可使急性肝损伤动物血清 ALT 活性,三酰甘油浓度下降,肝糖原增加,肝细胞变性坏死减轻。山茱萸所含獐牙菜苷明显抑制 D-氨基半乳糖所致血清酶活性升高,减轻脾脏肿大。

2. **抗氧化、延缓衰老**　山茱萸水提物可明显提高大鼠红细胞中 SOD 的活力,降低血清 LPO 含量。山茱萸鞣质可抑制肾上腺素和肾上腺皮质激素促进脂肪分解的作用,阻止脂肪分解。山茱萸多糖(PFCA Ⅲ)、熊果酸、马钱素具有较好的抗氧化能力,可降低肝、脑组织的过氧化脂质含量,清除氧自由基。山茱萸具有明显的延缓衰老作用,可增加小鼠血红蛋白含量,增强小鼠抗疲劳、耐缺氧的能力和记忆力。

3. **降血糖**　山茱萸醇提物对肾上腺素、四氧嘧啶、偶氮磺胺及链脲佐菌素(STZ)诱发的大鼠糖尿病模型均有降血糖作用,并能改善血液黏滞度,抑制血小板聚集。山茱萸醇提物能抑制大鼠附睾脂肪组织脂质过氧化,并抑制蛋白质非酶糖基化。山茱萸环烯醚萜总苷能显著降低糖尿病大鼠的血管并发症。熊果酸和齐墩果酸可提高大鼠糖耐量、保护胰岛 β 细胞或促进受损 β 细胞的修复、增加肝糖原合成,从而降低血糖。

4. **免疫调节**　山茱萸水提液可增加小鼠腹腔巨噬细胞的吞噬率、吞噬指数和脾指数,促进巨噬细胞吞噬功能,升高小鼠血清 IgG、IgM 的含量。山茱萸水煎剂能抑制绵羊红细胞(SRBC)和 2,4-二硝基氯苯(DNCB)所致小鼠迟发性超敏反应,抑制 T 淋巴细胞的活化及淋巴因子的释放。山茱萸总苷能抑制体内、体外的淋巴细胞转化,抑制杀伤细胞(LAK)增殖和IL-2产生,抑制小鼠和人混合淋巴细胞反应(MLR)。

另一方面,山茱萸多糖可提高大鼠淋巴细胞转化率,促进溶血空斑形成,激活自然杀伤细胞(NK),提高巨噬细胞活性,促进 IL-1、IL-2、TNF 和 γ-IFN 的分泌。

5. **其他作用**　山茱萸注射液能增强失血性休克家兔的心肌收缩力,增加心排出量,升高血压,扩张外周血管,改善微循环。马钱素能缓慢升高失血性休克家兔血压,改善肾血流量。山茱萸注射液能抑制二磷酸腺苷、胶原、花生四烯酸诱发兔血小板聚集及血栓的形成。山茱萸总有机酸可抑制乌头碱诱发的大鼠心律失常。

综上所述,山茱萸的保肝、免疫调节、抗氧化、延缓衰老作用与补益肝肾功效相关;降血糖作用与涩精固脱、主治内热消渴的传统功效相关。

【现代应用】

1. **糖尿病**　常以山茱萸和其他中药组成的复方用于糖尿病辅助治疗,常可明显改善患者症状,减轻周围神经炎、肾病等并发症。

2. **其他**　山茱萸(去核)水煎服或代茶泡服,可改善或恢复肩关节活动功能,使疼痛消失。山茱萸研末,陈醋调糊敷贴双足涌泉穴,可用于治疗单纯性口腔溃疡。

山茱萸一般不单独使用。

第二十四章

驱虫药

凡以驱除或抑杀人体寄生虫为主要作用的药物，称为驱虫药。主要用于治疗肠内寄生虫病，如蛔虫病、绦虫病、钩虫病等，患者常见腹痛、腹泻、厌食、面黄肌瘦、浮肿等症状。部分药物对肠外寄生虫感染（如血吸虫、阴道滴虫、疟原虫等）也有驱杀作用。常用的驱虫药有苦楝皮、使君子、槟榔、南瓜子、雷丸等。

不同的驱虫药驱虫作用环节各有不同：

1. **麻痹虫体** 使君子仁有效成分使君子酸钾可使蛔虫头麻痹；苦楝皮所含有效成分川楝素在高浓度时亦可使蛔虫头麻痹；槟榔所含的槟榔碱能麻痹绦虫神经系统，使虫体瘫痪，弛缓伸长而将全虫驱出；南瓜子中南瓜子氨酸可麻痹绦虫的关节、未成熟节段和成熟节段，使整条绦虫排出；槟榔和南瓜子均能引起绦虫瘫痪，配合使用，有协同作用。

2. **兴奋虫体** 川楝素在低浓度时可使蛔虫头部神经环兴奋，先出现间歇性的剧烈收缩，最后导致痉挛性收缩，使虫体不能附着于肠壁而随粪便排出。

3. **杀死虫体** 苦楝皮煎剂、槟榔煎剂高浓度时能直接杀死钩虫；使君子能使蛲虫死亡，排出体外；雷丸中所含雷丸素为一种蛋白溶解酶，可使虫体节片溶解、破坏而死亡；鹤草芽中的鹤草酚能迅速穿透绦虫壁，使虫体痉挛致死。

4. **抑制虫体细胞代谢** 鹤草芽可通过抑制虫体的糖原分解，显著而持久地抑制虫体的无氧和有氧氧化代谢，切断维持生命的能量供给而杀虫。

综上所述，驱虫药驱除或抑杀人体寄生虫的功效主要与麻痹虫体、兴奋虫体、杀死虫体或抑制虫体细胞代谢等药理作用有关。常用驱虫药的主要药理作用见下表。

注意事项：①本类药多具毒性，入脾、胃、大肠经，在毒杀、驱除寄生虫的同时，也会损伤机体，故应注意用量、用法，孕妇慎用；②对于体虚患者，应先补后攻，或攻补兼施；③宜空腹服用，以便使药物与虫体易于接触，更好地发挥驱虫效果；④常配伍泻下药，促进虫体排出；⑤服驱虫药后，注意适当调理脾胃，使虫去而不伤正。

常用驱虫药主要药理作用

	蛔虫	钩虫	绦虫	蛲虫	姜片虫	滴虫	血吸虫	疟原虫	血丝虫	其他作用
使君子	+		+	+		+				抗真菌，镇咳，祛痰
川楝子	+					+				抗真菌，抗炎，抗癌，利胆，兴奋肠平滑肌
苦楝皮	+		+	+		+	+			抗真菌，杀虫，抗肉毒，抑制呼吸，兴奋肠平滑肌
南瓜子			+				+			升压，驱囊虫
鹤草芽		+		+		+	+	+		导泻，驱虫常配伍他药
槟榔	+	+	+	+	+		+			抗真菌，抗病毒，拟胆碱，驱蛲虫
雷丸	+	+	+							抗炎，抗肿瘤，增强免疫
鹤虱			+	+						抗菌，抗生育，扩冠
榧子	+	+	+	+		+			+	止咳，通便，收缩子宫

第二十五章

外用药

凡用于体表皮肤、体腔黏膜、创伤组织等部位，以杀虫、止痒、消肿止痛、排脓生肌、收敛止血等为主要功效的药物，称为外用药。常用于疥癣、皮炎、湿疹、疮、痈、肿、疖、跌打损伤、瘀血肿痛、蛇虫咬伤、烫伤及五官疾患等病症的治疗。本类药物由于功效不同，可分为燥湿杀虫止痒药、消肿解毒药、排脓祛腐药、止血生肌药四类。

外用药的主要药理作用（图 25-1）如下：

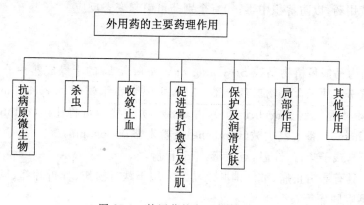

图 25-1　外用药的主要药理作用

1. **抗病原微生物**　本类药大多具有不同程度的抗病原微生物的作用。如青黛、明矾、雄黄、轻粉、白降丹、胆矾、硼砂对金黄色葡萄球菌等常见化脓菌有抗菌作用；枯矾、五倍子对绿脓杆菌有效；雄黄、明矾、大蒜、白芥子、蛇床子、儿茶、硼砂、甘松等有抗结核杆菌作用；血竭、水银、轻粉、硼砂、密陀僧、白矾、枯矾等有抗真菌作用；紫草硼酸滴眼剂有显著的抑制单疱病毒的作用，可治疗病毒性角膜炎；水银、轻粉有抗螺旋体的作用。抑菌机制各不相同，如砒石主要成分为三氧化二砷，可直接杀灭活体细胞。

2. **杀虫**　蛇床子、雄黄、白矾等有抗滴虫作用，百部可杀虱，轻粉、雄黄、硫黄杀疥虫。

3. **收敛止血**　儿茶、五倍子、明矾、炉甘石等与创面、黏膜接触时，可使表层细胞蛋白质凝固，形成保护膜，使局部免受刺激，减少出血和渗出，促进创伤愈合。鞣质及矿石类粉末是收敛、吸附作用的物质基础。已报道明矾有强大的收敛作用，应用于子宫脱垂、直肠脱出及内痔、痔核等。儿茶含大量儿茶鞣质，五倍子含鞣质 60% 左右，广泛用于收敛止血。

4. **促进骨折愈合及生肌** 乳香、没药等具有活血化瘀、定痛生肌作用。有些中药经实验表明具有调节组织修复和再生的作用,并可促进胶原组织的软化与吸收,防止瘢痕组织的过度增生,从而达到治疗骨折、跌打损伤的目的。如生肌橡皮膏对感染骨折动物模型实验证明,骨的肉芽岛及皮岛生长较对照组快而多。

5. **保护及润滑皮肤** 滑石粉、炉甘石为不易溶解、吸收的粉末,能吸附炎症部位的水分,形成保护膜,减轻炎症刺激;而一些温和性的动植物油,可软化润滑皮肤,不易被吸收,常用作赋形药以延长其他药的作用,如花生油、蛇油、貂油等;此外,蜂蜜能润肤,用于烧伤、冻伤、乳头皲裂,且对黏膜有润滑作用。

6. **局部作用** 表现为局部刺激和麻醉作用。薄荷脑、樟脑、桉叶油、冰片等刺激皮肤冷觉感受器,产生局部清凉感,有利于缓解肌肉、关节的炎性疼痛。马钱子、乌头、半夏、南星、蟾酥及细辛等能麻痹神经末梢,外用可局部止痛。但应注意,部分外用药(如轻粉、斑蝥、巴豆等)对皮肤黏膜有较强的刺激性,可使用药部位充血、红肿,甚至发疱、溃烂。

7. **其他作用** 有的外用药可治疣类、斑秃、皮肤癌及银屑病等。

综上所述,外用药攻毒、杀虫的功效主治主要与抗病原微生物、杀虫等药理作用有关,去腐、敛疮的功效主治主要与收敛、止血、调节组织修复与再生、润肤等药理作用有关。

注意事项:因多种外用药有剧毒,如水银、轻粉、铅丹、砒石、升丹、白降丹等,因此:①不可内服;②不可撒布创面和溃疡面;③尽量不用油调涂,以防吸收中毒;④必须严格掌握剂量;⑤必须避免连续用药,以防蓄积中毒;⑥有个别药可引起变态反应。

马钱子

来源:本品为马钱科植物马钱 *Strychnos nux-vomica* L. 的干燥成熟种子。

主要化学成分:种子含生物碱约 $2\%\sim5\%$,主要为番木鳖碱(strychnine,即士的宁),占 $1.2\%\sim2.2\%$,其次是马钱子碱(brucine),占 0.8%,并有少量可鲁比因(colubrine)、伪番木鳖碱(pseudostrychnine)、番木鳖次碱(vomicine)及番木鳖苷(loganin)等。

性味归经:马钱子味苦,性温,有大毒。归肝、脾经。

功效主治:具有通络止痛、散结消肿之功效。用于跌打损伤、骨折肿痛、风湿顽痹、麻木瘫痪、痈疽疮毒、咽喉肿痛等。

【**药理作用**】

1. **镇痛作用** 马钱子碱有显著的镇痛作用,其作用弱于哌替啶,但持续时间却比哌替啶长约 4 倍。镇痛机制与麻痹感觉神经末梢、增加脑内单胺类神经递质与脑啡肽含量等作用有关。番木鳖碱镇痛作用不明显。

2. **抗炎作用** 马钱子生品及马钱子炮制品、马钱子总生物碱及马钱子碱均有较强的抗炎作用,对佐剂诱发的大鼠免疫性关节炎有对抗作用,对巴豆油、角叉菜胶所致实验性炎症亦有抑制作用。其抗炎机制与抑制外周炎症组织 PGE_2 的释放,降低血中 5-HT、TXB_2 等炎症介质的含量,促进炎症渗出物吸收,改变局部组织营养状况等作用有关。而强毒性成分番木鳖碱为无效成分。

3. **抑制免疫作用** 马钱子碱对环磷酰胺所致小鼠淋巴细胞增殖及其功能的改变均有恢复作用,对小鼠迟发性超敏反应有明显的抑制作用,而对小鼠的巨噬细胞吞噬功能以及对绵羊红细胞免疫所致血凝素抗体的含量均无明显影响,对免疫器官重量无明显影响。实验表明,马钱子能选择性地抑制细胞免疫、抑制机体对免疫复合物的超敏反应,又无广泛的免疫机制,因此是理想的治疗风湿性关节炎的药物。

4. **兴奋中枢神经系统**　士的宁选择性兴奋整个中枢神经系统。首先,兴奋脊髓的反射功能,提高脊髓反射时间,增强反射强度;其次,兴奋延髓的呼吸中枢及血管运动中枢,并能提高大脑皮质感觉中枢功能,使血压升高,呼吸加深加快。小剂量马钱子碱可兴奋中枢神经系统,大剂量则出现明显的镇静作用,使动物的活动减少。

5. **对心血管系统作用**　马钱子碱低浓度即能阻断心肌细胞膜上的 K^+ 通道,高浓度可抑制 Na^+、Ca^{2+} 通道,降低心肌耗氧量,减慢房室结的传导速度,降低窦房结自律性,从而减慢心率,可对抗氯仿、氯化钙、乌头碱和肾上腺素所致心律失常。异马钱子碱能激动心肌细胞膜上的钙通道,使通道开放时间延长。

异马钱子碱及其氮氧化物还具有保护心肌细胞作用,可对抗由黄嘌呤-黄嘌呤氧化酶引起的心肌细胞肌丝和线粒体的损害。

6. **抗血栓形成**　马钱子碱及其氮氧化物能改善微循环,增加器官血流量,抗血栓形成和抑制血小板聚集。

7. **其他作用**　马钱子还具有抗菌、抗肿瘤、抗氧化等药理作用。

【现代应用】

1. **风湿性疾病**　含马钱子的风痛散口服治疗风湿性关节炎患者,可明显缓解肌肉酸痛、胀麻、寒冷等症状,起到一定程度的疗效。

2. **神经系统疾病**　马钱子切片贴于患侧治疗面瘫、马钱子膏贴于患侧治疗三叉神经痛、制马钱子研末口服治疗坐骨神经痛及重症肌无力等,均有较好疗效。

3. **手足癣**　以马钱子药油外擦,有较好疗效。

4. **脊柱骨质增生肥大性腰椎炎**　含马钱子的复方马钱子粉或单用马钱子粉以白酒冲服,取得较好疗效。

5. **癫痫**　治癫灵(马钱子、缬草浸膏等)治疗癫痫 180 例,有效率 92.2%。

【不良反应】

马钱子有大毒,其所含生物碱如番木鳖碱既是有效成分,又是毒性成分。治疗量的士的宁能增强大脑皮层的兴奋与抑制过程。中毒量则破坏反射活动的正常过程,使兴奋在整个脊髓中扩散而呈特有的强直性痉挛。严重者可因呼吸肌强烈收缩而引起窒息。极大剂量,可阻断神经肌肉传递,呈现箭毒样作用。故马钱子临床须经过炮制入药。

第二十六章

其他药

大　蒜

来源：本品为百合科植物大蒜 *Allium sativum* L. 的鳞茎。

主要化学成分：含挥发油约 0.2%，油中主要有效成分大蒜素（allicin），由蒜氨酸（alliin）经蒜酶分解产生，同时还转化生成大蒜新素（allitridi）和二烯丙基硫醚（DAS）、二烯丙基二硫醚（DADS）、二烯丙基三硫醚（DATS）、S-烯丙基半胱氨酸（SAC）、S-烯丙基巯基半胱氨酸（SAMC），其中大蒜新素已能人工合成。挥发油中还含蒜制菌素（allistain）、甲基烯丙基化三硫（MATS）和阿藿烯（ajoene）。此外，大蒜尚含氨基酸类，如乙基半胱氨酸（SEC）和丙基半脱氨酸（SPC）、肽类、蛋白质、糖、苷类、脂肪、维生素等。

性味归经：大蒜味辛，性温。归脾、胃、肺经。

功效主治：具有解毒消肿、杀虫、止痢之功效。用于痈肿疮疡、疥癣、肺痨、顿咳、泄泻、痢疾。

【药理作用】

1. **抗病原微生物**　大蒜具有广谱抗菌作用，体外实验对多种致病革兰阳性菌和革兰阴性菌均有明显的抑制和杀灭作用，对耐青霉素、链霉素的耐药菌、铜绿假单胞菌、肺炎克雷伯菌、幽门螺旋杆菌、真菌、巨细胞病毒、副流感病毒、阿米巴原虫及阴道滴虫等均有抑杀作用。

大蒜抗病原微生物作用的成分为多种烯丙基硫化物，如大蒜素、大蒜新素等。其抗菌活性与化学结构中的二硫键有关。现认为大蒜素的抗菌机制是分子中的氧原子与细菌生长繁殖所需的半胱氨酸分子中的巯基相结合，使之不能转变为胱氨酸，影响了细菌的生长繁殖，并使菌变形、破裂。

2. **抗肿瘤**　大蒜对胃癌、结肠癌、肝癌、肺癌、前列腺癌、乳腺癌、白血病等多种肿瘤的发生、生长和转移均有抑制作用。大蒜素能明显延迟膀胱癌细胞在小鼠体内的发生；能明显抑制 BIU87 细胞的生长，其作用强度与大蒜素的浓度和作用时间有关；能抑制人胃癌细胞恶性增殖，将其阻止于 G_1 期并诱导细胞凋亡。阿藿烯可剂量依赖性地抑制小鼠皮肤癌的发生，明显抑制鼠黑色素细胞在肺部浸润，抑制苯并芘和 4-硝基-1,2-亚苯基肼诱导的突变。

大蒜抗肿瘤作用主要是通过诱导肿瘤细胞的凋亡而实现的。大蒜素通过增加细胞凋亡始动基因 Fas 及凋亡促进基因 bax 的表达、减少凋亡抑制基因 bcl-2 的表达、增强肿瘤细胞

caspase-3、caspase-8、caspase-9 蛋白的表达,抑制肿瘤细胞的生长,诱导癌细胞凋亡小体的形成和核固缩。阿藿烯则通过激活细胞内氧化应激和核转录因子 NF-κB 而诱导肿瘤细胞凋亡。此外,大蒜素还能降低化疗药物的耐药性,增加疗效。

3. 降血脂与抗动脉粥样硬化　双盲随机临床试验、动物模型实验和细胞实验均表明大蒜其有降低血浆脂质的作用。大蒜、大蒜精油可使血清、肝、肾及主动脉中的胆固醇、三酰甘油、低密度脂蛋白下降,高密度脂蛋白增高。大蒜降脂的有效成分为 SAC、SEC 和 SPC 等。大蒜素可有效防止脂质在主动脉壁上的沉积并促进粥样斑块的消退,延缓动脉粥样硬化的发生与发展。

大蒜降血脂有两方面的机制:①干扰了脂质的合成:大蒜素等有效成分通过抑制乙酰辅酶 A(CoA)合成酶、3-羟基-3-甲基戊二酰辅酶 A(HMG-CoA)还原酶、鲨烯环氧化酶、羊毛甾醇 14α-去甲基化酶.减少了内源性胆固醇的合成;②是干扰胆汁酸循环:大蒜抑制胆固醇 7α-羟化酶活性,通过负反馈抑制效应调节胆固醇的合成。大蒜素通过抗脂质过氧化作用,并使 TXA_2 与 PGI_2 比值显著下降,从而达到防治动脉粥样病变的作用。

4. 抗血小板聚集　大蒜中的硫化物具有明显的抗血小板聚集作用,能抑制肾上腺素、二磷酸腺苷和胶原诱导的血小板聚集,且呈剂量依赖关系,其中阿藿烯作用最强。其作用机制与以下方面有关:①抑制血小板环氧化酶活性,阻断 TXA_2 的合成。②抑制磷酸二酯酶活性,升高血小板中 cAMP 水平。③抑制血小板的摄取和释放功能。

5. 保护心肌　大蒜素可以减轻心、脑缺血再灌注损伤。大蒜素降低犬心肌缺血再灌后 $+dp/dt$、$-dp/dt$ 值,但两者比值基本保持不变,表现出协调心脏收缩性和舒张性的作用;同时降低主动脉收缩压、平均动脉压、左室收缩压、降低冠脉灌注压和心脏负荷,通过减少心肌耗氧紧,增加心肌对缺血的耐受,减轻再灌注损伤。大蒜素对大鼠局灶性脑缺血再灌注损伤有明显的保护作用,其机制与提高脑组织中过氧化物酶的活性和抗脂质过氧化有关。

6. 其他作用　大蒜还具有降血糖、增强免疫功能、利尿降压和抗辐射等作用。

综上所述,大蒜抗病原微生物、抗肿瘤作用是其消肿、解毒、杀虫功效的药理学基础。现代实验研究揭示,大蒜的降血脂、抗血小板聚集作用和抗氧化作用与其防治动脉粥样病变和保护心脑缺血再灌注损伤相关。

【现代应用】

1. **预防流感**　用大蒜捣汁滴鼻,可起预防作用。

2. **感冒**　大蒜配伍生姜可治疗风温挟湿之感冒。

3. **疖、痈**　大蒜捣烂外敷对皮肤化脓性感染或神经性皮炎有效。

4. **深部真菌感染**　大蒜注射液静脉滴注对肺部真菌感染、隐球菌脑膜炎和白念珠菌血症等有效。

5. **痢疾、肠炎**　口服生大蒜对阿米巴痢疾、细菌性痢疾有效。

6. **肿瘤**　大蒜注射液有一定疗效。

7. **高血脂和动脉粥样硬化**　大蒜精油胶囊口服有显著疗效。

【不良反应】

外用能引起皮肤发红,灼热,起泡,故不宜敷之过久,皮肤过敏者慎用,高浓度大蒜汁可引起红细胞溶解。生食时消化道也有明显刺激性。

蟾 酥

来源：本品为蟾蜍科动物中华大蟾蜍 *Bufo gargarizans* Cantor 或黑眶蟾蜍 *Bufo melanostictus* Schneider 的干燥分泌物。

主要化学成分：蟾毒配基类（bufogenins）及其酯类，如蟾蜍毒素类（bufotoxins）。它们都具有乙型强心苷元的结构。蟾毒配基有华蟾毒精（cinobufagin）、蟾毒它灵（bufotalin）、华蟾毒灵（cinobufotalin）、蟾毒灵（bufalin）、脂蟾毒配基（resibufogenin）、远华蟾毒精（telocino bufagin）等。此外，蟾酥还含吲哚碱衍生物蟾蜍色胺（bufotenine）、蟾蜍特尼定（bufotenidine）等。

性味归经：蟾酥味辛，性温，有毒。归心经。

功效主治：具有解毒、止痛、开窍醒神之功效。用于痈疽疔疮，咽喉肿痛，中暑神昏，痧胀腹痛吐泻。

【药理作用】

1. 强心及升高血压 蟾蜍毒素及蟾毒配基类化合物有类似洋地黄的强心作用，能直接加强心肌收缩力，但前者作用更强；蟾蜍毒配基对正常兔心和戊巴比妥所致衰竭心脏均有加强心肌收缩力作用。强心作用机制是抑制 Na^+-K^+-ATP 酶，从而使心肌细胞内 Na^+ 的浓度相对增高，Ca^{2+} 则通过 Na^+ 与 Ca^{2+} 交换而进入心肌细胞，结果使心肌收缩力加大。

蟾酥升高血压作用与肾上腺素相似，是强心、增加心排血量及增加血管阻力等多方面协同的结果，还与促进儿茶酚胺释放有关。该作用可被 α 受体阻断剂阻断。

2. 抗心肌缺血 蟾酥可使纤维蛋白原液的凝固时间延长，其抗凝作用与尿激酶类似，可使纤维蛋白酶活性化，从而增加冠状动脉灌流量。蟾蜍对因血栓导致的冠状动脉血管狭窄而引起的心肌梗死等缺血性心肌障碍有效，能增加心肌营养性血流量，改善微循环，增加心肌供氧。

3. 镇痛 蟾酥的 6 种脂溶性活性成分均具有镇痛作用，其中脂蟾毒配基、华蟾毒精镇痛效果最显著，可用于癌性疼痛。有关研究认为，华蟾毒精的癌性镇痛作用机制可能是其可进入肿瘤的微循环，破坏并溶解肿瘤周围组织，并使肿瘤内纤维蛋白凝结，缓冲肿瘤对患者痛感部位的化学刺激和物理性压迫，使疼痛得以缓解。

4. 抗肿瘤 蟾毒内酯类物质对小鼠肉瘤 S_{180}、兔 BP 瘤、子宫颈癌、腹水型肝癌等均有抑制作用；华蟾素对动物移植性肿瘤有抑制作用，尤其对小鼠肝癌有较明显的抑制作用；蟾蜍能不同程度地防治化疗和放疗引起的白细胞下降。其抗肿瘤机制与诱导细胞凋亡有关。

5. 兴奋呼吸中枢 脂蟾毒配基、华蟾毒精均能引起麻醉兔的中枢性呼吸兴奋，使呼吸深度加大，频率加快，其作用部位在脑干。

6. 局部麻醉 蟾毒灵及其类似物有很强的局麻作用，其表面麻醉作用较可卡因强 30~60 倍，其作用机制与肌细胞缓慢除极和释放乙酰胆碱有关。蟾酥氯仿提取物、乙醇提取物能造成牙髓神经超微结构的改变，可用于快速无痛切髓。

7. 其他作用 蟾酥还具有抗病原微生物、镇咳、利尿、兴奋肠肌、收缩子宫及输精管、致幻、促进造血功能、抗血小板聚集、抑制促黄体生成素和睾酮分泌、促进糖原产生等多种药理作用。

综上所述，蟾酥的强心、升高血压、兴奋呼吸中枢作用是其开窍醒神功效的药理学基础，局麻作用与其止痛功效相关。

【现代应用】

1. **急、慢性化脓性炎症** 单用(或用含有蟾酥的六神丸)治疗急性扁桃体炎、颈淋巴结结核、慢性骨髓炎瘘孔等有效。

2. **肿瘤** 蟾酥注射液或蟾酥膏用于皮肤癌、肝癌、胃癌、白血病、宫颈癌等的治疗均有疗效,尤以对皮肤癌效果最好。

3. **表面麻醉** 用1‰蟾酥溶液黏膜涂布或局部喷雾可用于拔牙或扁桃体切除。

4. **心力衰竭** 蟾酥4～8mg(装胶囊)可使心力衰竭患者脉搏减缓、水肿消失、肝肿大缩小。

【不良反应】

治疗量的蟾酥毒性较低,若剂量偏大可引起中毒反应,如恶心、呕吐、腹痛、头昏、胸闷、口唇及四肢发麻,严重者出现心悸、心律不齐、心电图可见房室传导阻滞、S-T段下降、T波倒置等类似洋地黄中毒表现,也可导致内脏出血、惊厥、昏迷而死亡。蟾酥加热后毒性降低。解救方法同洋地黄中毒。蟾酥有兴奋子宫作用,故孕妇禁用。静脉滴注蟾酥注射液出现疼痛、过敏反应等。

蛇床子

来源:本品为伞形科植物蛇床 *Cnidium monnieri* (L.) Cuss. 的干燥成熟果实。

主要化学成分:蛇床子主要含香豆素类和挥发油等,其中蛇床子素(osthole)、欧芹属素乙(ammidin)为香豆素中的主要成分。此外,还有佛手柑内酯(bergapten)、异虎耳草素(isopimpinellin)、花椒毒酚(xanthotoxol)、花椒毒素(xanthotoxin)等。

性味归经:蛇床子味辛、苦,性温,有小毒。归肾经。

功效主治:具有燥湿祛风、杀虫止痒、温肾壮阳之功效。用于阴痒带下、湿疹瘙痒、湿痹腰痛、肾虚阳痿、宫冷不孕。

【药理作用】

1. **抗菌、止痒** 蛇床子甲醇提取物可抑制须发癣菌,其有效成分中以蛇床子素作用最强,花椒毒酚具有显著的抗真菌作用。蛇床子挥发油通过抗组胺和抑制肥大细胞脱颗粒而具有明显的抗瘙痒作用。

2. **抗炎** 蛇床子素和花椒毒酚可抑制二甲苯、醋酸引起的小鼠耳廓肿胀、腹腔毛细血管通透性增高,抑制肉芽肿;并对角叉菜胶及切除双侧肾上腺诱发的大鼠足肿胀也有明显的抑制作用。花椒毒酚的抗炎机制与其抑制PGE合成有关;而蛇床子素通过抗变态反应发挥抗炎作用。

3. **免疫调节** 一方面,蛇床子素可增强"肾阳虚"小鼠的免疫功能,能显著提高其腹腔巨噬细胞吞噬百分率和吞噬指数、血清溶血素50%溶血值、脾淋巴细胞5H-TdR掺入数。另一方面,蛇床子素能抑制小鼠被动皮肤过敏反应,对整体豚鼠组胺性喘息有保护作用,对慢反应物质引起的豚鼠离体回肠收缩反应呈明显的拮抗作用。

4. **抗骨质疏松** 蛇床子总香豆素对去卵巢大鼠和糖皮质激素所致大鼠骨质疏松有明显预防作用,能促进骨形成而抑制骨吸收,抑制破骨细胞的活性,阻止骨质丢失。

5. **对中枢神经系统的影响**

(1) 镇静、镇痛 蛇床子总香豆素可显著增强阈下催眠剂量戊巴比妥钠对小鼠的催眠作用,明显提高咖啡因小鼠半数致死量。蛇床子素能明显抑制醋酸所致小鼠的扭体反应。花椒毒酚也有一定的镇痛作用。

（2）益智　蛇床子素有促进小鼠学习记忆的作用,能显著改善小鼠记忆获得、巩固及方向辨别障碍,有促进小鼠学习记忆的作用。其作用机制与其抑制脑内胆碱酯酶活性有关。

6．对心血管系统的影响

（1）抗心律失常：蛇床子素对氯仿、氯化钙诱发的小鼠、大鼠室颤均有明显的预防作用,对乌头碱诱发的大鼠心律失常有明显的治疗作用;其作用机制是选择性抑制细胞膜电压依赖性 Ca^{2+} 通道,抑制细胞外 Ca^{2+} 的内流;总香豆素还可能通过阻断 β-肾上腺素能受体而抗心律失常。

（2）抑制心脏、扩张血管：蛇床子素可使豚鼠离体心肌呈剂量依赖性负性肌力和负性频率作用,与其 Ca^{2+} 通道阻滞作用有关;此外,还有松弛血管平滑肌作用。

此外,蛇床子还具有保肝、降脂、抗氧化、抗凝血、抗生育、舒张支气管、抗诱变和祛痰等作用。

综上所述,蛇床子的抗菌、抗炎、免疫调节作用是其祛风燥湿功效的药理学基础;抗骨质疏松、益智与温肾壮阳功效有一定相关性。对心血管系统的影响和抗诱变作用是近年药理研究对其药效的新发现,其临床应用价值尚待进一步验证。

【现代应用】

1．滴虫性阴道炎　10％蛇床子煎液或配伍苦参等,先熏后洗,可使痒感消失、白带减少;对宫颈糜烂者也有效。

2．急性渗出性皮肤病　蛇床子水煎液或蛇床子软膏可使患处渗出物减少,炎症消退。

3．喉痒咳嗽　喉痒而咳者在治方中加入蛇床子,可收到满意效果。

4．外阴白斑　蛇床子配伍何首乌、白藓皮,内服加外洗,有显著疗效。

【不良反应】

蛇床子过量使用可导致恶心、呕吐、舌麻。

附录

一、镇痛药

凡以缓解或消除疼痛为主要作用的药物,称为镇痛药。疼痛是与实际或潜在的组织损伤相关联的不愉快的感觉和情感体验,包括"痛知觉"(pain perception)和"难受的"(unpleasant)的情感反应,包括生理性疼痛和病理性疼痛。镇痛(analgesia)是指在机体正常或病理状况下,痛刺激不能够引起痛感觉及痛反应。常用的镇痛药有蛇毒、全蝎、桑寄生、羌活、独活、白芷等。

不同的镇痛药镇痛部位各有不同,作用机理也不一样。

1. 作用于中枢

(1) 激动阿片受体和提高阿片肽的水平:颅通定通过与脑内多巴胺受体结合,阻断多巴胺受体,增强中枢阿片肽功能,从而发挥镇痛作用。

(2) 提高中枢 5-HT 的含量:桂姜草枣黄辛附汤提取剂的镇痛作用能被鞘内注射三种 5-HT 能受体拮抗药所抑制,又能被 5-HT 所增强,表明 5-HT 能使神经末梢和受体在镇痛作用中起重要的作用。

(3) 提高脑组织中 NO 的含量:白芷总挥发油能显著升高甲醛所致的伤害性疼痛模型大鼠下丘脑中的 NO 含量。

(4) 阻断中枢性钙通道:金丝桃苷有较强局部镇痛作用,其作用机制与 Ca^{2+} 拮抗有关。

(5) 抑制前列腺素(PG)的合成:花椒毒酚可明显降低角叉菜胶足跖模型大鼠炎症组织内的 PGE 含量,提示其镇痛抗炎作用与其抑制 PG 合成有关。

(6) 抑制 c-fos 基因的表达:氧化苦参碱能抑制福尔马林引起的急性疼痛和继发性炎症反应,以及减少疼痛引起的脊髓中 c-fos 的表达,有明显的镇痛作用。

(7) 减少脑组织中的兴奋性氨基酸及抑制其受体:复方银杏胶囊能减少 N-甲基-D-天冬氨酸(NMDA)受体在大脑皮层的神经细胞中的表达,减少脑组织中谷氨酸的含量,发挥镇痛作用。

2. 作用于外周

(1) 提高外周组织的阿片肽水平:以川乌、魔芋、山豆根为主要药物的癌痛宁巴布剂可提高癌症患者血浆中 β-内啡肽含量,起到镇痛作用。

(2) 抑制 c-fos 基因的表达:以白芷、川芎组成的都梁丸可提高福氏佐剂所致炎性疼痛大鼠模型的痛阈,并抑制外周组织(包括肾上腺、心脏、皮肤)中 c-fos 基因的表达。

(3) 减少致痛物质的分泌:黄芪总苷对组胺引起的小鼠皮肤血管通透性增加有抑制作

用,并可降低角叉菜胶模型大鼠气囊炎症渗出液中 PGE_2 含量,降低渗出液及中性粒细胞中磷脂酶 A_2($cPLA_2$)活性,减少渗出液中 NO 的生成量,起到镇痛作用;通络汤(水蛭、僵蚕、地龙、全蝎、地鳖虫)可明显提高由于 K^+ 致痛的阴虚火旺大鼠模型的痛阈,降低循环血液中的 5-HT 含量,起到镇痛作用。

蛇 毒

来源:蛇毒是毒蛇从毒腺中分泌出来的一种液体。

主要化学成分:毒性蛋白质,约占干重的 90% 至 95%。酶类和毒素约含二十多种。此外,还含有一些小分子肽、氨基酸、碳水化合物、脂类、核苷、生物胺类及金属离子等。蛇毒成分十分复杂,不同蛇毒的毒性、药理及毒理作用各具特点。

性味归经:蛇毒性甘、温,有大毒。归心经。

功效主治:活血化瘀、止痛。

【药理作用】

1. **镇痛作用** 蛇毒镇痛作用的主要成分是神经毒素。眼镜蛇神经毒素能明显提高化学刺激、热刺激、电刺激小鼠的痛阈,可使大鼠下丘脑等脑区脑啡肽的含量升高,提示它可能与内源性阿片肽系统活动有关。江浙蝮蛇蛇毒 C4 组分主要作用于丘脑、尾状核和红核等,通过提高亮氨酸脑啡肽含量而发挥镇痛作用。蛇毒的镇痛作用特点是镇痛作用强、持续作用时间长,无副作用,无成瘾性,无依赖性。蛇毒神经毒素镇痛强度依次为眼镜王蛇蛇毒>眼镜蛇蛇毒>金环蛇蛇毒>吗啡。

2. **抗肿瘤作用** 眼镜蛇蛇毒对体内外培养的人高度分化鼻咽癌细胞株(CNE-1,CNE-2)、人慢性骨髓性白血病和小鼠肝癌(Hep-2)均有明显的细胞毒作用,其中白血病最敏感,鼻咽癌次之,肝癌最弱,对荷 S_{180} 小鼠也有抑癌作用。

3. **其他作用** 蛇毒还具有戒毒、修复神经损伤、抗炎、抗凝及调控机体免疫等药理作用。

【现代应用】

蛇毒相关制剂可用于治疗血管神经性头痛、脑损伤性头痛、坐骨三叉神经痛、椎间盘突出性腰痛、关节痛、癌痛等,且未见明显毒副作用。

1. **去痛片成瘾** 应用蛇毒治疗去痛片成瘾,疗效肯定。肌注蛇毒 1ml(每毫升含 100μg 眼镜蛇蛇毒),治疗 15~30 天后,患者骨痛、肌肉酸痛症状基本消失,无抑郁、焦虑情绪及失眠等不良反应。

2. **癌痛** 复方蛇毒直肠滴注剂治疗晚期癌肿 21 例,3 例无效,其余 18 例应用复方蛇毒直肠滴注剂 30 天后均消除癌性疼痛,延长生命,提高生活质量,未见心、肝、肾毒副反应。蛇毒胶囊治疗中、晚期癌症患者 120 例,镇痛效果明显,有效率 80% 左右,一般服用 4~7 天后起效,作用强且持久,未见明显毒副反应。

【不良反应】

蛇毒中有毒成分主要是神经毒素、心脏毒素、细胞毒素、出血毒素、促凝、抗凝组分和一些酶等。① 神经毒素:可双重阻断神经-肌肉接头的传递,引起骨骼肌呈弛缓性麻痹。可麻痹呼吸肌,引起外周性呼吸衰竭。② 心脏毒素:早期常有短暂的兴奋过程,随着血循环中蛇毒浓度的升高,可由短暂兴奋后转入抑制,心搏障碍,心室纤颤,甚至心肌坏死,导致心力衰竭。③ 细胞毒素:可导致细胞膜结构改变而释放细胞内容物,也能直接溶解某些动物的红细胞。

④ 出血毒素：可引起动物水肿、出血和组织坏死。⑤ 抗凝及促凝血毒素：有凝血酶样作用及激活第Ⅹ因子的作用。

全　蝎

来源：全蝎为钳蝎科动物东亚钳蝎 *Buthus martensii* Karsch 的干燥体。

主要化学成分：全蝎成分复杂，鲜全蝎含有蝎毒（buthotoxin）、三甲胺、甜菜碱、硫磺酸、棕榈酸、软硬脂酸、胆甾醇及铵盐、卵磷脂，苦味酸赅，从粗蝎毒中分离出镇痛化学成分，镇痛活性肽"SVC-Ⅳ"及镇痛蛋白 BmK AngM1；抗肿瘤成分：蝎毒 SVC-Ⅰ、SVC-Ⅱ、SVC-Ⅲ及蝎毒抗肿瘤多肽；抗癫痫肽（AEP）；另外，全蝎中分离出天冬氨酸、赖氨酸、甘氨酸、酪氨酸等 14 种氨基酸和 Ca、Mg 及 Fe、Cu、Zn、Mn、Pb 等多种微量元素。

性味归经：全蝎辛、平，有毒。归肝经。

功效主治：具有熄风镇痉、攻毒散结、通络止痛之功效。临床用于治疗惊风、抽搐痉挛、中风口渴、半身不遂、破伤风、风湿麻痹、偏正头痛、疮疡、瘰疬等。

【药理作用】

1. **镇痛、镇静作用**　通过小鼠扭体法、小鼠热辐射甩尾法、大鼠三叉神经诱发皮层电位法实验表明，东亚钳蝎毒素对内脏痛、皮肤灼痛和三叉神经诱发电位有较强的抑制作用。予以大鼠中脑导水管周围灰质内微量注射蝎毒和吗啡，以热辐射为指标，观察比较两者中枢镇痛作用效果，结果表明蝎毒有很强的中枢镇痛作用，作用强于吗啡 4 倍以上；同时发现蝎毒的分离组分 A 具有明显的中枢镇痛作用，其机制在于蝎毒通过大鼠中脑导水管周围起作用，且镇痛作用较吗啡强 10 倍。侧脑室注射蝎毒素镇痛，可能是通过主要在周围灰质等疼痛有关神经核团发挥镇痛作用。蝎毒粗毒中分离纯化了镇痛活性肽 SV-Ⅳ，临床验证对多种急、慢性疼痛均有较强抑制作用，具有较好的修复受损神经功能。

2. **抗癫痫作用**　在马桑内酯致痫的大鼠模型上，通过侧脑室注射蝎毒素，发现癫痫发生率大大降低，且发作程度也有所减轻，其表现是给予蝎毒素的大鼠无任何大发作的行为，并且小发作的平均持续时间也显著短于对照组，脑电图多呈散在单个痫样波，提示蝎毒素对癫痫发作时的神经细胞同步放电、放电的传播有较强的抑制作用。当注射马桑内酯后引起发作的潜伏期比对照组明显延长，揭示蝎毒素对致痫因素引起的神经元敏感性增高有抑制作用。

3. **抗惊厥作用**　小鼠每天口服止痉散（全蝎、蜈蚣等量）1g，连服 1、3、9 天后，对戊四氮、士的宁及烟碱引起的惊厥均有对抗作用。全蝎单独使用，每天 1g 亦有效，但较蜈蚣差。全蝎浸膏具有抗电惊厥和显著延长尼可刹米所致惊厥潜伏期的效应。

【现代应用】

1. **癌痛**　取活全蝎用青瓦焙干后研焙成细末，撒在开水冲成的蛋花上，趁热饭前服用，每日 3 次，用于治疗晚期癌症疼痛，总有效率可达 95%。

2. **治疗癫痫**　用全蝎、蜈蚣（去足）等量，晒干研末，蜜丸如桐子大，成人每日 4.5～7.2g，早晚分服，小儿按年龄体重酌减，如无毒副反应可连续使用。

3. **痹痛**　将全蝎研粉，每日早晨吞服 1.2～1.5g，单用或配合其他内服，外敷药治疗痹痛 26 例，效果较好，不仅对疼痛有效，对患处亦有效。

4. **偏头痛**　炙全蝎 0.9g、白参 0.9g，钩藤 4.5g 共研细末，每日分 2 次服完，亦可配合其他对症的汤剂。治疗偏头痛多在 1～2 日痊愈，对头痛兼惊悸抽搐、肢麻舌强者较好。将全蝎末少许置太阳穴,以胶布封固,每日1换,治疗偏头痛疗效满意。

5. **坐骨神经痛** 将全蝎、蜈蚣、蕲蛇各10g,焙干研粉分8包。首日上下午各服1包,以后每日上午服1包,7天为一个疗程,两个疗程间隔3～5天。治疗54例疗效满意。

【不良反应】

全蝎毒类似蛇毒神经素,毒性甚剧。蝎毒能产生宫缩,导致早期流产。蝎毒可使胎儿骨化中心延迟或消失,造成胎儿骨骼异常,有致畸作用。蝎毒可招致骨骼肌自发性抽动和强直性痉挛,终致不可逆性麻痹。全蝎毒素还有抑制呼吸、严重过敏反应及腹痛等不良反应。

二、抗癌药

肿瘤是危及人类生命的首要顽敌,每年全世界有数百万人死于癌症,为了攻克这一世界性难题,各国每年投入大量的人力、物力进行着国际间多学科的广泛协作,从事抗癌药物的研究开发。经过近百年的努力,癌症从"慢性死亡"的恐怖状态能达到今天大体可治愈1/3以上的成果。传统中医药学,是我国劳动人民几千年来与自然界作斗争、与疾病作斗争、求生存的经验总结,是我国历代医药学家智慧的结晶,它有着系统的理论知识与丰富的临床经验。在我国历代医药学文献中记载了大量对肿瘤的理论认识和治疗方药,其中有一些至今仍然指导着中医药研究和临床应用,并取得肯定的疗效。

对于传统药物,以其来源主要分为金石矿物类药物、动物类药物和植物类药物。以其功效主要分为:清热解毒药、软坚散结药、活血化瘀药、软坚散结药、祛湿利水药和扶正固本药等,现在临床多按功效分类。

1. **按来源分类**

(1) 金石矿物类药物

许多治疗肿瘤的方药及单方、偏方、验方中都用此类药物。这类药物在一般情况下,用于配制丸、散、膏、丹,不作汤剂,在外治法中占重要地位,局部应用可起到化腐、蚀疮、解毒、消瘤作用。临床上看到一些含砷、汞、铅的药物,大量应用时,引起剧烈的恶心、呕吐、腹泻等毒副反应,甚至对心、肝、肾等脏器功能有一定的损害,有的长期小剂量内服,亦可能致积蓄中毒。总之,金石类药物对某些肿瘤细胞及组织可能有细胞毒或腐蚀作用,故以外用为宜。各地用以治疗宫颈癌、皮肤癌等的外用药,就有用此类药物的。

(2) 动物类药物

这类药物包括各种大小动物及动物制品。用于抗癌及具有一定抑制癌细胞生长的虫类药也不少。昆虫类抗肿瘤药材,入药以虫体或以昆虫病理产物、生理产物、虫巢等,另一部分则是某些高等动物的组织或分泌物,如麝香、牛黄、熊胆等。动物类药物传统多做成散剂、丸剂或片剂。

(3) 真菌类药物

绝大多数属真菌类、担子菌纲,其中相当一部分是食用菌。近年来,对食用菌类活性成分的研究也日趋活跃,特别是对其多糖成分的抗肿瘤作用的研究近年来更热。

(4) 植物类药物

这是应用最多、最广泛的一类药物,从天然产物中寻找抗肿瘤活性成分,主要集中在此类药材中。有资料报道,对于已筛选过的67500种提取物,有2787种用来筛选的一种或一种以上的肿瘤瘤株显示肯定的活性。其中裸子植物只占种子植物的一小部分,但具抗肿瘤活性的提取物却比被子植物高。

2. 按功效分类

(1)清热解毒药

清热解毒属中医祛邪治疗法则之一,多用于对抗恶性肿瘤的热证、实证。这类药物有较广的抗菌谱,能抑制病毒,提高机体非特异性免疫力,对一些实验动物肿瘤有一定抑制作用;对癌细胞与白细胞也有杀伤活性。本类药物在临床使用上常与活血化瘀药或扶正补虚药配伍,以增加疗效,减少副作用,进一步扩大适用范围。清热解毒药性凉而多具苦味,对身体虚弱、脾胃虚寒者不宜多用。

(2)活血化瘀药

活血化瘀药能抑制血小板凝聚,可以使癌细胞不易在血液中停留、聚集、种植,从而减少转移;能影响微循环,增加血管通透性,以改善实体瘤局部的缺氧状态,提高治疗敏感性,有利于药物、免疫淋巴细胞及其细胞毒素到达肿瘤部位。有些药物能提高机体补体水平,增强机体免疫力,抑制成纤维细胞亢进的胶原合成作用,减少粗糙型成纤维细胞生成,因此可以预防减少治疗引起的组织纤维化。本类药可单用或加入辨证施治方药,常配伍理气药,亦可与清热解毒药合用。

(3)化痰散结药

本类药具有祛痰液、消散结核及痞块等作用,临床使用时可根据病情配伍活血化瘀药、清热解毒药、扶正补益药,亦可与化学药物、放射治疗、外科手术等配合使用,以增强疗效。

(4)利水化湿药

在利水化湿药中已发现有些物质对癌性胸水、癌性腹水及膀胱癌有疗效,在体外实验中对肿瘤细胞也有抑制作用,因此在肿瘤的临床治疗中,此类药也常用。

(5)扶正固本药

本类药能补益滋养,用于治疗人体的各种虚证。具体地说,能改善血象和细胞免疫功能,调整机体免疫状态,增强对外界恶性刺激的抵抗力;加强激素调节功能,促进垂体-肾上腺皮质功能,提高环腺苷酸的相对值而抑制癌细胞的生长,并有利于保护骨髓,增强放疗和化疗的效果,控制复发,达到抗癌、抑癌的作用。

(6)外用抗癌药及其他

外用抗癌药在肿瘤表面直接上药或在瘤体及基底部做浸润性注射,使瘤体腐蚀脱结。此类药物一般有毒。

(一)清热解毒药

一枝黄花

为菊科一枝黄花属植物毛果一枝黄花的干燥全草。辛、苦,温,有小毒。归肝、肾经。产于我国新疆阿尔泰山及天山地区,在俄罗斯高加索、蒙古及欧洲有广泛分布。毛果一枝黄花具有抗炎、抗菌、利尿、抗肿瘤等多种药理活性。内服:煎汤,10~30g。外用:鲜品捣敷;或煎浓汁浸洗。

【药理研究】

全草含酚性成分、鞣质、挥发油、皂苷、黄酮类等。全草的热水浸出液有抗菌作用,其抗菌成分能由酸化沉淀,并溶于乙醇。毛果一枝黄花对多种肿瘤细胞(前列腺瘤、乳房瘤、黑色素瘤、肺癌)有很强的细胞毒性。有效成分大部分存在于植物叶中,且溶于水。为了研究体内抗肿瘤活性,给免疫缺陷的小鼠腹腔注射大鼠前列腺细胞,然后腹腔或皮下注射毛果一枝黄花提取物,能显著抑制肿瘤生长,且无明显副作用。

【临床应用】

本品主要用于甲状腺肿瘤,亦可用于舌癌、喉癌、食管癌等恶性肿瘤,可单味使用,或配伍其他抗癌中药同用。如治舌癌、喉癌,可单用水煎服;治食管癌,可配伍大蓟、青风藤等同用;治甲状腺肿瘤,可配伍韩信草、马兰、星宿草同用。

【注意事项】

不宜大剂量使用,否则会引起胃肠道出血。

土茯苓

土茯苓是百合科植物光叶菝葜的块茎,又名草禹余粮、仙遗粮、刺猪苓、土草薢,长江流域南部各省均有分布,其味甘淡,性平,入肝、胃经,为清热祛湿、泄浊解毒的常用中药。

主治梅毒,淋浊,痢疾,疮毒痈肿,湿疹,寻常疣,银屑病,癌肿等。内服:煎汤,25～50g。外用:研末调敷。

【药理研究】

根茎含皂苷、鞣质、树脂等。根茎含菝葜皂苷类;皂苷元尚有提果皂苷元。另含落新妇苷、异黄杞苷、琥珀酸、胡萝卜苷、棕榈酸、β-谷甾醇,以及生物碱、挥发油、糖、鞣质、树脂、甾醇、淀粉等。研究报道,土茯苓对黄曲霉毒素致大鼠肝癌有显著抑制作用。大鼠经腹腔注入黄曲霉素作肝癌启动剂使肝细胞癌变。将土茯苓醇提取物混入饮料中喂饲,大鼠肝切片表明,土茯苓使肝癌前病变灶数目减少,面积显著缩小。土茯苓组对BBN膀胱肿瘤的发生无明显抑制作用,而且发生了较多的鳞状细胞型肿瘤,因此在使用该品防治膀胱肿瘤时,应持慎重态度。

【临床应用】

本品可广泛用于甲状腺肿瘤、胃癌、肠癌、鼻咽癌、宫颈癌、膀胱癌、阴茎癌、骨癌、血管瘤等。用于消化道肿瘤,如湿热毒盛者,常配伍七叶一枝花、黄连、薏苡仁等同用;如治口、舌、咽喉、鼻咽癌,可配辛夷、山豆根、龙胆草等同用;属骨肿瘤或肿瘤骨转移者,可配伍川牛膝、乳香、没药等同用;如治淋巴肉瘤,可配伍地榆、土牛膝、当归、威灵仙等同用;如治膀胱癌,可配伍白花蛇舌草、白英、蛇毒等同用。

【注意事项】

肝肾阴虚者慎服。土茯苓服时忌茶。

防　己

为防己科植物粉防己、木防己及马兜铃科植物广防己(防己马兜铃)异叶马兜铃(汉中防己)的根。味苦,性寒。入膀胱、脾、肾经。功能:利水消肿、祛风止痛、泻下焦湿热。主治:水肿臌胀、湿热脚气、风湿痹痛、手足挛痛、癣疥疮肿。内服:煎汤,5～10g;或入丸、散。

【药理研究】

粉防己根中的主要成分为生物碱,其中大部分是双苄基异喹啉生物碱。此外,粉防己根中还含有黄酮苷、酚类、有机酸、挥发油、糖类等。木防己根含木防己碱、异木防己碱、木兰花碱、木防己胺、木防己宾碱、甲门尼萨任碱及去甲门尼萨任碱等多种生物碱。汉防己甲素有明显的抗癌作用,体外能杀死艾氏腹水癌细胞,能轻微抑制 S_{180} 细胞生长,对 KB 细胞、Hela 细胞有明显细胞毒作用。能直接或间接扩张血管,增加血液氧分压,对动物矽肺所致胶原纤维增生有溶解作用,因此可能改善肺肿瘤的临床结构,改变肿瘤的厌氧状况,起到对放射治疗增敏的作用。对吞噬指数、溶血空斑均有促进作用,还能增加白细胞。汉防己甲素还有消炎、抗过敏、解热、镇痛、扩张血管和明显的降压作用。

【临床应用】

本品近来用于湿热下注的膀胱肿瘤,症见小便不利、尿血涩痛、下肢浮肿等,常与萆薢、薏苡仁、黄柏等配伍应用。用于气滞湿阻,水湿停滞的肺癌、肝癌,如肝癌症见胸水、咳嗽、气急水气肿胀等,常与葶苈子、蚤体、茯苓等配合应用,肝癌出现腹胀、肢肿、小便不利等,常与三白草、垂盆草、茯苓等配合应用。此外,对乳腺癌骨转移引起的肩背疼痛,亦常与片姜黄、桑枝、黄芪等配伍应用。

【注意事项】

阴虚而无湿热者慎服。

黄 连

为毛茛科植物黄连、三角叶黄连、云南黄连的根茎。亦名王连(《本经》)、支连(《药性论》)。味苦,性寒。入心、肝、胃、大肠经。功能:清热、泻火、燥湿、解毒、杀虫。主治:时行热毒、伤寒、热盛心烦、痞满呕逆、菌痢、热泻腹痛、肺结核、吐衄、下血、消渴、疳积、蛔虫病、百日咳、咽喉肿痛、火眼、口疮、痈疽疮毒、湿疹、水火烫伤。内服:煎汤,2~10g;或入丸、散。外用:研末调敷、煎水洗或浸汁点眼。

【药理研究】

根茎中主要成分为多种生物碱,主要是小檗碱,又称黄连素,约含 5%~8%,其次为黄连碱、甲基黄连碱、掌叶防己碱、药根碱、非洲防己碱,尚含黄柏酮、黄柏内酯、木兰花碱、阿魏酸等。有:抗肿瘤,抗放射作用;抗炎作用;抗微生物及原虫的作用;对循环系统有保护作用;对血管平滑肌有松弛作用;对神经系统有拮抗作用;利胆、抗溃疡作用;能抑制血小板聚集。

【临床应用】

黄连根黄,花黄,果实黄,根株从延相连,故名黄连。性大苦大寒,能泄降一切有余之湿火,凡药能去湿者多增热,能除热者多不能去湿,惟黄连能以苦燥湿,以寒除热,一举两得。故心脾肝肾之热,胆胃大小肠之火,无不治之。今用于治疗湿毒热盛的肿瘤,尤其在治疗胃肠道肿瘤、肝癌、唇癌时,常以黄连配合其他药物进行辨证施治。现代药理也已证实黄连具有抗癌、抗放射以及细胞代谢的作用。黄连素更是已作为抗菌药广泛应用于临床。

【注意事项】

凡阴虚烦热、胃虚呕恶、脾虚泄泻、五更泄泻慎服。

苦 参

为豆科多年生落叶亚灌木植物苦参的根。味苦,性寒。入肝、肾、大肠、小肠经。功能:清热、燥湿、杀虫、利尿。主治:热毒血痢、肠风下血、黄疸、赤白带下、小儿肺炎、疳积、急性扁桃体炎、痔漏、脱肛、皮肤瘙痒、疥癞恶疮、阴疮湿痒、瘰疬、烫伤。内服:煎汤,4.5~10g;或入丸、散。外用:煎汤水洗。

【药理研究】

苦参主要成分为多种生物碱及多种黄酮类化合物。生物碱中以苦参碱、氧化苦参碱为主，尚有异苦参碱、槐果碱、异槐果碱、槐胺碱、氧化槐果碱，微量的 D-槐醇碱、L-臭豆碱、L-甲基金雀花碱、赝靛叶碱、L-槐根碱等。黄酮类化合物中有苦醇 C、苦醇 G、异苦参酮、苦参醇、新苦参醇、降苦参醇、芒柄花黄素、苦参啶醇、苦参素、次苦参素等。有抗肿瘤作用：苦参总碱、苦参碱、氧化苦参碱及槐根碱对小鼠肉瘤 S_{180} A 有明显的抑制作用。苦参碱对慢性粒细胞白血病患者外周血多向造血祖细胞集落产率有显著的抑制作用。

【临床应用】

苦参主要用于宫颈癌、膀胱癌等证属湿热壅结者，也可用于治疗皮肤癌、肝癌、肺癌及滋养叶细胞等。如治宫颈癌可配白毛藤、土茯苓、半枝莲等同用；如治直肠癌，可配白头翁、红藤、紫花地丁等同用；治乳腺癌，可直接用本品捣敷局部；治膀胱癌，可配伍黄柏、生地黄、大小蓟、泽泻等同用；治腮腺癌，可配伍夏枯草、生鳖甲、干蟾皮、天龙皮、昆布、桃仁等同用；治软组织肉瘤，可配三棱、莪术、泽漆等同用。

【注意事项】

脾胃虚寒者忌服。反藜芦。

三尖杉

又名桃树、山榧树，为粗榧科植物三尖杉的枝叶，为我国特产树种。甘、苦、平。有毒。归肝、肺、脾、大肠经。种子：25～30g，水煎，早晚饭前各服 1 次，或炒熟食。枝、叶：总碱用量成人每天(2±0.5)mg/kg 体重，分两次肌注。

【药理研究】

主要成分：从三尖杉及其全植物中得到近 20 种生物碱。经研究抗癌有效成分有：三尖杉酯碱、高三尖杉酯碱、异三尖杉酯碱和脱氧三尖杉酯碱四种。其中以三尖杉酯碱和高三尖杉酯碱含量最高。实验表明，三尖杉酯类生物碱在动物耐受剂量下，使小鼠肉瘤及白血病瘤细胞有丝分裂指数明显减少，染色体药物变异。可引起正常小鼠及白血病小鼠肝脾组织以及肉瘤小鼠的肿瘤组织核酸明显下降。实验观察到三尖杉碱可对中枢产生抑制作用，减少冠脉流量。

【临床应用】

以白血病及恶性淋巴瘤疗效为最好。治疗急性白细胞增多症可以完全缓解。

肿节风

又名九节风、接骨莲、九节花、九节茶等。为金栗科植物草珊瑚的干燥全草。味辛、苦，性平，有小毒。具有清热解毒、通络接骨、祛风活络、祛瘀止痛等功效。

【药理研究】

含黄酮苷、内酯类、挥发油等，其抗菌有效成分主要是延胡索酶及琥珀酯，其中总挥发油和 CII 为抗癌有效成分。实验表明，肿节风制剂对小鼠 L_{615} 艾氏腹水癌 EA、S_{180} 等癌细胞有抑制作用，肿节风提取物对 CII 及总挥发油对 S_{180} 和 W_{256} 瘤株有明显抑制作用。本品煎剂对金黄色葡萄球菌、伤寒杆菌、痢疾杆菌等有较强的抑菌作用。

【临床应用】

对多种恶性肿瘤有一定疗效。尤其对胰腺癌、胃癌、直肠癌、食道癌效果好。对呼吸道感染、泌尿道感染、术后感染、胆道感染有一定疗效。

【注意事项】

肿节风一般毒副作用轻微,仅见少数患者用后出现头昏、乏力,长期应用对肝肾功能、造血系统等均未见有不良作用。少数注射剂可致疼痛,亦有注射肿节风引起皮肤斑丘疹、麻疹等过敏反应者。

冬凌草

又名水凌草,为唇形科植物碎米桠的干燥地上部分。苦、甘、微寒,清热、解毒、活血止痛,用于咽喉肿痛、扁桃体炎、蛇虫咬伤、风湿骨痛等。

【药理研究】

含单萜、倍半萜、二萜、三萜一系列萜类化合物,从二萜中分离得的冬凌草素 A 为冬凌草抗癌有效成分之一。近年来又分离出冬凌草乙素、冬凌草丙素、冬凌草丁素。实验表明,冬凌草水煎剂和醇剂对 Hela 细胞有一定细胞毒作用。冬凌草煎剂及醇剂对小鼠艾氏腹水癌皮下型或腹水型以及 S_{180} 均有效果。对晚期食管癌患者有缓解吞噬困难症状及明显解痉作用,但对蠕动无影响。

对晚期肿瘤患者有镇痛作用。

【临床应用】

对多种恶性肿瘤有一定作用,尤其对乳腺癌疗效突出,对食道癌主要是改善吞噬困难。

野百合

又名羊屎蛋、农吉利、兰花野百合、倒树野芝麻,为豆科植物野百合的干燥全草,味苦、淡,性平,有解毒抗癌之功效。内服:煎汤,25～50g。外用:捣敷。

【临床应用】

实验表明,对小鼠 S_{180} 白血病 L_{615} 小鼠艾氏腹水癌、大鼠瓦克 256 均有明显的抑癌作用,对皮肤癌、宫颈癌、阴茎癌、直肠癌均有一定疗效。

穿心莲

为爵床科草本植物穿心莲的全草或叶。味苦,性寒。入心、肺、大肠、膀胱经。功能:清热解毒、凉血消肿。主治:急性菌痢、胃肠炎、感冒、流脑、气管炎、肺炎、百日咳、肺结核、肺脓肿、胆囊炎、高血压、鼻出血、口咽肿痛、湿疹、疮疖痈肿、水火烫伤、毒蛇咬伤。内服:煎汤,9～15g;或研末。外用:煎汁涂抹,或研末调敷。

【药理研究】

叶主要成分是穿心莲甲素、穿心莲乙素、穿心莲丙素、高穿心莲内酯、潘尼内酯。亦含穿心莲烷、穿心莲酮、穿心莲甾醇、胡萝卜苷等。抗肿瘤作用:去氢去氧穿心莲内酯对肿瘤有一定抑制作用。对免疫功能的影响:能提高细胞吞噬金黄色葡萄球菌的能力。有抗炎、解热的作用。抑制血小板聚集及抗血栓形成。保肝利胆的作用。抗生育的作用。抗蛇毒及毒蕈碱样作用。

【临床应用】

穿心莲主要用于恶性葡萄胎及绒毛膜上皮癌,还可用于肺癌、皮肤癌、肝癌、乳腺癌、鼻咽癌等。本品治鼻咽癌可配伍蛇舌草、急性子、半枝莲等同用;治肺癌,可配伍蟾酥、壁虎、蛇舌草等同用。

【注意事项】

此药寒凉,长期使用可致恶心、腹泻、胃口不佳。脾胃虚寒者慎用。

蚤 休

为百合科草本植物云南重楼、七叶一枝花、金线重楼及其数种同属植物的根茎。亦名重楼(《唐本草》)、白甘遂(《小儿药证直诀》)、重台草(《太平圣惠方》)等。味苦、辛,性寒,有毒。入心、肝经。功能:清热解毒、消肿止痛、平喘止咳、熄风定惊。主治:痈肿、疔疮、瘰疬、喉痹、慢性气管炎、小儿惊风抽搐、蛇虫咬伤。内服:煎汤,3~9g;磨汁、捣汁或入丸、散剂。外用:捣敷或研末调涂。

【药理研究】

根主要成分是蚤休苷、薯蓣皂苷、薯蓣皂苷元的 3-葡萄糖苷、3-鼠李糖葡萄糖苷、3-鼠李糖阿拉伯糖葡萄糖苷和 3-四糖苷等多种皂苷。此外,尚含生物碱、氨基酸。本品提取物对肉瘤180、肉瘤 37、实体型肝癌均有抑制作用。抗菌作用:浸剂在体外对痢疾杆菌、黏质沙雷杆菌、大肠杆菌、敏感和耐药金黄色葡萄球菌均有明显抑制作用;抗肿瘤作用:水提取物在体外试验无效,而甲醇提取物有效能明显抑制小鼠 H_{22} 瘤细胞的生长;杀精作用。

【临床应用】

蚤休可广泛用于各种癌肿,尤其适用于证属热毒炽盛,瘀热内结者。如治食管癌,可配伍炒大黄、木鳖子、马牙硝、半夏同用,治直肠和结肠癌,可配伍土茯苓、白茅根、生熟薏苡仁、槐花等同用;治肝癌疼痛,可配伍冰片、田螺肉共捣敷痛处;治肺癌疼痛,可配伍蚤休、玄胡、芦根、黄药子、川乌头、冰片、麝香、紫皮大蒜等制丸服,治宫颈癌,可配伍白毛藤、白丁香花根等同用;治脂肪肉瘤,可配伍黄药子、红木香等同用;治颅内肿瘤,可配伍苍耳子、远志肉、石菖蒲等同用。

【注意事项】

体虚、无实火热毒,阴证外疡及孕妇均忌服。

鱼腥草

为三白草科植物蕺菜的带根全草。亦名蕺(《名医别录》)等。味辛,性寒。入肺经。功能:清热解毒、消痈排脓、利尿通淋。主治:肺炎、肺脓肿、热痢、疟疾、水肿、白带、痈肿、痔疮、脱肛、湿疹、秃疮、疥癣。内服:煎汤,9~15g(鲜品 30~60g);或捣汁。外用:煎水熏洗或捣敷。

【药理研究】

全草含挥发油,其中有效成分为癸酰乙醛、月桂醛、2-十一烷酮、丁香烯、芳樟醇、乙酸龙脑酯、α-蒎烯、莰烯、月桂烯和 D-柠檬烯、甲基正壬基酮、癸醛、癸酸。花、叶、果中均含有槲皮素、槲皮苷、异槲皮苷、瑞诺苷、金丝桃苷、阿夫苷、芸香苷。尚含有绿原酸、棕榈酸、亚油酸、油酸、氯化钾、硫酸钾,以及 β-谷甾醇和蕺菜碱。新鱼腥草素对艾氏腹水癌的抑制效果可能与提高癌细胞中的 cAMP 水平有关。对流感杆菌、金黄色葡萄球菌、伤寒杆菌、结核杆菌及多样皮肤真菌有抑制作用。能增强白细胞吞噬功能,提高机体免疫力。所含槲素及甲盐有利尿作用,槲素还能扩张血管。用噬菌体法筛选,提示有抗噬菌体作用。

【临床应用】

本品近用于热毒壅盛的肺癌,症见咳嗽,痰黄稠或痰中夹血、胸闷、发热、苔黄、脉数等,常与蒲公英、瓜蒌皮、石韦、佛耳草等配合应用。此外,还用于痔疮肿痛、湿热淋证、毒蛇咬伤等症。

【注意事项】

虚寒症及阴性外疡忌服。

鸦胆子

为苦木科植物鸦胆子的干燥成熟果实。味苦,性寒;有毒。入大肠、肝经。功能:清热解毒、截疟、止痢、腐蚀赘疣。主治:痢疾、久泻、疟疾、痔疮、疔毒、赘疣、鸡眼。内服:每次 10～15 粒(治疟疾)或 10～30 粒(治痢疾),每日 3 次。味极苦,不宜入汤剂,可装胶囊或用龙眼肉包裹,饭后吞服。外用:捣敷。

【药理研究】

鸦胆子的主要成分是鸦胆子苦素、鸦胆子苦内酯、鸦胆子苦醇;亦含生物碱,如鸦胆子碱、鸦胆宁;糖苷,如鸦胆灵、鸦胆子苷以及鸦胆子酚、鸦胆子酸和香草酸。鸦胆子仁糊剂和水剂用于诱发皮肤癌和乳头状瘤的小鼠,能使其瘤细胞发生退行性变和坏死,但对正常组织亦有类似作用。鸦胆子的甲醇提取物注射给药时,对艾氏腹水癌、W_{256} 癌肉瘤和 P_{388} 淋巴细胞性白血病有显著抑制作用。鸦胆子苷 A 对 P_{388} 白血病有显著治疗作用。对正常皮肤和黏膜面有刺激作用,是一种细胞毒,临床上用于治疣有效。

【临床应用】

鸦胆子常用于治疗肺癌、直肠癌、乳腺癌、宫颈癌,如治食管癌,可配伍水蛭、桃仁、生赭石等同用;治大肠癌,可配伍大黄粉、蟾酥等同用;治宫颈癌,可配伍硇砂、蟾酥、轻粉、雄黄、红矾、马钱子、乌梅共研末成栓剂外用。

【注意事项】

有脾胃虚弱呕吐症者忌用。胃肠出血及肝肾疾病患者忌用或慎用。注意掌握用量,不可长期服用,以免过量和蓄积中毒;口服时勿直接吞服或嚼服,以免刺激胃肠黏膜,引起胃肠道反应。

白花蛇舌草

为茜草科植物白花蛇舌草的带根全草。味苦、甘,性寒。入心、肝、脾三经。功能:清热、利湿、解毒、消痈。主治:肺热喘咳、扁桃体炎、咽喉炎、阑尾炎、痢疾、黄疸、盆腔炎、附件炎、痈肿疔疮、毒蛇咬伤。内服:煎汤,30～60g;或捣汁。外用:捣敷。

【药理研究】

全草中可分离出三十一烷、豆甾醇、熊果酸、齐墩果酸、β-谷甾醇、β-谷甾醇-D-葡萄糖、对香豆酸等。白花蛇舌草在体外对急性淋巴细胞型、粒细胞型、单核细胞型以及慢性粒细胞型肿瘤细胞有较强抑制作用。能增强腹腔液中白细胞吞噬白色葡萄球菌能力。抗菌作用:高浓度水煎剂可抑制绿脓杆菌、伤寒杆菌及变形杆菌的生长,对其他多种常见致病菌作用弱。对兔实验性阑尾炎有较好疗效。抗肿瘤作用:本品粗制剂,体外试验仅在高浓度下对艾氏腹水癌、吉田肉瘤及多种白血病癌细胞有抑制作用。但多种肿瘤的体内试验均无明显疗效。

【临床应用】

白花蛇舌草可广泛用于各种肿瘤,尤其适用于消化道肿瘤,如食管癌、胃癌、肝癌、直肠癌、恶性淋巴瘤、鼻咽癌等,以热毒炽盛,痰湿壅滞者最为适宜。如治食管癌,可配伍半枝莲、莪术、三棱等同用;治胃癌,可配伍白茅根、生薏苡仁等,煎水服;治直肠癌,可配伍忍冬藤、半枝莲、紫花地丁等同用;治肺癌,可配伍仙鹤草、大贝母等同用;治乳腺癌,可配伍香附、川芎、仙茅等同用。

【注意事项】

孕妇慎用。阴疽及脾胃虚寒者忌用。

山豆根

主要为豆科植物越南槐、广豆根(亦名:柔枝槐)的根。味苦,性寒。入肺、胃经。功能:清热解毒、利咽喉、消肿止痛。主治:喉痹、喉风、喉痈、牙龈肿痛、喘满热咳、黄疸、下痢、痔疾、热肿、秃疮、疥癣;蛇、虫、犬咬伤。内服:煎汤,9~15g;或磨汁。外用:含漱或捣敷。

【药理研究】

山豆根对恶性肿瘤有显著效果。副作用小,安全,且不使白细胞减少,试验动物一般状态良好。山豆根提取物、苦参碱、氧化苦参碱对移植 S_{180} 的小鼠有延缓死亡的效果,对接种实体瘤或腹水瘤的大鼠亦能延缓死亡。对白血病的血细胞增长有抑制作用。灌服广豆根浸剂,对于接种的子宫颈癌(U_{14})有明显的抑制作用。从广豆根中分离出来的苦参碱,对小鼠艾氏腹水癌无论试管试验或整体动物试验都有效,氧化苦参碱则无效。山豆根中所含的紫檀素类、槐树素对 S_{180} 也有抑制作用,一般右旋异构体比左旋者活性强,苷的活性比苷元强。山豆根对急性淋巴细胞型白血病患者和急性粒细胞型白血病患者的白细胞脱氢酶均有抑制作用,对前者的呼吸有轻度抑制作用。

【临床应用】

山豆根可广泛用于各种肿瘤,尤其多用于鼻咽癌、喉癌、肺癌,以热毒盛壅、火部滞最为适宜。对于食管癌、胃癌、肝癌、子宫癌各种肿瘤转移也有较好的疗效。如治疗鼻咽癌,可配伍鱼脑石、射干、青果、蝉蜕等同用;如治鼻咽癌放疗后,可配伍麦冬、半枝莲、石上柏、白花蛇舌草、天花粉等同用;治舌癌,可配伍草河车、夏枯草、土贝母、苦参等同用。

【注意事项】

脾胃虚寒泄泻者忌服。

山慈姑

为兰科植物杜鹃兰、独蒜兰(冰球子)等的假球茎。亦名金灯(《本草拾遗》)、山茨菰(《百一选方》)、山茨菇(《滇南本草》)等。味甘、微辛,性寒。入肝、脾经。功能:清热、解毒、消肿、散结、化痰。主治:痈疽疔肿、瘰疬、喉痹肿痛;蛇、虫、狂犬伤。内服:煎汤,3~6g;磨汁或入丸、散。外用:磨汁或研末调敷。

【药理研究】

杜鹃兰根茎含黏液及葡配甘露聚糖。山慈姑含秋水仙碱等多种生物碱及淀粉,亦含心脏毒素土里品。给小鼠皮下注射秋水仙碱 2mg/kg,能抑制细胞的有丝分裂,使之停止于中期,类似于放射线照射的效果,分裂较快的胚胎及肿瘤细胞对之最为敏感。但用于治疗肿瘤毒性太大。对急性淋巴细胞型白血病患者和急性粒细胞型白血病患者的白细胞脱氢酶均有抑制作用。对前一种白血病的白细胞呼吸亦有一定的抑制作用。

【临床应用】

山慈姑可用于乳腺癌、白血病、皮肤癌及霍奇金病,对宫颈癌、食管癌、肝癌、胃癌、肺癌、鼻咽癌等均有一定的疗效。如治乳腺癌,可配伍蟹壳、蟹爪一起研成细末制丸服。治急性白血病,可配伍当归、丹参、赤芍、白芍、沙参、麦冬、山豆根等同用;治恶性淋巴瘤,可配伍白花蛇舌草、三棱、莪术、炒白术、白僵蚕、夏枯草等同用;治鼻咽癌,可配伍肿节风、蜈蚣、全蝎、苍耳子、半枝莲、白花蛇舌草、黄芪等同用;治肝癌,可配伍白术、当归、昆布、海藻、半枝莲、太子参等同用。

【注意事项】

正虚体弱患者慎服。

大 黄

为蓼科植物掌叶大黄、唐古特大黄或药用大黄的根和根茎。亦名黄良(《吴普本草》)、将军(《药录》)、锦纹大黄(《备急千金要方》)、川军(《中药材手册》)等。味苦,性寒。入胃、大肠、肝经。功能:攻积导滞、泻热通肠、凉血解毒、逐瘀通经。主治:实热便秘、谵语发狂、食积痞满、痢疾初起、里急后重、瘀停经闭、癥瘕积聚、时行热疫、暴眼赤痛、吐血、衄血、阳黄、水肿、淋浊、溲赤、痈疡肿毒、疔疮、烫火伤。内服:煎汤(用于泻下,不宜久煎),3～12g;或入丸、散。外用:研末,用水或醋调敷。

【药理研究】

大黄中具有致泻作用的主要成分是蒽醌苷及双蒽酮苷,其泻下作用较其相应苷元作用为强。此外,大黄尚含有脂肪酸、草酸钙、葡萄糖、果糖和淀粉。大黄素、大黄酸对小鼠黑色素瘤有较强的抑制作用。大黄素对小鼠乳腺癌,大黄酸对艾氏腹水癌也有抑制作用。

【临床应用】

本品常用于热毒壅盛,瘀血凝滞的肝、胆管肿瘤,症见右上腹或中上腹饱胀、刺痛等,常与蒲公英、广郁金、白花蛇舌草、八月札等配合应用。用于甲状腺肿瘤、淋巴肉瘤、黑色素瘤等,则常与黄药子、昆布、海藻、象贝母等配合应用。此外,本品还常用于肠胃实热积滞、便秘腹痛、壮热不退、神错谵语、血热妄行吐血、衄血及火热上冲的目赤咽痛、牙痛、瘀血阻滞的经闭腹痛、跌打损伤、瘀血肿痛、湿热内蕴的黄疸水肿、疮疡肿毒等症。

【注意事项】

凡表证未罢,血虚气弱,脾胃虚寒,无实热、积滞、瘀结以及胎前、产后,均应慎服。

白屈菜

本品为罂粟科植物白屈菜的带花全草。味甘,性凉,有毒。

【药理研究】

1. 抗肿瘤作用　白屈菜的甲醇提取物对小鼠艾氏癌和肉瘤有明显的抑制作用。

2. 镇痛作用

3. 镇静及催眠作用

4. 对平滑肌的解痉作用　对豚鼠、家兔由抗原、抗体反应和组胺、毛果芸香碱、氯化钡、白碱等所致的离体肠痉挛有对抗作用。

5. 镇咳、祛痰、平喘作用

6. 抗炎作用

7. 抗菌抗病毒作用

8. 抗生育作用

【注意事项】

本品有毒,中毒后会出现烦躁不安、意识障碍、谵语、血压升高或排便难、恶心、腹胀、胃中不适等。

藤梨根

败酱科败酱属植物异叶败酱及糙叶败酱(山败酱),以根入药。秋季采根,去净泥土,晒干。味苦、微酸、涩,性凉。清热燥湿,止血,止带,截疟。用于子宫糜烂、早期宫颈癌、白带、崩漏、疟疾。

【药理研究】

1. 本品水提取物体外抗癌试验表明,对艾氏腹水癌细胞有破坏作用,对小鼠肉瘤 S_{180}、小鼠艾氏腹水型腹水癌有明显抑制作用,能使癌组织发生坏死,细胞核着色不良,胞浆模糊不清,并见有结缔组织增生,对小鼠艾氏实体型腹水癌亦有明显治疗作用,尤以腹腔给药疗效为佳,当局部给药时可使患处肿瘤逐渐变硬变干,从根部脱落,然后溃疡逐渐修复而治愈。

2. 尚有缩短出血时间,抑制子宫和肠管运动,扩张气管和血管等作用。

【注意事项】

本品性味臭秽,往往容易败胃,故用量不宜过大。

猪殃殃

猪殃殃属多年生草本植物的统称,约有 300 个种分布于全世界潮湿林地、沼泽、河岸和海滨。茜草科拉拉藤属植物猪殃殃以全草入药。夏季采收,鲜用或晒干。味辛、苦、凉。

【药理研究】

全草含苷类化合物、车前草苷、茜根定-樱草糖苷、伪紫色素苷。据近期文献报道,尚含 2,2-二甲基萘(1,2-b)吡喃败毒抗癌,用于癌瘤积毒。

【临床应用】

食管癌以鲜生姜、白蜜、镇江醋、生姜捣汁与蜜醋合在一起久蒸,能使咽喉梗阻、吞咽困难缓解,癌肿逐渐消失。猪殃殃、白花蛇舌草、白茅根、红糖,能使胀闷、反胃等症状缓解,胃癌肿缩小,溃疡平复。上颌窦癌能使混血分泌物减少,癌肿逐渐缩小,压迫神经的诸种症状缓解。肝癌能使疼痛、腹水缓解、肝大缩小,食欲恢复。乳腺癌能使症状缓解,癌肿逐渐消除。淋巴肉瘤结合放射线治疗,能较快使肿瘤消退。骨肉瘤使疼痛、肿胀等症状缓解,肿块缩小,可结合手术治疗。白血病使不规则发热、胸骨疼痛等症状缓解,脾肝与淋巴结肿大逐渐缩减,宜于慢性粒细胞性白血病。化瘀消肿,用于瘀滞肿胀宜于产后瘀血腹痛及妇女瘀滞经闭胀痛。扭伤瘀肿鲜猪殃殃适量捣烂敷。亦治甲沟脓肿。

【注意事项】

猪殃殃性寒,素有胃寒病者勿食。

(二)活血化瘀药

地鳖虫

为鳖蠊科昆虫地鳖或冀地鳖的雌性全虫。亦名地鳖(《本经》)、土鳖(《名医别录》)、土元

（《中药形性经验鉴别法》）、盖子虫（《河北药材》）等。味咸，性寒，有毒。入心、肝、脾经。功能：破血逐瘀、续筋接骨。主治：癥瘕积聚、血滞经闭、产后瘀血腹痛、跌打损伤、木舌、重舌。内服：煎汤，3～6g；或入丸、散。外用：煎水含漱或捣敷。

【药理研究】

主要成分是挥发油、氨基酸、蛋白质、糖类、脂肪、甾族化合物、酚类、有机酸及生物碱，亦含铁、锰、锌、铜等8种人体必需微量元素。地鳖虫对实验动物肿瘤有一定的抑制作用，体外实验结果表明：地鳖虫能抑制肝癌、胃癌细胞的呼吸作用。用美兰法测得地鳖虫浸膏有抑制白血病患者白细胞的作用，但用瓦伯呼吸器法测试，则为阴性结果。

【临床应用】

地鳖虫常用于多种癌症证属瘀血型者，如肝癌、宫颈癌、骨肉瘤等多发性骨肉瘤。如治肝癌，可配伍制马钱子、五灵脂、郁金等同用；治皮肤癌，可配伍血竭、紫草、水蛭等同用；治舌癌，可配伍薄荷汁涂于舌面；治骨巨细胞瘤，可配伍制马钱、牛膝等同用。

【注意事项】

孕妇忌服。

蜈　蚣

为大蜈蚣科动物少棘巨蜈蚣或其近缘动物的干燥全虫。亦名天龙（《本草纲目》）、百脚（《药材学》）。味辛，性温，有毒。入肝经。功能：祛风、定惊、攻毒、散结。主治：中风、惊痫、破伤风、百日咳、瘰疬、结核、癥积瘤块、疮疡肿毒、风癣、白秃、痔漏、烫伤。内服：煎汤，1～3g；研末吞服，每次0.6～1g；或入丸、散。外用：研末调敷。

【药理研究】

主要成分是两种类似蜂毒的有毒成分，即组胺样物质及溶血性蛋白质；尚含脂肪油、胆固醇、蚁酸等。亦曾分离出 δ-羟基赖氨酸；氨基酸有组氨酸、精氨酸、鸟氨酸、赖氨酸、甘氨酸、丙氨酸、缬氨酸、亮氨酸、苯丙氨酸、丝氨酸、牛磺酸、谷氨酸。蜈蚣水蛭注射液对肿瘤细胞有抑制作用，它能使小鼠的精原细胞发生坏死、消失。蜈蚣水蛭对小鼠肝癌瘤体的抑制率为26%，属于微效，对网状内皮细胞功能有增强作用，但长期应用对肝脏有损伤。化癌丹（含昆布、海藻、龙胆草、全蝎、蜈蚣、醋炒大米等），对小鼠艾氏腹水癌有抑制作用。

【临床应用】

蜈蚣可用于多种恶性肿瘤，如胃癌、食管癌、肝癌、宫颈癌、皮肤癌，也常用于软组织恶性肿瘤、骨肿瘤、脑肿瘤等。如治脑瘤，可配伍全蝎共研末服；治食管癌，可配伍斑蝥、红枣同用；治胃癌，可配伍乌梢蛇、土鳖虫、全蝎、白芷、枳壳同用；治原发性肝癌，可与穿山甲、制乳香、制没药、生南星、僵蚕等共制成外敷膏敷右上腹肝区。

【注意事项】

孕妇忌服。

地　龙

为巨蚓科动物参环毛蚓或正蚓科动物背暗异唇蚓（缟蚯蚓）等的新鲜或干燥全体。亦名蚯蚓（《本经》）、土龙（《名医别录》）、地龙子（《药性论》）等。味咸，性寒。入肝、脾、肺经。功能：清热、平肝、止喘、通络、利尿。主治：高热狂躁、惊风抽搐、风热头痛、目赤、中风半身不遂、喘息、喉痹、关节疼痛、齿衄、小便不通、瘰疬、疰腮、疮疡。内服：煎汤，5～15g(鲜品10～20g)；或入丸、散。外用：捣烂、化水或研末调敷。

【药理研究】

蚯蚓的成分比较复杂。各种蚯蚓均含蚯蚓解热碱、蚯蚓素、蚯蚓毒素。广地龙含6-羟基嘌呤、琥珀酸及L(＋)-谷氨酸等。蚯蚓亦含黄嘌呤、腺嘌呤、鸟嘌呤、胆碱、胍。尚含多种氨基酸，如丙氨酸、缬氨酸、亮氨酸、苯丙氨酸、酪氨酸、赖氨酸等。地龙提取液对小鼠 S_{180} 和 H_{22} 均有良好的抑瘤效果，可使荷瘤小鼠的生存期延长，瘤体明显缩小。能增强小鼠吞噬细胞的吞噬功能。地龙提取液对不能手术的癌症患者有放射增敏作用，可增强放射治疗效果，减轻放射治疗反应。

【临床应用】

地龙可用于多种恶性肿瘤，如舌癌、肝癌、鼻咽癌、腹腔肿瘤、恶性淋巴瘤等。如治舌癌，可单用本品，以盐化水后涂之；治肝癌，可配伍炮山甲、生牡蛎、桃仁、红花、郁金、川楝子、丹皮、炒常山等同用；治恶性淋巴瘤，可配伍乳香、没药、轻粉、穿山甲研后调涂之；治皮肤癌，可配伍白砂糖捣烂后加山苍子油调涂患处。

【注意事项】

伤寒非阳明实热狂躁者不宜用，温病无壮热及脾胃素弱者不宜用，黄疸缘大劳，腹胀属脾肾虚，阴虚成劳瘵者，咸在所忌。

全　蝎

为钳蝎科动物钳蝎的干燥全虫。亦名全虫(《中药形性经验鉴别法》)。如单用尾，名为蝎尾(蝎梢)。味咸、辛，性平，有毒。入肝经。功能：祛风、止痉、通络、解毒。主治：惊风抽搐、癫痫、中风、半身不遂、口眼歪斜、偏头痛、风湿痹痛、破伤风、淋巴结结核、风疹疮肿。内服：煎汤，全蝎 2～5g，蝎尾 1～1.5g；或入丸、散。外用：研末调敷。

【药理研究】

主要成分为蝎毒，蝎毒中含较复杂的毒性蛋白和非毒性蛋白，是一种类似蛇毒神经毒的蛋白质。尚含甜菜碱、三甲胺、牛磺酸、棕榈酸、硬脂酸、胆固醇、卵磷脂及铵盐、氨基酸等。全蝎提取物对带瘤小鼠的肿瘤生长有明显抑制作用。全蝎 530 号粗提物体外培养的 Heal 细胞全部死亡脱壁。对 LA-795 肺腺癌带瘤小鼠生存时间延长 29.2%。东亚钳蝎尾灌胃，预防给药组 S_{180} 肉瘤抑制率为 45.0%，治疗给药组 S_{180} 肉瘤抑制率为 47.6%，表明其兼有预防和治疗作用。

【临床应用】

可用于多种恶性肿瘤，尤对肺癌、脑癌、脑转移癌、骨肉瘤等适宜。如治肺癌，可配蜈蚣、穿山甲、乳香、没药等制丸服；治脑瘤，可配夏枯草、海藻、石见穿、生牡蛎、昆布等同用；治乳腺癌，可配蛇蜕、蜂房等同用；治皮肤癌，可配马钱子、紫草同研末外用；治晚期胃癌，可配水蛭、土鳖虫、补骨脂等同用；治肠癌下血，可配白矾同用。

【注意事项】

血虚生风者忌服。本品有毒，用量不可过大。

水　蛭

为水蛭科动物日本医蛭、宽体金线蛭、茶色蛭等的全体。味咸、苦,性平,有毒。入肝、膀胱经。功能:破血、逐瘀、通经。主治:蓄血、癥瘕、积聚、妇女经闭、干血成痨、跌打损伤、目赤痛、云翳。内服:入丸、散,1.5～3g;焙干研末吞服,每次0.3～0.5g。外用:置患处吮吸;或浸取液滴。

【药理研究】

主要含蛋白质,亦含铁、锰、锌等多种微量元素。新鲜水蛭唾液中含有一种抗凝血物质,名为水蛭素,属于多肽,由于其分子组成中没有色氨酸和精氨酸,故有抗凝血作用。但在干燥药材中水蛭素已被破坏。水蛭唾液中还分泌有组胺样物质、肝素及抗血栓素等,与水蛭素有协同作用。水蛭水提取液能降低大鼠的全血比黏度和血浆比黏度,缩短红细胞电泳时间。水蛭对缺血性脑血管病患者因血液流变性异常而出现的浓、黏、聚状态有改善作用。水蛭素对肿瘤细胞有抑制作用,对小鼠肝癌生长有一定的抑制作用。水蛭有高抗凝作用,因而有利于抗癌药及免疫活性细胞浸入癌组织杀伤癌细胞。

【临床应用】

本品可广泛用于食管癌、胃癌、肠癌、肝癌、卵巢癌、皮肤癌等多种癌症,以脐瘀内结、经脉闭阻者最为适宜。如治食管癌、结肠癌,可配海藻共研末后用酒送服;治食管癌,可配夏枯草、硇砂、党参、木香、白矾、紫贝齿、槟榔等同用;治胸膈肿瘤,可配莪术、黄药子、虎杖、丹参等同用,伴胸腔积液,可配海藻、昆布、葶苈子、芫花等共用;治肝癌、胰腺癌,可配马鞭草、半边莲、茵陈、栀子、牛膝等同用;治子宫肌瘤,可配生黄芪、生三棱、当归、知母、生桃仁共制丸服;治子宫体腺癌,可配黄芪、当归、三棱、莪术、穿山甲、桃仁、鸡内金等同用;治皮肤癌,可配大黄、青黛共研末服。

【注意事项】

体弱血虚、无瘀血停聚及孕妇忌服。

紫　草

为紫草科植物紫草、新疆紫草或内蒙古紫草的根。味苦、甘,性寒。入心、肝经。功能:凉血、活血、解毒透疹。主治:温热斑疹、麻疹不透、湿热黄疸、紫癜、吐衄、尿血、淋浊、热毒泻痢、痢下脓血、疮疡、湿疹、丹毒、水火烫伤。内服:煎汤,3～9g;或入丸、散。外用:熬膏涂。

【药理研究】

紫草根主要成分为色素成分、脂肪酸。色素成分为萘醌衍生物,有紫草素、乙酰紫草素、去氧紫草素、异丁基紫草素、异戊酰紫草素、β,β-二甲基丙烯酰紫草、β-羟基-异戊酰紫草素、紫草烷、紫草红、α-甲基-正丁酰紫草素、3,4-二甲基戊烯-3-酰基紫草醌。新疆假紫草根含β-羟基异戊酰紫草醌、3,4-二甲基戊烯-3-酰基紫草醌。脂肪酸主要为软脂酸、油酸及亚油酸等。对肝癌和 Lewis 肺癌有一定的放射增敏作用。紫草素加放射可能增强 Lewis 肺癌小鼠巨噬细胞对瘤细胞的直接杀伤力,带瘤小鼠生存期的延长间接增加了放疗效果。紫草根对绒毛膜上皮癌及恶性葡萄胎有一定的疗效。用美蓝试管法初筛,紫草根对急性淋巴细胞性白血病有极轻度的抑制作用。紫草可减少(鼠)自发性乳癌的发病率。

【临床应用】

本品近用于肝郁化火,热毒积盛的肝癌,症见身热口渴,面目身黄,肋下刺痛,大便秘结,或吐血衄血,腹水等,常与七叶一枝花、三白草、半枝莲等配合应用。

用于血热毒盛的宫颈癌、绒毛膜上皮癌等,症见少腹灼痛拒按、带下赤白腥臭、崩漏下血、五心烦热等,常与葵树子、天冬、七叶一枝花、苦参等配合应用。

【注意事项】

本品性寒而滑,有轻泻作用,脾虚便溏者忌服。

莪　术

为姜科草本植物莪术的根茎。亦名蓬莪茂(《药性论》)、蒁药(《唐本草》)、蓬莪蒁(《日华子本草》)、蓬术(《普济方》)、文术(《四川中药志》)。同属植物郁金及广西莪术的根茎亦作莪术用。味苦、辛,性温。入肝、脾经。功能:行气、破血、消积、止痛。主治:心腹胀痛、癥瘕、积聚、宿食不消、妇女血瘀经闭、跌打损伤作痛。内服:煎汤,5～10g;或入丸、散。

【药理研究】

根茎主要成分含挥发油1%～1.5%。油中主要成分为倍半萜类。从根茎分得的倍半萜有蓬莪术环氧酮、蓬莪术酮、蓬莪术环二烯、蓬莪术烯、蓬莪术环二烯酮、异蓬莪术环二烯酮、蓬莪术烯酮、表蓬莪术烯酮、姜黄二酮、姜黄醇酮、姜黄环氧萜烯醇、姜黄萜二醇、对甲氧基肉桂酸乙酯等。亦含姜黄素,去氢姜黄二酮。干根尚含淀粉。莪术注射液口服或腹腔注射,对小鼠肉瘤 S_{180} 有较好的疗效,但口服对小鼠艾氏腹水癌的疗效不明显。莪术油制剂在体外对小鼠艾氏腹水癌细胞、615纯系小鼠的 L_{615} 白血病及腹水型肝癌的细胞均有明显的抑制及破坏作用。

【临床应用】

莪术可广泛用于恶性肿瘤,尤对宫颈癌疗效最为确切。如治宫颈癌,可配当归、槟榔、昆布、桃仁、鳖甲、枳壳等同用;治肝癌,可配三棱、柴胡、郁金、当归、党参等同用;治食管癌,可配炒苏子、焦槟榔、三棱、清半夏、生姜等同用;治膀胱癌,可配三棱、青皮、橘皮、藿香同用;治胃癌,可配黄药子、阿魏、乳香、没药等同用。

【注意事项】

气血两虚、脾胃薄弱无积滞者慎服,孕妇忌服。

桃　仁

为蔷薇科植物桃或山桃的种子。味苦、甘,性平。入心、肝、大肠经。功能:破血行瘀、润燥滑肠。主治:经闭、癥瘕、热病蓄血、风痹、疟疾、跌打损伤、瘀血肿痛、血燥便秘。内服:煎汤,5～10g;或入丸、散。外用:捣敷。

【药理研究】

主要成分:含苦杏仁苷、苦杏仁酶、尿囊素酶、乳糖酶、维生素 B_1、挥发油、脂肪油,油中主要含油酸甘油酯和少量亚油酸甘油酯。苦杏仁酶包括苦杏仁苷酶及樱叶酶。桃仁中的苦杏仁苷和杏仁中的苦杏仁苷一样,经酶或酸水解后产生氢氰酸、苯甲醛和葡萄糖。

苦杏仁苷的水解产物氢氰酸和苯甲醛对癌细胞有协同破坏作用,苦杏仁苷能帮助体内胰蛋白酶消化癌细胞的透明样黏蛋白被膜,使白细胞能够接近癌细胞,以致吞噬癌细胞,其水解产物氢氰酸及苯甲醛的进一步代谢产物,分别对改善患者的贫血及缓和肿瘤患者的疼痛亦有一定的作用。

苦杏仁苷对肿瘤细胞有一定的选择性,苦杏仁苷在体内被 β-葡萄糖苷酶水解生成氢氰酸和苯甲醛而起作用,而肿瘤组织中 β-葡萄糖苷酶活力高;由于癌细胞厌氧酵解占优势,最终产物为乳酸,而呈偏酸性,有利于提高该酶的活性。所以,在肿瘤细胞中氢氰酸的量也相对地比正常细胞高,对肿瘤细胞的毒性也远较正常细胞强。

【临床应用】

本品近用于瘀血凝结,郁火旺盛的食管癌、胃癌等,症见吞咽困难、食后作呃、大便干结等,常与石见穿、八月扎、北沙参等配伍应用。用于痰凝气滞、血行受阻、经络阻滞、瘀血凝结的肺癌,症见咳嗽不畅、胸痛彻背、痰中带血等,常与蒲公英、仙鹤草、苦桔梗、白毛夏枯草等配合应用。此外,本品还可用于阴虚津枯的肠燥便秘、火毒壅盛、气滞血瘀的肺癌、肠痈、瘀血凝滞的经闭、痛经以及跌打损伤等症。

【注意事项】

孕妇忌服。

苏 木

为豆科植物苏木的干燥心材。亦名苏枋(《南方草木状》)、苏方(《肘后备急方》)、苏方木(《唐本草》)等。味甘、咸,性平。入心、肝经。功能:行血、破瘀、消肿、止痛。主治:妇人血气心腹痛、经闭、产后瘀血胀痛喘急、痢疾、破伤风、痈肿、跌损瘀滞作痛。内服:煎汤,3～9g;研末或熬膏。外用:研末撒。

【药理研究】

木部主要成分为巴西苏木素,其遇空气后即氧化为巴西苏木红素。亦含苏木酚,可作有机试剂,检查铝离子;尚含挥发油,油的主要成分为水芹烯及罗勒烯;还含鞣质。100％苏木水提取液对人早幼粒白血病细胞(HL-60)、人红髓白血病细胞(K_{562})、小鼠成纤维瘤细胞株(L_{929})及小鼠淋巴瘤细胞株(yac-1)均有明显的杀伤作用。给荷瘤小鼠腹腔注射 0.2ml/d,连续 7 天,平均延长生存期185％;注射 0.15ml/d 时,平均延长生存期为 126.8％;注射 0.1ml/d 时,不能延长生存时间。苏木煎液腹腔注射,对白血病 P_{388}、L_{1210} 小鼠(DBA/2)均有较强的抑制和治疗作用,能明显延长荷瘤小鼠的生存时间。但灌胃给药则无明显影响。

【临床应用】

本品近用于气滞血瘀、瘀毒结积而患消化道肿瘤者,症见脘腹疼痛、灼热、痞满等,常与七叶一枝花、三棱、莪术、赤芍等配合应用。用于湿热蕴结的宫颈癌、卵巢癌等,症见腹痛、崩漏下血、带多腥臭等,常与菝葜、土茯苓、莪术、苦参等配合应用。

【注意事项】

血虚无瘀者不宜,孕妇忌服。

斑 蝥

为芫青科昆虫南方大斑蝥或黄黑小斑蝥的干燥全虫。亦名斑猫(《本经》)等。味辛,性寒,有毒。入大肠、小肠、肝、肾经。功能:攻毒蚀疮、破血散结。主治:痈疽、恶疮、顽癣、口眼歪斜、喉蛾、瘰疬、狂犬咬伤、经闭、癥瘕。外用:研末敷贴、发泡,或酒、醋浸涂。内服:炒炙研末,0.03～0.06g,或入丸、散。

【药理研究】

斑蝥中含斑蝥素,并含羟基斑蝥素,其含量为斑蝥素含量的 $1/2\sim1/3$。尚含脂肪 12% 及树脂、蚁酸、色素等。人工合成的斑蝥素的衍生物有斑蝥酸钠、羟基斑蝥胺、甲基斑蝥胺、去甲基斑蝥、丙烯基斑蝥胺等。全虫及头、足、翅等部分亦含有一定量的上述元素和铅元素。斑蝥是我国首先发现具有抗癌作用的药物。实验表明,斑蝥的水、醇或丙酮提取物能抑制 Hela 细胞和人的食管癌、贲门癌、胃癌、胃窦癌、乳腺癌、纤维瘤、霍奇金病、肝癌、肺癌及脾肉瘤细胞的代谢。斑蝥中的活性成分斑蝥素对肝脏和癌细胞有较强的亲和性,对小鼠腹水型肝癌及网状细胞肉瘤有抑制作用。斑蝥素能使网状细胞肉瘤艾氏腹水型小鼠的生存时间延长 56% 左右,亦能使小鼠腹水型肝癌细胞明显萎缩、退化及胞浆空泡变性等形态学改变得以改善。斑蝥酸钠能提高癌细胞和荷瘤细胞的能量代谢,提高过氧化氢酶的活力,降低荷瘤小鼠的癌毒素水平。

【临床应用】

斑蝥可用于治疗多种恶性肿瘤,如治原发性肝癌,可配猪苓、茯苓、茵陈、白花蛇舌草、半枝莲、冬瓜皮等同用;治胃癌、乳腺癌,可煮鸡蛋食;治乙状结肠癌,可配老葱、蟾蜍、麝香炒热后敷于关元穴;治皮肤鳞状上皮癌、基底细胞癌、恶性黑色素瘤、肉瘤等,可配鲜马陆、威灵仙、皂角刺、硫黄、冰片等同用。

【注意事项】

有剧毒,内服宜慎;体弱及孕妇忌服。

(三) 化痰散结药

天南星

为天南星科植物天南星、东北天南星或异叶天南星等的块茎。亦名虎掌(《本经》)、虎膏(《本草纲目》)等。味苦、辛,性温。有毒。入肺、肝、脾经。功能:燥湿化痰、祛风定惊、消肿散结。主治:中风痰壅、口眼歪斜、半身不遂、癫痫、惊风、破伤风、风痰眩晕、喉痹、瘰疬、痈肿、跌打折伤、蛇虫咬伤。内服:煎汤,$5\sim10g$,生南星多入丸、散用,1 次用量 $0.3\sim1g$。外用:研末撒或调敷。

【药理研究】

天南星属植物块茎主要成分大都含有三萜皂苷、D-甘露醇、苯甲酸、淀粉等。天南星科植物中尚含有氰苷成分,即海韭菜苷。天南星和异叶天南星含氨基酸、β-谷甾醇以及钙、磷、铝、锌等多种无机元素。天南星含皂苷,果实含类似毒芹碱的物质。鲜天南星的水提取液经醇沉淀后的浓缩制剂,试管试验对 Hela 细胞有抑制作用,使细胞浓缩成团块,破坏正常细胞结构,部分细胞脱落;对小鼠实验性肿瘤,如肉瘤 S_{180}、HCA(肝癌)实体型、U14 等亦均有明显的抑制作用。

【临床应用】

天南星为抗癌常用中药,可广泛用于各种肿瘤如消化道肿瘤、肺癌、子宫颈癌、颅内肿瘤或肿瘤转移、淋巴结转移等。如治恶性淋巴瘤、发热肿痛,可配山慈菇、黄药子、土鳖虫等同用;治脑肿瘤、神昏头痛,可配莪术、三七、露蜂房等同用;治食管癌,可配板蓝根、人工牛黄、威灵仙、硇砂等同用;治乳腺癌,可配蒲公英、牡蛎、瓜蒌、贝母等同用;治甲状腺肿瘤,可用天南星一味研烂敷患处;治鼻咽癌,可配石上柏、瓜蒌、苍耳子、沙参同用;治子宫颈癌,可捣烂后外用。

【注意事项】

阴虚燥痰及孕妇忌服。

昆 布

为海带科植物海带或翅藻科植物昆布、裙带菜的叶状体。味咸,性寒。入肝、胃、肾经。功能:消痰软坚、行水。主治:瘰疬、瘿瘤、噎膈、水肿、睾丸肿痛、带下。内服:煎汤,10～15g;或入丸、散。

【药理研究】

海带富含多糖类成分藻胺酸、藻胶酸、褐藻素、褐藻多糖硫酸酯和昆布素、甘露醇、无机盐。干品中20%～35%是无机物,水溶性盐中含钾、碘、钙、钴、氟,亦含胡萝卜素、核黄素及维生素、蛋白质、氨基酸等。昆布含藻胶酸、粗蛋白、甘露醇、灰分、钾、碘。裙带菜含碘、溴、钙、藻胶酸及多种氨基酸。海藻、昆布及全蝎、蜈蚣等之复方煎剂给小鼠口服,对艾氏腹水癌有抑制作用。

【临床应用】

昆布主要用于甲状腺癌,也可用于食管癌、肺癌、淋巴结转移癌、恶性淋巴瘤等。如治甲状腺瘤,常配夏枯草、锻牡蛎、急性子、海藻、金银花、白芷等同用;治胃癌,可配桃仁、山楂曲、焦麦芽等同用;治食管癌,可配代赭石、南沙参、旋覆花、海藻、石斛等同用;治肠癌,可配石见穿、生地榆、薏苡仁、忍冬藤、山豆根、槐角等同用;治肺癌,可配海藻、佛耳草、黄芩、胡麻仁、半枝莲、生石膏等同用;治恶性淋巴瘤,可配天南星、半夏、麝香、冰片、红花、牡蛎等同用。

【注意事项】

脾胃虚寒蕴湿者忌服。

(四)利水渗湿药

茯 苓

为多孔菌科植物茯苓的干燥菌核。味甘、淡,性平。入心、脾、肺经。功能:渗湿利水、益脾和胃、宁心安神。主治:小便不利、水肿胀满、痰饮咳逆、恶心呕吐、泄泻、遗精、淋浊、惊悸、健忘。内服:煎汤,9～15g;或入丸、散。

【药理研究】

羧甲基茯苓多糖抗肿瘤作用与胸腺有关,茯苓多糖激活局部补体,使肿瘤临近区域被激活的补体通过影响巨噬细胞、淋巴细胞或其他细胞及体液因子,从而协同杀伤肿瘤细胞。茯苓聚糖本身无抗肿瘤作用,但可通过癌细胞的抑制作用是通过抑制DNA合成而实现的。茯苓多糖、羧甲基茯苓多糖对小鼠肉瘤S_{180}实体型及腹水转实体型、子宫颈癌S_{14}实体型及腹水转实体型等均有不同程度的抑瘤作用。羧甲基茯苓多糖对小鼠移植肿瘤U_{14}有较强的抑制作用,对艾氏腹水癌亦有一定抑制作用。

【临床应用】

茯苓可用于多种肿瘤,如食管癌、胃癌、肠癌、肾癌、膀胱癌、乳腺癌,对证属脾虚而出现浮肿或腹水者尤为适宜,常配半枝莲、猪苓、白术、大腹皮等同用;如治食管癌,配厚朴、苏梗、枳壳、代赭石、橘红等同用；治肝癌，可配白术、白芍、川楝子、桃仁、七叶一枝花、生甘草、蒲公英或配黄芪、党参、炒白术、香附、生地黄、赤芍、瓜蒌仁、茵陈等同用；治疗乳腺癌，可配陈皮、黄芪、人参、柴胡、川芎、皂角刺等同用；治膀胱癌，可配猪苓、石苇、半枝莲、金银花、白花蛇舌草等同用；治肺癌，可配猪苓、通光散、天冬、鱼腥草、桔梗等同用。

【注意事项】

虚寒精滑或气虚下陷者忌服。

猪　苓

为多孔菌科植物猪苓的干燥菌核。味甘、淡，性平。入脾、肾、膀胱经。功能：利尿渗湿。主治：小便不利、水肿胀满、脚气、泄泻、淋浊、带下。内服：煎汤，6~12g；或入丸、散。

【药理研究】

主要成分为粗蛋白 7.89%、醚溶性浸出物 0.24%、粗纤维 46.06%、可溶性糖分等；还含游离型及结合型生物素、2-羟基-二十四烷酸、麦角甾醇。猪苓提取物腹腔注射、静脉注射或灌胃等对小鼠 S_{180} 均有明显的抑制作用。预防性给药对移植性肿瘤的生长亦有一定抑制作用。猪苓多糖能抑制小鼠 S_{180} 腹水癌细胞内 DNA 的合成及 cAMP 磷酸二酯酶的活性，同时能一定程度地减少荷瘤小鼠对肝糖原的消耗而对其能量代谢似有一定的辅助作用。猪苓多糖可提高脾淋巴细胞对瘤细胞的杀伤活性，对正常和荷瘤初期小鼠骨髓干细胞有保护或促进增殖的倾向。

【临床应用】

猪苓可用于多种肿瘤，如肝癌、肺癌、胃癌、肾癌、膀胱癌，对各种肿瘤伴有水肿或男性积液者尤为适宜，常与泽泻、半边莲、茯苓等同用。如治膀胱癌，可配白花蛇舌草、滑石、山慈姑、薏苡仁、沙苑子等同用；治肾癌，可配茯苓、滑石、泽泻、阿胶、薏苡仁等同用；治肠癌，可配仙鹤草、槐角、重楼、马齿苋等同用。目前临床多用猪苓多糖治疗肿瘤。

【注意事项】

无水湿者忌服。

（五）扶正固本药

白　术

为菊科植物白术的根茎。亦名术（《本经》）、冬白术（《得配本草》）、于术（《本草纲目拾遗》）等。味苦、甘，性温。入脾、胃经。功能：补脾、益胃、燥湿、和中、止汗、安胎。主治：脾胃气弱、不思饮食、倦怠少气、虚胀、泄泻、痰饮、水肿、黄疸、湿痹、小便不利、头晕、自汗、胎气不安。内服：煎汤，5~15g；熬膏或入丸、散。

【药理研究】

主要成分为白术含挥发油 1.4%，主要为苍术酮、苍术醇。亦含苍术醚、杜松脑、苍术内酯、羟基苍术内酯、脱水苍术内酯、棕榈酸、果糖、菊糖以及白术内酯Ⅰ、Ⅱ、Ⅲ及 8-β-乙氧基白术内酯Ⅲ。此外，尚含有维生素 A 类物质以及精氨酸、脯氨酸、门冬氨酸、丝氨酸等 14 种氨基酸，总氨基酸含量为 195.10mg/10g。白术能降低肿瘤细胞的增殖率及瘤组织的侵袭性，提高机体抗肿瘤反应能力及对瘤细胞的细胞毒作用。白术提取液的抗肿瘤作用是激活肿瘤免疫而非直接杀伤肿瘤细胞。而白术挥发油体外对艾氏腹水瘤细胞却有直接杀灭作用,还可通过提高巨噬细胞的活性,增强机体非特异性免疫功能,抑制癌细胞的生长。

【临床应用】

调整胃肠运动功能、抗溃疡、保肝、增强机体免疫功能、抗应激、增强造血功能等作用;其燥湿利水功效与利尿作用有关;而安胎功效与抑制子宫收缩作用有关。白术还有抗氧化、延缓衰老、降血糖、抗凝血、抗肿瘤等作用。

【注意事项】

燥湿利水宜生用,补气健脾宜炒用,健脾止泻宜炒焦用。本品燥湿伤阴,故只适用于中焦有湿之证。如属阴虚内热或津液亏耗燥渴及气滞胀闷者忌服。

冬虫夏草

为麦角菌科植物冬虫夏草寄生在蝙蝠蛾科昆虫上的子座及幼虫尸体的复合体。亦名夏草冬虫(《黔囊》)、虫草(《本草问答》)。味甘,性温。入肺、肾经。功能:补虚损、益精气、止咳化痰。主治:痰饮喘嗽、虚喘、痨嗽、咯血、自汗盗汗、阳痿遗精、腰膝酸痛、病后久虚不复。内服:煎汤,5～10g,或与鸡、鸭、猪肉等炖服;或入丸、散。

【药理研究】

主要成分为蛋白质(氨基酸),有17种,并含19种游离氨基酸,其中多为人体必需氨基酸。还含两种糖醇类物质及虫草酸,从冬虫夏草中分离出尿嘧啶、腺嘌呤、腺嘌呤核苷。此外,尚含钾、铁、钙、铬、镍、锰、铜、锌等15种微量元素以及维生素 B_1、维生素 B_{12} 和维生素 C 等。对免疫功能的影响:可明显增加小鼠脾重,并拮抗泼尼松龙与环磷酰胺引起的脾重减轻。抗癌作用:对小鼠肉瘤 S_{180}、Lewis 肺癌、小鼠乳腺癌(MA75)均有明显抑制作用。另外,对放疗照射所致小鼠血小板减少、脾脏萎缩有明显保护作用。还有抗炎作用和镇静作用。

【注意事项】

有表邪者慎用。

(六) 外用抗癌药及其他

鹅不食草

为菊科植物石胡荽的全草,分布于东北、华北、华中、华东、华南、西南。味辛,性温。归肺、肝经。功能:祛风散寒,通窍,去翳明目,止咳祛痰,散瘀消肿。主治:风寒表证,鼻塞流涕及鼻渊、目赤肿能痛、咳嗽痰多、百日咳、疮痈肿痛、蛇咬伤、跌打损伤。

【药理研究】

全草中含多种三萜成分、蒲公英赛醇、蒲公英甾醇、山金车烯二醇及另一种未知的三萜二醇,尚含有豆甾醇、谷甾醇、黄酮类、挥发油、有机酸、树脂、鞣质、香豆素等。挥发油和乙醇提取液部分有某些止咳、祛痰、平喘作用,沉淀部分止咳效果不明显,无祛痰作用。煎剂对结核杆菌有抑制作用。全草提取物对 β-羟基-β-甲基戊二酸、辅酶 A、钙通道阻滞剂和胆囊收缩素有明显抑制作用。

【临床应用】

鹅不食草主要可用于鼻咽癌,也可用于肝癌、恶性淋巴瘤。如治鼻癌,可配辛夷、黄柏、生地黄、苍耳子等同用;治肝癌,可配地龙、七叶一枝花、马鞭草、香附等同用;治恶性淋巴瘤,可配昆布、海藻、紫草、半枝莲、夏枯草、玄参、连翘、山慈姑、银花、生牡蛎等同用。

【注意事项】

阴虚火旺者慎服。

千金子

为大戟科二年生草本植物续随子的成熟种子。亦名续随子(《开宝本草》)、联步(《斗门方》)等。味辛,性温,有毒。入肺、胃、膀胱经。功能:逐水消肿、破癥杀虫。主治:水肿胀满、痰饮、宿滞、癥瘕积聚;妇女经闭;疥癣疮毒、蛇咬、疣赘。内服:制霜入丸、散用,1~3g。外用:研敷。

【药理研究】

主要成分为种子含脂肪油(40%~50%),油中含有毒性成分为千金子甾醇、殷金醇棕榈酸酯、殷金醇十四碳五烯-2,4,6,8,10-酸酯、续随子醇二乙酸苯甲酸酯、续随子醇二乙酸烟酸酯等。

从种子中还离析得 β-谷甾醇。种子中尚有香豆精成分白瑞香素、续随子素、马栗树皮苷等。鲜草对急性淋巴细胞型及粒细胞型、慢性粒细胞型、急性单核细胞型白血病白细胞均有抑制作用。

【临床应用】

本品近用于气滞湿阻、水湿停聚的中晚期肿瘤患者的胸水、腹水等证。如用于肺癌出现的胸水,常与葶苈子、桑白皮、牡蛎、蒲公英等配合应用;用于肝癌、腹腔肿瘤出现的腹胀、腹水等症,常与半枝莲、半边莲、大腹皮、马鞭草等配合使用。

【注意事项】

中气不足、大便溏泄及孕妇忌服。

龟 板

为龟科动物乌龟的甲壳(主要为腹甲)。亦名龟甲(《本经》)、龟板(《日华子本草》)、龟底甲(《药品化义》)等。味咸、甘,性平。入肝、肾、心经。功能:滋阴潜阳、补肾健骨、养血补心。主治:肾阴不足、骨蒸劳热、吐血、衄血、久咳、遗精、崩漏、带下、腰痛、骨痿、阴虚风动、久痢、久疟、痔疮、小儿囟门不合、惊悸、失眠、健忘。内服:煎汤,10~30g(先煎);熬膏或入丸、散。外用:烧灰研末敷。

【药理研究】

龟板含动物胶、角蛋白、脂肪和钙、磷等。尚含蛋白质、碳酸钙、氧化钙、氧化镁、五氧化二磷及钠、钾、铁的氧化物,微量元素锶、铁、铜等,二氧化硅的含量最高。

龟板具抗肿瘤作用,能提高机体抗肿瘤的免疫能力,其提取物对肉瘤 S_{180}、艾氏腹水瘤和腹水型肝癌有抑制作用。

【临床应用】

龟板用于阴血亏少、贫血或血小板减少、白细胞减少的肿瘤患者,或阴虚血少有痞块者,配合放、化疗使用,常用量 15~30g。有人用生地扁豆汤(生地、扁豆、龟板等)治疗 56 例恶性肿瘤患者,有效率为 53.6%,认为此方抑制体液免疫亢进,似乎优于提高细胞免疫低下状态。

【注意事项】

孕妇或胃有寒湿者忌服。

芦荟

为百合科多年生常绿肉质植物库拉索芦荟、好望角芦荟或斑纹芦荟叶中的液汁经浓缩的干燥品。味苦,性寒。入肝、心、脾经。功能:清热、通便、杀虫。主治:热结便秘、妇女经闭、小儿惊痫、疳热虫积、癣疮、痔瘘、萎缩性鼻炎、瘰疬。内服:入丸、散,1~3g,不入汤剂。外用:研末调敷。

【药理研究】

含有芦荟大黄素、芦荟大黄素苷,亦含有精氨酸、天冬酰胺、谷氨酸等8种人体必需氨基酸以及胆固醇、菜油甾醇、谷甾醇。还含有癸酸、月桂酸、肉豆蔻酸、油酸、亚油酸、棕榈油酸、琥珀酸、乳酸等脂肪酸类物质以及钾、钠、铜、锌、铬等20多种无机元素和维生素类物质。芦荟醇提取物对 HepS,ESC,S_{180} 及 B16 黑色素瘤等移植性肿瘤均有效,而腹水癌中仅腹腔注射对 HepA 有效。芦荟素 A 保护 T 淋巴细胞的功能及治疗因 X 射线造成内脏伤害的作用。芦荟生汁液涂于损伤组织尚可使正常细胞再生。芦荟素 A 能抑制小鼠甲基胆蒽诱发的纤维肉瘤。芦荟提取物 1:500 的醇浸出物在体内可抑制 S_{180} 和艾氏腹水癌的生长。

【临床应用】

本品近用于热毒壅滞、瘀血内结的肝癌、胰腺癌等,症见面目身黄、腹水肿胀、大便秘结、小便黄赤等,常与龙胆草、半枝莲、大黄、白花蛇舌草等配合应用。用于热毒壅盛的白血病患者,症见发热烦躁、斑疹隐隐、齿龈出血、大便秘结等,常与当归、龙胆草、青黛、茜草等配合应用。

【注意事项】

孕妇忌服。脾胃虚寒者禁用。

巴豆

为巴豆科乔木植物巴豆的成熟种子。味辛,性热,有大毒。入胃、大肠、肺经。功能:泻寒积、通关窍、逐痰、行水、杀虫。主治:冷积凝滞、胸腹胀满急痛、血瘕、痰癖、泻痢、水肿、外用治喉风、喉痹、恶疮疥癣、疣痣等。内服:入丸、散,0.1~0.3g(用巴豆霜)。外用:棉裹塞耳鼻,捣膏涂或以绢包擦患处。

【药理研究】

种子含巴豆油,从油中亲水性巴豆醇二酯化合物中已分离得 11 种辅致癌物质,称为巴豆辅致癌物 A1~A4(A 组)和 B1~B7(B 组)。巴豆提取物对小鼠肉瘤 S_{180} 实体型和 S_{180} 腹水型,小鼠宫颈癌 U14 实体型和 U14 腹水型以及艾氏腹水癌均有明显的抑制作用。巴豆醇二酯对小鼠 P_{338} 型淋巴细胞型白血病有一定的抑制作用。对大鼠移植性皮肤癌作瘤内巴豆油乳剂注射,能延缓癌的发展,并引起瘤体退化。

【临床应用】

本品现用于胃癌、肠癌、鼻咽癌、甲状腺癌、膀胱癌、子宫颈癌、白血病等癌症,尤适宜于冷积凝滞,大小便不通者,常配干姜、大黄温下寒结,或配党参,黄芪,以祛邪而不伤正。本品须经炮制过才可入药,或制成巴豆霜使用,也可制成针剂等应用。此外,尚有报道用巴豆制剂治疗甲状腺癌及白血病等癌症者,均有一定的疗效。临床研究表明,用本品治疗晚期恶性肿瘤有明显的止痛作用,可改善睡眠,增加食欲等,并可使部分肿瘤缩小或消失。此外,本品还常用于腹水实证、胸满痰壅、寒积便秘、喉风喉痹、恶疮疥癣等病症,均有较好疗效。

【注意事项】

巴豆宜去油、加热成霜后方可应用;应作丸、散剂服,或囫囵吞下,不可嚼碎。内服巴豆时,不宜食热粥、饮开水等热物,以免加剧泻下。服巴豆后,如泻下不止者,用黄连、黄柏煎汤冷服,或食冷粥以缓解。无寒实积滞、孕妇及体弱者忌服。畏牵牛。

大　蒜

为百合科植物大蒜的鳞茎。亦名胡蒜(崔豹《古今注》)、葫(《名医别录》)等。味辛,性温。入脾、胃、肺经。功能:行滞气、暖脾胃、消癥积、解毒、杀虫。主治:饮食积滞、脘腹冷痛、水肿胀满、泄泻、痢疾、疟疾、百日咳、痈疽肿毒、白秃癣疮、蛇虫咬伤。外用:捣敷、作栓剂或切片灸。内服:煎汤,4.5～9g;生食、煨食或捣泥为丸。

【药理研究】

含挥发油约 0.2%,油中主要成分为大蒜辣素,具有杀菌作用,是大蒜中所含的蒜氨酸受大蒜酶的作用水解产生。尚含多种烯丙基、丙基和甲基组成的硫醚化合物等。新鲜大蒜有抑制雌性小鼠乳腺癌发生的作用,其蒜辣素可能是其活性成分。大蒜液及大蒜提取物对大鼠腹水肉瘤 MTK-Sarkoma Ⅲ 及小鼠艾氏腹水癌的瘤细胞具有抗有丝分裂作用。大蒜提取液对鼻咽癌、肝癌和 Hela 细胞均有一定的抑制作用。其机制是大蒜辣素直接或间接地损伤癌细胞的染色体的结构,发生染色体的退行性改变。大蒜匀浆和大蒜新素有良好的抗胃癌细胞的作用。大蒜油对亚硝胺诱发的大鼠肝癌前病变有明显干扰作用。大蒜及其提取物能阻断亚硝酸胺合成。大蒜对白血病细胞集落生长有明显的抑制作用,并具有良好的特异性,为预防和治疗白血病提供了新线索。

【临床应用】

大蒜可用于各种癌症,尤其可用于治疗鼻咽癌、肺癌、乳腺癌、子宫癌、胃癌、食管癌、白血病、皮肤癌等,可单用或制成乳剂、注射剂等使用。如治肺癌、白血病,可捣汁服用;如治腹腔肿块疼痛,可配大红凤仙花、雄黄共捣烂敷腹部肿块处;治癌性胸腹水,可配甘遂、砂仁共捣烂敷脐上;治皮肤癌,也可捣烂敷患处。

【注意事项】

阴虚火旺者以及目疾、口齿、喉、舌诸患和时行病后均忌食。本品外敷能引起皮肤发红、灼热、起泡,故不可敷之过久。灌肠法不宜用于孕妇。

硇　砂

为卤化物类矿物硇砂 Sal-Ammoniac 的晶体。主产于青海、甘肃、新疆等地。采得后,除去杂质沙石等,或由人工合成。味咸、苦、辛,气温。有毒。入肝、脾、胃经。功能:消积软坚、破瘀散结。主治:癥瘕痃癖、噎膈反胃、痰饮、喉痹、积痢、闭经、目翳、息肉、疣赘、疔疮、瘰疬、痈肿、恶疮。外用:研末点、撒或调敷,或入膏药中贴,或化水点涂。内服:入丸、散,0.3～1g。

【药理研究】

白硇砂主要含氯化铵(NH_4Cl)。纯氯化铵为无色结晶。近代硇砂常由人工制作,纯度可以极高。紫硇砂(红硇砂)主要含氯化钠。硇砂内服,可刺激胃黏膜而反射性地引起呼吸道黏膜分泌;硇砂在体内吸收后一部分从呼吸道黏膜排泄,因渗透压的作用,亦可使痰液得以稀释,从而起到祛痰作用。硇砂能刺激胃肠蠕动,有消积作用。另外,其有一定的利尿作用。

【临床应用】

适用于多种肿瘤,如食管癌、皮肤癌、鼻咽癌、宫颈癌等。本品与轻粉、雄黄、硼砂、大黄配伍外用治疗皮肤癌。此外,还用于经闭、痰饮、喉痹、积痢、目翳、息肉、疣赘、疔疮、痈肿、恶疮等。另外,硇砂为性温有毒之物,外科用以治疗痈疽疔毒,未成可消,已成能溃,有散结、去腐的作用;并能去鼻中痕肉。本品能消积去瘀,故可用于噎膈反胃,症瘕积块等症。

【注意事项】

体虚无实邪积聚及孕妇忌服。

蟾 酥

为蟾蜍科动物中华蟾蜍或黑眶蟾蜍的干燥分泌物。蟾酥中含有大量的蟾蜍毒素类物质,辛,温,有毒。归心经。功效:解毒,消肿,止痛。主治:痈疽疔疮,结核,恶疮,喉痹,乳蛾,牙痛,牙疳,夏季感受寒湿秽浊之气,误食不洁之物,腹痛吐泻,肢冷脉伏。

【药理研究】

蟾毒内酯类物质对小鼠肉瘤 180、兔 BP 瘤、子宫颈癌 14、腹水型肝癌等均有抑制作用。在机体能抑制人的颞上下颌未分化癌、间皮癌、胃癌、脾肉瘤、肝瘤等肿瘤细胞的呼吸。延长患精原细胞瘤、腹水癌和肝癌小鼠的生存期,试管中对白血病细胞有抑制作用。华蟾素对动物移植性肿瘤有抑制作用,尤其是对小鼠肝癌有较明显的抑制作用。蟾酥能不同程度地防治化疗和放疗引起的白细胞下降,对已下降者应用蟾酥可回升,且不再下降。蟾酥制剂具有类似肾上腺素作用,能增强机体对放疗和化疗的耐受力,对 X 射线局部照射有保护作用,可能是本品抗肿瘤的重要机制之一。

【临床应用】

蟾酥可用于各种癌症,如伴有疼痛者有较好的缓解作用。如治癌症晚期疼痛,可配马钱子、生川乌、生南星、生白芷、片姜黄等外用;治脑垂体瘤,可配轻粉、寒水石、铜绿、没药、乳香等同用;治鼻咽癌,可配鹅不食草、麝香、白芷、冰片等研末外用;治皮肤癌,可单用本品制成软膏外用。

【注意事项】

外用不可入目,孕妇禁服。内服宜慎,过量可引起口干发麻、上腹不适、恶心呕吐、头昏目糊、胸闷心悸、嗜睡多梦,甚则昏迷等副作用。

露蜂房

为胡蜂科昆虫大黄蜂或缘昆虫所造的巢。我国各地都有,南方地区尤多。味苦,性平。有毒。祛风攻毒,散肿止痛。

【药理研究】

主要成分为露蜂房油、蜂蜡、树脂、多种糖类维生素和无机盐等。作用:(1)抗肿瘤作用。用美蓝法对胃癌细胞有效,体外试验能抑制人肝癌细胞。(2)抗炎作用。(3)镇痛作用。(4)降温作用。(5)促凝血作用。(6)加强心脏运动。(7)利尿作用。(8)本品丙酮提取物能兴奋心脏,并有扩张血管作用。(9)抗菌作用。

【临床应用】

本品近用于治疗热毒壅滞的乳房肿块,常与王不留行、橘叶、青皮、穿山甲等配合应用。用于治疗食管癌,症见吞咽困难,胸前灼热隐痛等,常与八月扎、石见穿、七叶一枝花等配合应用。用于治疗子宫颈癌,症见小腹胀痛,带多腥臭等,常与木馒头、半枝莲、土茯苓、紫草根等配合应用。

【注意事项】

气虚及肾功能不全者慎服。

常用英文缩略词表

英文缩略词	英文全称	中文全称
^{3}H-TdR	^{3}H-thymidne	^{3}H-胸腺嘧啶核苷
5-HT	5-hydroxytryptamine	5-羟色胺
6-keto-PGF1α	6-keto-prostaglandin F1α	6-酮-前列腺素 F1α
γ-IFN	γ-interferon	γ-干扰素
AA	arachidonic acid	花生四烯酸
ACE	angiotensin-converting enzyme	血管紧张素转化酶
ACh	acetylcholine	乙酰胆碱
ACTH	adrenocorticotropic hormone enzyme	促肾上腺皮质激素
ADP	adenosine diphosphate	二磷酸腺苷
AFP	α -fetoprotein	甲胎蛋白
ALP	alkaline phosphatase	碱性磷酸酶
ALT	alanine aminotransferase	丙氨酸转氨酶
ANAE	α- naphthyl acetate esterase.	α-醋酸萘酯酶
ANF	atrial natriuretic factor	血浆心钠素
APD	action potential duration	动作电位
Apo	apolipoprotein	载脂蛋白
APTT	activated partial thromboplastin time	部分凝血激酶活化时间
AQP4	aquaporin 4	水通道蛋白 4
AR	aldose reductase	醛糖还原酶
AS	artherosclerosis	动脉粥样硬化
AST	aspartate aminotransferase	天冬氨酸转氨酶

续表

英文缩略词	英文全称	中文全称
AT	antithrombin	抗凝血酶
ATP	adenosine triphosphate	三磷酸腺苷
AUC	area under the time-concentration curve	曲线下面积
BLAB	binaural alternate loudness balance(test)	两耳交替响度平衡（试验）
BSA	bovine serum albumin	牛血清蛋白
BUN	blood urea nitrogen	血清尿素氮
CA	catechol amine catecholamine	儿茶酚胺
CaCl$_2$	calcium chloride	氯化钙
cAMP	cyclic adenosine monophosphate	环磷酸腺苷
CAT	catalase	过氧化氢酶
CCl$_4$	carbon tetrachloride	四氯化碳
cGMP	cyclic guanylic acid	环磷酸鸟苷
CIC	circulating immune complex	循环免疫复合物
CI	cardiac index	心脏指数
CK	choline kinase	胆碱酯酶
CL	clearace	清除率
Col	collagen	胶原
Con	concanavaline	刀豆素
COX	clclooxyenase	环氧化酶
CPK	creatine phosphokinase	磷酸肌酸激酶
Cr	creatine	肌酐
DA	dopamine	多巴胺
DIC	disseminated intravascular coagulation	弥散性血管内凝血
DMN	dimethyl nitrosamine	二甲基亚硝铵
DNCB	dinitro-chlorobenzene	二硝基氯苷
DTH	delayed type hypersensitivity	迟发性超敏反应
EC	endothelial cell	内皮细胞
ECG	electrocardiogram	心电图
ECM	extracellular matrix	细胞外基质
EDRF	endothelium derived relaxing factor	内皮细胞衍生舒张因子
ERP	effective refractory period	有效不应期

英文缩略词	英文全称	中文全称
ET	endothelin	血管内皮素
FAP	focal adhesion plaques	介导黏着斑
FSH	follicle-stimulating hormone	促卵泡生成素
GABA	gamma-aminobutyric acid	γ-氨基丁酸
GC/MS	gas chromatography combined with mass spectrometry	气相色谱质谱联合分析法
GLP	good laboratory practice	药品非临床质量规范
GSH	reduced glutathione hormone	还原型谷胱甘肽
GSH-Px	glutathion peroxidase;glutathione peroxidase	谷胱甘肽过氧化物酶
GVH-R	graft versus host reaction	抑制物抗宿主反应
HA	hyaluronic acid	透明质酸
Hb	haemoglobin	血红蛋白
HDL	high density lipoprotein	高密度脂蛋白
HDL-c	high density lipoprotein cholesterol	高密度脂蛋白-胆固醇
HIV	AIDS related virus	艾滋病病毒
HPAA	hypothalamic-pituitary-adrenal axis	下丘脑-垂体-肾上腺轴
HPV	human papilloma virus	人乳头状病毒
IBO	ibotenic acid	鹅膏蕈氨酸
IC	immune complex	免疫复合物
Ig	immunoglobulin	免疫球蛋白
IL	interleukin	白细胞介素
LAK	lymphokine-activated killer(cells)	淋巴因子-激活的杀伤(细胞)
LCT	lymphocyte conversion test	淋巴细胞转化试验
LD_{50}	50% of lethal dose	半数致死量
LDH	lactic acid dehydrogenase	乳酸脱氢酶
LDL	low density lipoprotein	低密度脂蛋白
LH	luteinizing hormone	促黄体生成素
LP	lipid peroxidation	脂质过氧化
LPC	lysophosphatidyl choline	溶血磷脂酰胆碱
LPS	lipopolysaccharide	脂多糖
LRH	luteinizing releasing hormone	黄体生成素释放激素
LT	leukotriene	白细胞三烯

续表

英文缩略词	英文全称	中文全称
LVEDP	left ventricular pressure end-diasolic pressure	左室舒张末压
LVP	left intraventricular ventricular pressure	左心室内压
MAO-B	monoamine oxidase-B	单胺氧化酶
MAP	monophasic action potential	单相动作电位
MC	mononuclear cell	单核细胞
MDA	malondialdehyde	丙二醛
MLR	mixed lymphocyte reaction	混合淋巴细胞反应
MSCs	marrow mesenchymal stem cell	骨髓间充质干细胞
MTD	maximum tolerable dose	最大耐受量
NADPH	reduced form of nicotinamide-adenine dinucleotide phosphate	还原型烟酰胺腺嘌呤二核苷酸磷酸
NA	noradrenaline	去甲肾上腺素
NBF	nourishmen blood flow	营养性血流量
NK	natural killer(cells)	自然杀伤细胞
NO	nitrogen monoxidum	一氧化氮
NOS	nitric oxide synthase	一氧化氮合成酶
OFR	oxygen free radical	氧自由基
OxLDL	oxidized low density lipoprotein	氧化型低密度脂蛋白
PAF	platelet activating factor	血小板活化因子
PAI	plasminogen activator inhibitor	纤溶酶原激活剂抑制剂
PCⅢ	precollagen Ⅲ	Ⅲ型前胶原
PFC	plaque forming cell	溶血空斑形成细胞数
PGE_2	prostaglandin E_2	前列腺素 E_2
PGI_2	prostaglandin I_2	前列腺素 I_2
PHA	pheny acetate	醋酸苯酯
PLA_2	phospholipidase A_2	磷酸酶 A_2
PMN	polymorphonuclear neutrophilcyte	多形核白细胞
PRL	prolactin	泌乳素
RCA	reversed cutaneous anaphylaxi	皮肤过敏反应
RNA	ribonucleic acid	核糖核酸
ROC	receptor operated channel	受体依赖性钙通道

续表

英文缩略词	英文全称	中文全称
RSV	chimpanzee coryza agent	呼吸道合胞病毒
SHR	spontaneous hypertensive rat	自发性高血压大鼠
SOD	superoxide dismutase	超氧化物歧化酶
SRBC	sensitization red blood cell	致敏红细胞
SRS-A	slow reacting substance-A	慢反应物质 A
STZ	streptozocin	链脲佐菌素
SUN	serum urea nitrogen	血清尿素氮
TAA	thioacetamide	硫代乙酰胺
TA	tyrosine aminotransferase	酪氨酸转氨酶
TC	total cholester	总胆固醇
TG	triglyceride	三酰甘油
TNF	tumor necrosis	肿瘤坏死因子
TSH	thyroid stimulating hormone	促甲状腺激素
TT	thrombin time	凝血酶时间
TXA_2	thromboxan A_2	血栓素 A_2
t-PA	tissue-type plasminogen activator	纤溶酶原激活剂
VEGF	vascular endothelial grow factor	血管内皮生长因子
VLDL	very low-density lipoprotein	极低密度脂蛋白
VSMC	vascular smooth muscle cell	血管平滑肌细胞

主要参考文献

1. 成都中医学院.中药学.上海：上海科学技术出版社,1978

2. 吴葆杰.中草药药理学.北京：人民卫生出版社,1983

3. 王浴生.中药药理与应用.北京：人民卫生出版社,1983

4. 周金黄,王筠默.中药药理学.上海：上海科学技术出版社,1986

5. 庞俊忠.临床中药学.北京：中国医药科技出版社,1989

6. 贵阳中医学院.方剂学.贵阳：贵州人民出版社,1989

7. 李仪奎,姜名瑛.中药药理学.北京：中国中医药出版社,1992

8. 阴健.中药现代研究与临床应用.北京：中医古籍出版社,1995

9. 雷载权.中药学.上海：上海科学技术出版社,1995

10. 段富津.方剂学.上海：上海科学技术出版社,1995

11. 沈映君.中药药理学.上海：上海科学技术出版社,1997

12. 王永炎.中医内科学.上海：上海科学技术出版社,1997

13. 梅全喜,毕焕新.现代中药药理手册.北京：中国中医药出版社,1998

14. 国家药品监督管理局安全监管司,国家药品监督管理局药品评价中心.国家基本药物·中成药.
    北京：人民卫生出版社,1998

15. 国家中医药管理局《中华本草》编委会.中华本草.上海：上海科学技术出版社,1999

16. 沈映君.中药药理学.北京：人民卫生出版社,2000

17. 康永.中药药理学.北京：科学出版社,2001

18. 肖培根.新编中药志.北京：化学工业出版社,2002

19. 徐叔云.中华临床药物学.北京：人民卫生出版社,2003

20. 叶任高,陆再英.内科学(第六版).北京：人民卫生出版社,2004

21. 徐晓玉.中药药理学.北京：人民卫生出版社,2005

22. 杨宝峰.药理学(第六版).北京：人民卫生出版社,2005

23. 杨世杰.药理学.北京：人民卫生出版社,2005

24. 欧阳钦.临床诊断学.北京：人民卫生出版社,2005

25. 贾弘禔.生物化学.北京：人民卫生出版社,2005

26. 国家药典委员会.中华人民共和国药典(2005年版一部).北京：化学工业出版社,2005

27. 颜正华.中药学(第二版).北京：人民卫生出版社,2006

28. 南京中医药大学.中药大辞典(第二版).上海：上海人民出版社,2006

29. 沈映君.中药药理学.北京：高等教育出版社,2007

30. 高学敏.中药学.北京：中国中医药出版社,2007

31. 李俊.临床药物治疗学.北京：人民卫生出版社,2007

32. 国家食品药品监督管理局.药品注册管理办法.2007

33. 候家玉,方泰惠.中药药理学(第二版).北京：中国中医药出版社,2007

34. 黄国钧.中药药理学图表解.北京：人民卫生出版社,2008

35. 沈映君.中医药理学专论.北京：人民卫生出版社,2009

36. 徐晓玉.中药药理学.北京：中国中医药出版社,2010

37. 方泰惠.中药药理学(第二版).北京：科学出版社,2012